The Patellofemoral Joint
A Case-Based Approach

髌股关节
精选病例解析

原　著　[美] Jason L. Koh　　　　　[日] Ryosuke Kuroda
　　　　[葡] João Espregueira-Mendes　[意] Alberto Gobbi
主　译　王卫国　田　华
副主译　高福强　李　杨

中国科学技术出版社
·北　京·

图书在版编目（CIP）数据

髌股关节精选病例解析 /（美）杰森·L. 高等原著；王卫国，田华主译 . — 北京：中国科学技术出版社 , 2024.6

书名原文：The Patellofemoral Joint: A Case-Based Approach

ISBN 978-7-5236-0608-7

Ⅰ .①髌… Ⅱ .①杰… ②王… ③田… Ⅲ .①髌骨—关节疾病—病案 Ⅳ .① R684

中国国家版本馆 CIP 数据核字 (2024) 第 071040 号

著作权合同登记号：01-2023-2840

First published in English under the title
The Patellofemoral Joint: A Case-Based Approach
edited by Jason L. Koh, Ryosuke Kuroda, João Espregueira-Mendes, Alberto Gobbi
Copyright © ISAKOS 2022
This edition has been translated and published under licence from Springer Nature Switzerland AG.
All rights reserved.

策划编辑	丁亚红　孙　超	
责任编辑	丁亚红	
文字编辑	张　龙	
装帧设计	佳木水轩	
责任印制	徐　飞	

出　　版	中国科学技术出版社	
发　　行	中国科学技术出版社有限公司发行部	
地　　址	北京市海淀区中关村南大街 16 号	
邮　　编	100081	
发行电话	010-62173865	
传　　真	010-62179148	
网　　址	http://www.cspbooks.com.cn	

开　　本	889mm×1194mm　1/16	
字　　数	365 千字	
印　　张	14.5	
版　　次	2024 年 6 月第 1 版	
印　　次	2024 年 6 月第 1 次印刷	
印　　刷	北京盛通印刷股份有限公司	
书　　号	ISBN 978-7-5236-0608-7/R·3226	
定　　价	248.00 元	

译者名单

主　译　王卫国　田　华

副主译　高福强　李　杨

译　者　（以姓氏笔画为序）

丁　冉　马金辉　王　淇　王　程　王卫国　王佰亮

王鑫光　邓　婷　田　华　冯　辉　吕　宽　安桢杞

李　杨　李　彤　李　锋　李子剑　何宜蓁　张启栋

张国为　周　歌　孟德轩　赵　然　赵旻暐　耿　霄

高福强　高嘉翔　黄　诚　曹向昱　董子漾　熊晨奥

内容提要

　　本书引进自 Springer 出版社，是一部全面介绍髌股关节相关疾病治疗方法的实用著作。全书共六篇 28 章，从不同髌股关节疾病的解剖学和运动学基础入手，系统描述了髌股关节不稳、软骨疾病和关节炎、创伤和肌腱病变的特征、诊断及治疗指导原则。书中基于病例的治疗方法进行了探讨，详述了不同专家对保守治疗或外科手术术式的建议，为临床医师提供了疾病评估的关键要点，是著者在大量实践和创新基础上的理论总结，对国内从事骨科临床工作的医师很有帮助。全书内容实用、阐释简明、图文并茂，既可作为住院医师和初级骨科医师的指导书，又可作为中高级骨科医师了解新技术的参考书。

原 书 序

我非常荣幸能够为国际关节镜、膝关节外科和骨科运动医学学会（International Society of Arthroscopy, Knee surgery, and Orthopaedic Sports Medicine, ISAKOS）的最新力作作序。该书由 Koh、Kuroda、Espregueira-Mendes 和 Gobbi 组织编写，他们都是世界上最优秀、最聪明的膝关节外科医师，其中三位还是髌股关节基金会（Patellofemoral Foundation）的理事会成员。

在临床工作中，如何为髌股关节患者选择最佳的治疗方案常会引发大量讨论，这需要对髌股关节相关解剖和复杂的生物力学有深入的了解。髌股关节的情况非常复杂，没有什么方法比基于病例的学习更有效。

近年来，有关髌股关节解剖、功能和治疗的关注度和新信息激增，本书的出版恰逢其时。髌股关节虽然小但很重要，如果发生损伤或产生病变会导致很多问题。随着我们对其复杂性的逐步了解，治疗决策也变得更加重要。此外，随着髌股关节相关知识的迅速发展，我们对髌股关节患者的诊疗水平也在稳步提高。

The Patellofemoral Joint: A Case-Based Approach 将挑战你关于髌股关节的知识和思考。读完本书的大部分章节后，我对 Jason L. Koh 说："你的书比传统教科书读起来有趣多了！"你也很少会看到简单的答案，如在治疗方面存在意见分歧的流于形式的对话。很显然，对于髌股关节问题，不同的治疗方法对同样的问题可能都有效。当你阅读本书时，我鼓励各位读者在笔者的观点和知识的基础上，结合自己的判断来决定自己如何做。

感谢所有著者和 ISAKOS 为本书做出的卓越贡献！

John P. Fulkerson
Yale University
New Haven, CT, USA

译者前言

膝关节疾病的诊疗是关节外科医师和运动医学科医师的重要工作内容。相较于内外侧间室，髌股关节往往是容易被忽视的一部分。作为膝关节的第三间室，髌股关节疾病的发生率其实并不低，其不仅影响日常生活质量，也影响膝关节疾病的整体治疗效果。值得欣慰的是，这类问题正逐渐引起大家的重视，但关于髌股关节的系统理论知识及髌股关节疾病诊疗实践经验的资源却相对匮乏。近期，我们非常幸运地发现了 ISAKOS 组织编写的 *The Patellofemoral Joint: A Case-Based Approach*。从看到书名的那一刻，我们就觉得它是符合当下广大关节外科医师和运动医学医师临床需求的一部实用专著，因此迫不及待地把它翻译出来以飨读者。

本书共六篇，包括髌股关节解剖、生物力学、评估方法与防治概述，髌股关节不稳定，髌股关节疼痛、软骨病和关节炎：基于病例的评估与治疗，髌股关节创伤，髌股关节的肌腱病，以及髌股关节疾病的进展和治疗前景。本书的结构与一般的教科书不同，各相关疾病并不是按"流行病学、发病机制、临床表现、诊断、治疗方法、预后"等常规条目依次进行讲解，而是采用了类似病例讨论的模式，由来自不同医疗机构的本领域专家对同一个真实病例提出各自的治疗方案，并阐述他们各自的观点和依据。在这个过程中，你会看到他们对病情评估和治疗理念的见解，同时作者也对共性的知识点进行了整理和归纳。这种基于临床真实病例的讲述方式使读者更有代入感，从而提高了内容的可读性和实用性，也使得该书更具参考价值。

本书的翻译工作由中日友好医院和北京大学第三医院关节外科和医学影像科的中青年医师承担，各位译者进行了充分、自由的讨论及交叉互审。我们希望能够在忠于原著的前提下做到语言流畅，但由于中外术语规范及语言表达习惯有所差异，书中可能存在翻译不精准或其他欠妥之处，请广大读者和同行海涵，并予以指正。

本书的出版得到了北京市科技计划课题（D171100003217001）的支持，在此致谢！感谢所有译者的辛勤付出！衷心希望本书对您的工作有所帮助！

王卫国　田　华

原书前言

　　我谨代表我本人、共同主编（Ryosuke Kuroda、João Espregueira-Mendes 和 Alberto Gobbi），以及本书其他编者和 ISAKOS，非常荣幸地邀请您阅读我们的新书——*The Patellofemoral Joint: A Case-Based Approach*。

　　最近我们对髌股关节的理解及髌股关节疾病的治疗均取得了许多进展。本书以临床实践病例为基础，旨在通过对疾病评估的关键要素，以及不同专家提供治疗建议的临床思维进行归纳，以帮助临床医师对髌股关节患者做出更好的评估和治疗选择。本书最大的特点是汇集了世界各地该领域领先的专家和研究人员，展现了关于这个常见而复杂问题的国际经验和观点。

　　在病例分析章节中，作者先展示一个供讨论的临床病例，包括相关的病史、体格检查和影像学检查结果，然后提出治疗计划。与病例讨论类似，其他作者随后提出他们各自的观点，并分析其中的相同和不同之处。有的时候你会发现，不同作者对病情的评估和处理会有很大区别！

　　作为主编及作者，我们在创作这部作品的时候非常愉悦，希望读者也能喜欢书中的对话和讨论。你会发现这种形式很有趣，而且内容很丰富。希望此书能为患髌股关节疾病的患者做出些许贡献。

　　非常感谢！

Jason L. Koh

Northwestern University McCormick School of Engineering
Evanston, IL, USA
University of Chicago, Pritzker School of Medicine, Chicago, IL, USA
Orthopedic and Spine Institute, Skokie, IL, USA
NorthShore University HealthSystem, Evanston, IL, USA
Mark R. Neaman Family Chair of Orthopedic Surgery, Evanston, IL, USA

目 录

第四篇　髌股关节创伤

第五篇　髌股关节的肌腱病

第六篇　髌股关节疾病的进展和治疗前景

第一篇 髋股关节解剖、生物力学、评估方法与防治概述

Patellofemoral Anatomy, Mechanics and Evaluation

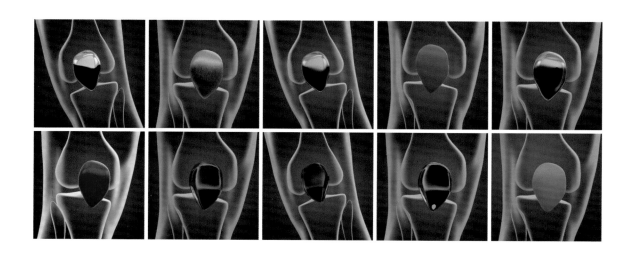

第1章 髌股关节的解剖和生物力学
Patellofemoral Biomechanics

Benjamin C. Mayo　Farid Amirouche　Jason L. Koh　著
高福强　王卫国　译

膝关节是一个复杂的关节，是股骨和胫骨，以及股骨和髌骨之间具有动态关节。由于髌股关节疼痛和相关疾病的发生，已被广泛研究。髌股关节运动学受静态和动态稳定装置的影响，后者由骨和软组织结构组成。髌股关节的正常生物力学允许股四头肌的力量有效地传递到胫骨远端，从而实现对膝关节运动的有效控制。然而，这些力量会随其不同的形态异常而发生改变，这可能导致髌股关节疼痛、不稳定和功能障碍。

在膝关节镜检查的患者术中发现，多达 60% 的患者会出现髌股关节软骨损伤[1]。然而，有许多不同的病理状态与膝前痛相关，包括关节炎、不稳定、负荷转移和局灶性软骨损伤。这些病理状态在本质上可能是创伤性的，或者因过度劳损而退变。关于这些问题如何引发疼痛有多种理论，包括关节接触应力过大、对位不良、股四头肌无力和股内斜肌（vastus medialis obliquus，VMO）动作延迟[2]。髌股关节疼痛的危险因素归因于股四头肌无力和容积的变化，即尺寸减小[3-5]。此外，VMO 触发延迟已被确定为外侧髌股关节轨迹不良的风险[6-8]。这很重要，因为有学者认为髌股关节（patellofemoral joint，PFJ）疼痛可能是骨关节炎（osteoarthritis，OA）的前兆[9]。

对髌股关节的解剖学和生物力学要有深刻的了解，以便能够合理地诊断和治疗该疾病，这一点很重要。本章将概述正常髌股关节的生物力学和运动学特征，以及特定情况下关节的负荷和接触应力如何发生改变。

一、流行病学

髌股关节疾病在普通人群中极为普遍，发病率为 5.9/100 000，在 10—17 岁人群中高达 29/100 000。据报道，髌股关节损伤占所有膝关节损伤的 25%[10-12]，在 13—19 岁人群中高达 30%[13, 14]。普通人群的骨科主诉有 10% 涉及髌股关节，而在运动员中这一比例高达 40%[15]。女性特别容易罹患髌股关节疾病，并且出现问题的概率是男性的 2～3 倍[12, 16, 17]。

二、解剖

髌股关节由几个不同的关节面组成，这些关节面在膝关节运动的不同位点上相互作用。关节面的相互作用由几个可以提供静态和动态稳定装置的骨形态结构和软组织支撑结构控制。

三、骨性解剖

（一）髌骨

髌骨是籽骨，上方附着于股四头肌肌腱（quadriceps tendon，QT），下方附着于髌腱。它的正常大小为长 3.8～5.3cm，宽 4.0～5.5cm，厚 1.9～2.6cm[18, 19]。髌骨的前表面是凸面的，而后表面的两个主要关节面，即内侧面和外侧面都是凹面的。后表面总共有 7 个面。内侧面和外侧面是两个最大的关节面，内侧还有一个小的关节面叫作奇面（odd facet），也参与膝关节的深屈动作。

髌骨的关节面因人而异，在骨性和软骨内侧嵴中存在差异。髌骨的 Wiberg 分型基于中央嵴的位置，Ⅰ 型的中央嵴更靠中央，然后随着分型增大中央嵴逐渐偏内，Ⅳ 型的中央嵴极度偏内，导致外侧关节面显著大于内侧（图 1-1）。我们已经注意到Ⅲ型髌骨不稳定的发生率较高[20]。

（二）股骨滑车

股骨远端的前面形成滑车，这是髌骨对应的股骨关节面。滑车由外侧壁和内侧壁或凹槽的关节面组成。滑车的外侧关节面较大，向近端延伸，角度较小以匹配股骨外侧髁，而内侧关节面较小且较短。两个关节面之间的区域是滑车沟。如果滑车沟变浅或向远端延伸，股四头肌收缩横向拉动时会增加髌骨不稳定和脱位的风险。滑车深度的变化最常见于近端，因此屈曲早期是发生髌骨不稳定的最可能的时段。当滑车没有正常的凹槽结构时，就会出现滑车发育不良。当正常的静态稳定装置减弱时，容易使患者出现不稳定。

滑车发育不良的 Dejour 分型，使用膝关节侧位 X 线片上的滑车沟的位置对滑车发育不良的严重程度进行分型（图 1-2）。A 型呈滑车浅，但滑车底部越过股骨内侧髁的最高点时可形成"交叉征"[21]；B 型呈滑车浅或扁平，在滑车上形成凸起；C 型呈"正交叉征"和"双等高线征"；D 型是 C 型的延伸，同时具有滑车上凸起。

滑车也可以在计算机体层摄影（computerized tomography，CT）或磁共振成像（magnetic resonance imaging，MRI）等影像学检查上进行评估。滑车也可以通过滑车沟角来测量，滑车沟角是滑车内侧壁和外侧壁的角度之间的测量值。正常角度为 138°，>150° 代表滑车发育不良（图 1-3）。

通过滑车沟的顶点到髌骨中央嵴做一条线，该线与滑车沟角平分线之间的夹角为髌骨适合角。6° 以内为正常，而 >16° 为异常（图 1-3）。

（三）软骨

髌骨只有上 2/3 与滑车对应的关节面区域存在软骨。髌骨上的软骨明显比身体其他部位的软骨厚。然而，在髌骨不同表面的厚度是不一样的。髌骨软骨的平均厚度为（4.1±1.3）mm，但在髌骨中心区域增加到近 7mm，这使其能够承受更高的应力[22, 23]。由于软骨厚度不同，关节软骨与软骨下骨的形态并不一致。在 X 线片上观察时，可能出现一定的向内或向外偏移。软骨中央嵴的峰通常位于软骨下骨中央嵴的略外侧。在 40% 的患者中，软骨中央嵴完全位于中心位置，而在其余患者中，向内侧或远端偏移[23]。软骨中央嵴在某些患者中可能非常明显，但在有些患者中几乎无法辨别。

关节软骨最厚的部分距髌骨外侧缘占 54%，距髌骨上极占 55%。在骨关节炎患者中，髌股

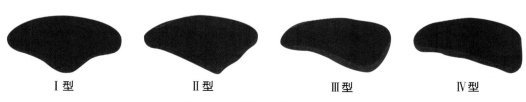

| Ⅰ 型 | Ⅱ 型 | Ⅲ 型 | Ⅳ 型 |

▲ 图 1-1　髌骨形态的 Wiberg 分型

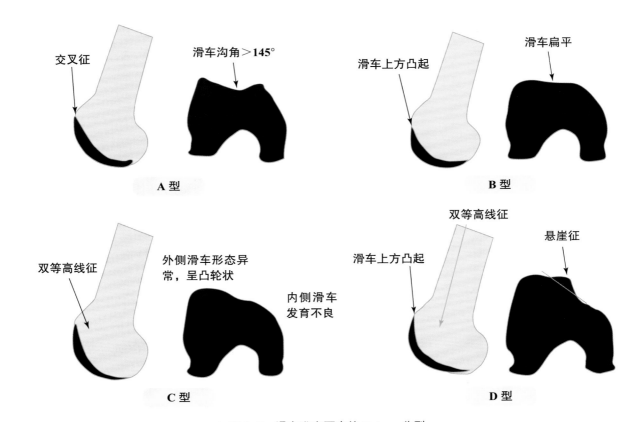

交叉征

滑车沟角＞145°

A 型

滑车上方凸起

滑车扁平

B 型

双等高线征

外侧滑车形态异常，呈凸轮状

内侧滑车发育不良

C 型

双等高线征

滑车上方凸起

悬崖征

D 型

▲ 图 1-2　滑车发育不良的 Dejour 分型

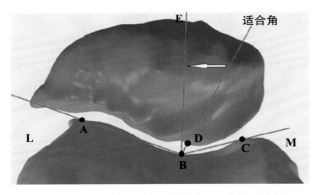

▲ 图 1-3　显示滑车沟角（外侧壁 **BA** 线与内侧壁 **BC** 线之间的角度）及适合角（通过髌骨中央嵴 **BD** 线和角平分线 **BE** 之间的角度）的测量

关节中大部分的软骨损失发生在髌骨外侧，较少发生在外侧滑车[24]。滑车沟软骨厚度通常在 2～3mm[25]，并且与髌骨一样，在滑车沟内的部分更厚。与体内其他软骨相比，髌骨软骨具有更高的弹性模量[26]，这意味着它更具渗透性和柔韧性，这可能导致更高的病变发生率[27]。

四、软组织解剖

（一）股四头肌 / 伸膝装置

伸膝装置由股四头肌群、股四头肌肌腱、髌骨、髌腱和胫骨结节组成。股四头肌群由股内侧肌、股中间肌、股外侧肌和股直肌组成，它们汇聚成一条肌腱，进入髌骨上方。股四头肌肌腱平均长度为 5～8cm。髌腱起自髌骨下极，止于胫骨结节，稍偏于中线。研究发现肌腱的长度在 3.5～5.5cm[18]。股外侧肌对髌骨提供外向拉力，该拉力被股内斜肌（VMO）的力所拮抗。VMO 移行至内侧支持带和髌骨内上侧，远端止于髌骨近端 50% 处。VMO 是对抗髌骨外向移位的唯一动态稳定装置，而其他软组织约束是静态的。VMO 收缩力的矢量与股骨长轴成 50°～65°[28]。当 VMO 无力、迟滞或紊乱时，股外侧肌的拉力会超过内侧的拉力。这在屈曲 0°～15° 时尤其明显。这些问题可以通过适当的物理治疗部分纠正，但在某些情况下，尽管进行了保守治疗，但解剖结构不良（如肌纤维方向）仍无法提供足够的内侧稳定性。Farahmand 等发现每个股四头肌的力量与横截面积成正比[29]。最大的来自股外侧肌（40%），而最小的来自 VMO（25%）。

（二）内侧稳定装置

内侧近端稳定结构是内侧髌股韧带（medial patellofemoral ligament，MPFL）和内侧股四头肌肌腱股骨韧带（medial quadriceps tendon femoral ligament，MQTFL），远端稳定结构是内侧髌胫韧带（medial patellotibial ligament，MPTL）和内侧髌骨半月板韧带（medial patellomeniscal ligament，MPML）。MPFL 是膝关节内侧主要的被动软组织稳定装置，是一种扁平的扇形韧带，可为髌骨的外向移位提供静力对抗。它起源于股骨髁（femoral epicondyle，MFE）和内收肌结节，并移行至髌骨内侧边缘的近端 50%。尸体研究已经确定了股骨内上髁近端和后部，以及内收肌结节远端的起始点。Placella 等[30] 报道，MPFL 的股骨侧 29.6% 起源于内收肌结节，17.8% 股骨内髁，44% 介于两者之间。前端是一个平均大小为 26.0mm（14.0～52.0mm）[31-33] 的广阔区域，具有 12.7mm（6.0～28.8mm）较小的股骨侧附着。中位长度为 56.9mm（46.0～75.0mm），据报道宽度在 3～30mm[18, 34]，而厚度为（0.44±0.19）mm[35]。

文献证实，MPFL 在膝关节屈曲第一阶段时最紧张，确保髌骨进入滑车沟而不会向外脱位。MPFL 是从膝关节屈曲 0°～30° 时髌股关节外侧脱位的主要被动稳定装置，提供高达 60% 的对抗力[34, 36, 37]。MPFL 的松弛可能是由于外伤性撕裂或先天性松弛所致。在其他危险因素的设定情况下，MPFL 的松弛被认为是反复脱位的原因[38]。

如果需要重建 MPFL，了解其实现等长运动的正常功能状态非常重要。Victor 等[39] 报道，MPFL 在膝关节屈曲 0°～40° 时是等长的，在屈曲 120° 时以每 10° 0.5mm 的屈曲率缩短 4mm。

此外，MPFL 头侧部分和尾侧部分表现不同。头侧部分最具有等长运动的功能并且在伸膝时最紧张，而尾侧部分在屈曲 30° 时最紧张[39, 40]。

MPFL 的近端纤维因其在股四头肌肌腱上的特有附着而被命名为 MQTFL。MPTL 和 MLMP 是膝关节运动过程中外侧移位的辅助稳定装置。虽然不如 MPFL 本身那么重要，但它们在伸膝时贡献了 26% 的外侧移位对抗力，在屈曲 90° 时贡献了 46% 的对抗力[41]。它们还可以在 90° 屈曲时贡献 72% 的外侧髌骨倾斜对抗力。当 MPTL 单独撕裂时，可以看到髌骨向外平移 8.6mm[32]。

MPFL 撕裂的载荷阈值为 72～208N。而撕裂的拉伸阈值为 8.4～26mm，刚度为 8.0～42.5N/mm。MPFL 和 MPTL 具有相似的撕裂载荷阈值 [（178±46）N vs.（147±80）N]，但均显著大于 MPML [（105±62）N]。切断 MPFL 可减少将髌骨外向移位 1cm 所需的力量的 14%～22%[42]。

（三）外侧稳定装置

髌骨的外侧软组织稳定装置是多层的。浅层是斜外侧支持带，而深层有髌胫韧带和股骨髌骨韧带的斜向和横向纤维[43]。外侧髌股韧带（lateral patellofemoral ligament，LPFL）股骨止点位于外侧髁后端前方 19.7mm，外侧远端髁近端 16.5mm[44]。髌骨外侧最强大的稳定结构是髂胫束 – 髌骨复合体，其撕裂的载荷为 582N，而 LPFL 为 172N[45]。外侧支持带紧张可能导致髌骨异常倾斜，并增加股骨外侧滑车和髌骨关节面的应力。髌骨倾斜是当髌骨内侧结构抬高时，通常在外侧支持带过紧或 VMO 发育不良的时候出现。这可以在 CT 或 MRI 轴位片上进行评估，通过髌骨的内侧和外侧关节面画一条线与股骨后髁连线成夹角。正常的髌骨倾斜度为 2°，而 >5° 时被认为是异常的[22]。

Ishibashi 等对髌股关节不稳定胫骨结节内移术后膝关节不同屈曲角度的髌骨外侧支持带张力变化进行了评估。他们注意到内移术后在屈曲

0°和30°外侧支持带张力增加，但在屈曲30°、60°、90°和120°后没有统计学意义[46]，然而，如果松解外侧支持带，它可能会加重外侧不稳定，或者导致髌骨内侧不稳定。在MPFL重建后进行外侧支持带松解可将外向移位所需的力减少7%~11%[47]。

（四）神经血管结构

髌骨的主要血液供应来自髌骨周围的动脉丛[48]。伸肌装置由股神经支配。

五、生物力学 / 运动学

从生物力学的角度来看，髌骨是一个起到杠杆作用的籽骨。将来自股四头肌的力传递到胫骨近端的附着点来创造机械力学优势，从而以此为旋转轴用更大的力矩伸直膝关节。这是一种3型杠杆，其中股四头肌更少的收缩产生胫骨更大的位移。随着膝关节的伸屈活动，髌骨相对于股骨滑车的位置也会发生变化，这就是所谓的滚动支点。研究表明，从膝关节中心到髌骨的力臂的增加使股四头肌的效率提高了近50%[49, 50]。由于众多结构参与髌骨的稳定和运动，因此髌骨的生物力学是复杂的。当动态和静态稳定装置之间存在不平衡时，髌股关节的生物力学可能会发生很大的变化。

髌骨与股骨远端滑车沟形成髌股关节。当膝盖完全伸直时，髌骨通常位于股骨滑车上方，当膝关节屈曲时，髌股关节相接触并且髌骨被拉向内侧。而股四头肌的力量将髌骨向外上侧方向牵拉。股四头肌和髌腱在力矢量方向上的夹角产生了所谓的股四头肌角（Q angle，Q角）。Q角因人而异，但正常的Q角为15°±5°（图1-4）。女性通常具有较高的Q角[51-55]，这可能主要归因于男性与女性比身高偏高[52]。然而，根据患者的体表定位，测量Q角还是有些困难。男性的正常Q角在仰卧时为8°~16°，站立时为11°~20°；女性在仰卧时为15°~19°，站立时为15°~23°[55-57]。

尽管人们认为异常的Q角会导致疼痛和功能障碍或使患者更容易受伤，但一些研究未能发现显著的相关性[58, 59]。

六、运动学

（一）髌骨轨迹

作为具有多个软组织附着的籽骨，髌骨在所有平面上都有运动，包括屈伸活动、冠状面旋转和轴位翻转。在所有平面上也有平移。髌骨从完全伸直到屈曲有7cm的移动度。当膝关节完全伸直时，髌骨略微偏向外侧，任何通过股四头肌的机械力量主要指向大腿近端，向后力量很少。当膝关节开始屈曲>20°~30°时，髌骨的中央嵴进入滑车沟并略微向内侧。屈曲30°后，髌骨稳定性很大程度上取决于滑车解剖结构[60-63]。

通过正常的屈伸运动，不同的解剖结构是主要的稳定装置。在屈曲的早期阶段，内侧的软组织是主要的稳定结构，如MPFL和VMO。当它通过屈曲移动时，外向稳定性由骨性结构限制，并且髌腱和股四头肌肌腱的张力牵引矢状面的旋转以保持垂直于髌股关节反作用力的接触稳定性。

膝关节屈曲时，胫骨内旋，有效减小Q角，减少对髌骨的侧向拉力。Huberti等评估了不同屈曲角度下肌腱上的应力，发现在屈曲30°时显示出最高的应力比[64]。这导致髌骨在完全接触滑车之前的屈曲前30°脱位的风险最高，并且具有较大的外向拉力[65]。虽然对外向拉力的大部分对抗力量是来自内侧的稳定结构，但外侧支持带也贡献了10%向外脱位的对抗力[66]。

当髌骨接触并向内侧滑移进入滑车时，由于内侧支持带的张力，髌骨在沿着滑车沟滑动时轻度倾斜[67]。髌骨的另一个主要稳定结构是VMO，它对髌骨旋转和倾斜的影响更大，而对平移的影响较小[68, 69]。这是由于VMO的纤维的方向仍然主要是垂直排列的，因此，膝关节越屈曲，限制髌骨外移的力量越大，股四头肌的力学矢量变得

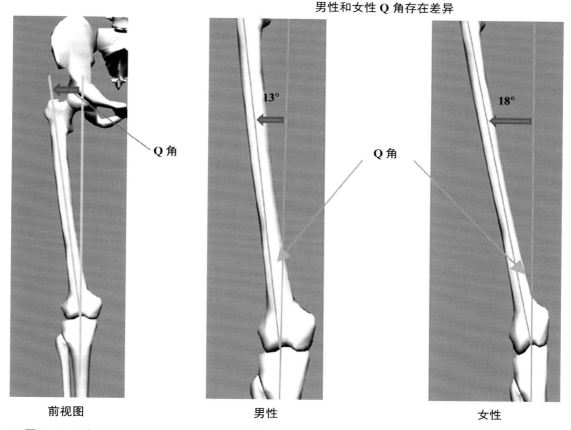

男性和女性 Q 角存在差异

13°

Q 角

18°

Q 角

前视图   男性   女性

▲ 图 1-4　Q 角是通过从髂前上棘到髌骨的连线（股四头肌的牵拉矢量）和从髌骨到胫骨结节的连线（来自髌腱的牵拉矢量）来测量的。男性和女性之间 Q 角的差异是通过膝关节力线的变化来显示的

更加向内加强。VMO 启动迟滞或相对于股外侧肌肌力的减小与髌骨倾斜增加[70]，以及髌骨外侧脱位风险增加[71] 相关。

在膝关节屈曲过程中，由于股骨远端的形态和髌骨肌腱的牵引，髌骨也会屈曲（髌骨远端向后旋转）。然而，髌骨的屈曲速度比膝关节慢，为膝关节屈曲的 60%～70%[72-76]。这种差异在屈曲＞100° 时更为明显[77]。髌骨还具有围绕其纵轴旋转的能力，称为髌骨倾斜。这通常被视为髌骨外侧缘相对于内侧缘向股骨移动。旋转度为 1°～15°，而屈曲度为 0°～90°[77]。

（二）髌骨轨迹异常

任何异常解剖特征的多重影响都可能导致髌股关节力量改变，从而导致髌股关节疼痛、不稳定、软骨损伤或这些问题的综合结果。当 Q 角增加到＞20° 时，髌骨外向移位和外侧接触压力都会增加[51]。据报道，女性的平均 Q 角略高，使得她们面临更高的髌骨轨迹异常的风险。如前所述，这可能是由于身高差异造成的，但女性较宽的臀部会导致膝关节外翻更大。Q 角的增加已证明近 50% 患者的接触压力仅转移到外侧关节面，而其他的患者则增加了两个关节面的接触压力。在屈曲 20° 时，两组的压力都增加了 45%。类似地，Q 角的减小可以增加仅内侧或两个关节面的应力[65, 78, 79]。

在髌骨的远端，改变胫骨结节的位置可以改变髌股关节面的负荷。胫骨结节 - 股骨滑车值（value of the tibial tuberosity-trochlear groove distance，TT-TG 值）是评估髌股关节对线的另一种方法。在轴位 CT 或 MRI 上可以测量胫骨结节和滑车沟之间的距离。正常为 10～13mm。

当距离＞15mm 时，髌股关节不稳定的风险增加[80]。胫骨结节相对于滑车沟越靠外侧，髌腱在髌骨上产生的外向应力矢量就越大。

考虑膝关节周围结构的解剖变异也很重要，因为整个运动链异常都可能导致髌股关节轨迹异常。髌骨轨迹也可能受到自身核心肌群无力或紧张、股骨颈和股骨干，以及胫骨的扭转力的影响[81-83]。股骨的内旋导致髌骨相对于股骨的外向脱位，并且 MRI 上已被证明会增加的髌骨倾斜[84]。同样，Kaiser 等分析了股骨扭转（内旋和外旋），并证明增加股骨内旋会增加了屈曲 0°～30° 时的髌骨外侧移位。此外，在内旋 10° 和 20° 时，髌骨倾斜度显著增加。最后，他们指出，如果横断 MPFL，则需要更少的股骨内旋来鉴别髌骨不稳定。功能性内旋可能因外展肌和外旋肌无力而发生。这些肌肉的无力与髌股关节疼痛有关[85, 86]，并且在肌肉加强后可以改善[87-91]。然而，这尚未被证明是髌股关节疼痛的直接原因，但应该是疼痛的可能原因。已经注意到女性在外展和外旋方面的力量较小，以及 Q 角、动态膝外翻和髋关节内旋角增加，所有改变都可能导致髌骨轨迹不良[92, 93]。同样值得注意的是，股骨前倾增加的患者滑车发育不良的发生率更高，进一步增加了髌骨不稳定和轨迹不良的风险[94]。在远端的运动链，过度的足内旋会对抗胫骨外旋。这可能导致代偿性股骨内旋增加以对抗髌骨固定[95]，并可能使他们面临更高的髌股关节疼痛风险[96]。

（三）矢状面

高位髌骨或低位髌骨也可能导致髌股关节疼痛或不稳定。在 X 线片上测量髌骨高度的方法有很多，包括 Insall-Salvati 指数[97]、Blackburne-Peel 指数[98] 和 Caton-Deschamps 指数[99]。髌骨过于靠向股骨近端，称为高位髌骨（patella alta），已被证明是复发性髌骨脱位的重要原因。对于高位髌骨，在髌骨进入滑车沟之前必须有更多的膝关节屈曲，这导致早期屈曲相对缺乏限制，这

可能导致髌骨关节软骨软化，以及不稳定率增加[51, 100-102]。此外，这会推迟股四头肌肌腱在深屈时与滑车的接触，从而导致通过髌骨的力量增加。另外值得注意的是，高位髌骨可以改变 MPFL 的等长点。Belkin 等证明当 Caton-Deschamps 指数高于正常值时，MPFL 等长点可以比标准 Schottle 点高 5～10mm[103]。

相反，髌骨过于靠向股骨远端，称为低位髌骨（patella baja），通常与创伤引起的关节病有关。这可以增加关节应力，限制运动并导致更高的关节炎发生率[104]；然而，可以看到关节更高的接触面积，这会导致更低的关节压力，伴有股四头肌肌腱更早的发力[105-107]。

七、机械力学

（一）接触区域

髌股关节接触区域在整个运动过程中都会发生变化，在一定阶段只有部分髌骨参与到髌股关节（图 1-5）。在屈曲早期，髌骨更远端部分与股骨滑车近侧形成关节[108, 109]，并且随着屈曲角度的增大，髌骨更近端的部分与股骨滑车的更远端相接触。屈曲从 0° 增加到 60°，总接触面积也不断增加[110-112]。然而，一旦膝关节屈曲＞60°，文献中就该区域是增加还是减少存在争议[64, 108, 113-115]。屈曲＞90°，髌骨中央嵴的关节软骨是主要的接触区域。有学者认为最大接触面积发生在屈曲 80°～90°，此时关节反作用力接近峰值，因此有助于最大限度地缓冲急剧增加的关节应力[116, 117]。

对于高位髌骨，在屈曲过程中接触面积减少，从而导致关节软骨上的压力增加[118-120]。这也导致股四头肌肌腱在屈曲后期与滑车接触，减少了肌腱承受的压力，并将更多的应力集中在髌骨上。尽管某些疾病可以改变接触面积，但并非所有疾病都具有不良的影响。一项关于内翻膝的轻度骨关节炎患者的研究表明，与健康膝关节相比，髌骨轨迹、运动学或接触区域没有差异[121]。

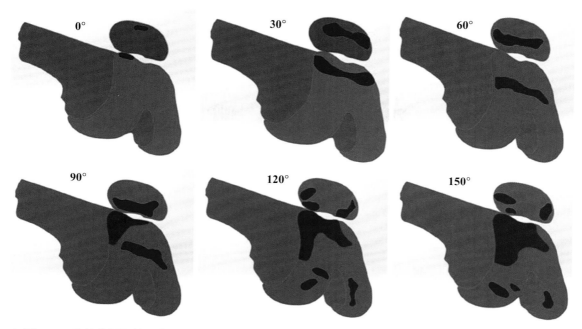

▲ 图 1-5 膝关节不同的屈曲程度下髌骨和滑车的接触区域。红色区域表示髌骨和股骨之间的接触，而绿色区域是股四头肌肌腱的接触区域

（二）接触应力

髌股关节接触应力与来自髌骨和股四头肌联合的力学矢量大小相等且方向相反（图 1-6）。当膝关节完全伸直时，来自股四头肌和髌腱的应力几乎平行于髌股关节，导致关节反作用力很小甚至没有。当膝关节屈曲时，应力会更靠后，从而增加关节反作用力（图 1-7）。屈曲 >90° 后，股四头肌肌腱与滑车接触并吸收髌骨和滑车之间的一些反作用力 [22, 49]。发生这种情况时，髌骨沿其长轴向内侧旋转，并且将髌骨内侧关节面和中央嵴与股骨髁接触。尽管应力负荷随着膝关节屈曲的增加而增加，但由于表面接触面积的增加，髌股关节反作用力拉平。Huberti 和 Hayes 发现，膝关节屈曲 60°～90° 时承受的压应力最大，但接触面积和软骨厚度会同步增加，以最大限度地减少整体压应力 [79]。一项对髌股关节疼痛的女性患者的研究表明，与没有疼痛的患者相比，髌骨的峰值应力、平均最小和最大应力明显更高。还注意到软骨厚度与峰值最小和最大髌骨应力呈负相关 [122]。

目前有大量关于髌股关节机械力学的研究 [50, 79, 123-125]。正常日常活动中，髌骨承受的力量是体重的近 10 倍，运动时高达体重的 20 倍。在髌骨轨迹良好的膝关节中，在屈曲 20°～90° 的范围，髌骨内侧和外侧关节面的接触压力相对相等 [50, 120]。然而，在那些髌骨轨迹不良的患者中，髌骨外侧关节面的接触应力比内侧关节面高 4～6 倍，内侧关节面的软骨厚度是最大的 [126]。

由于不同的病理状态改变了正常的髌股关节轨迹，关节应力也随之改变。Pal 等证明，与其他股四头肌肌力相比，髌股关节软骨应力对不同量的股内侧肌肌力的变化最敏感，而髌股关节轨迹不良的患者对这些变化更敏感 [70]。同样，股四头肌的紧张度已被证明可以增加髌骨对抗股骨滑车的机械应力 [2]。在髌股关节轨迹不良的患者中，胫骨结节移位术可以改变 Q 角并减少关节的接触应力。当行胫骨结节抬高术而不是内移术时，可以看到接触应力的减少值最大 [24]。尸体研究报道，与股骨滑车发育正常的膝关节相比，股骨滑车发育不良的膝关节内旋、向外倾斜、向外移位、接触压力增加，接触面积和稳定性降低 [127]。

髌股关节的应力取决于屈曲角度、接触面积

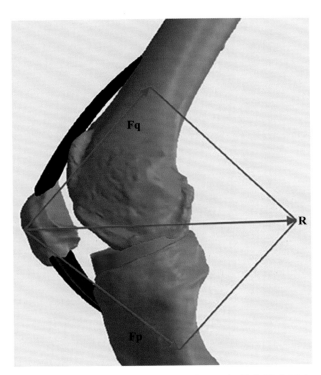

▲ 图 1-6 股四头肌（Fq）和髌腱（Fp）的作用力而产生的关节反作用力（R）

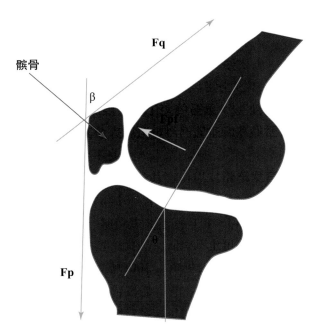

▲ 图 1-7 膝关节屈曲时关节反作用力的合力（Fpf）的方向变化（θ 角），这导致 β 角的增加

Fp. 髌腱；Fq. 股四头肌

和施加的应力，还取决于下肢是在开链还是闭链中运动。在闭链运动中，当膝关节屈曲角度增大时，关节压力会增加[64]。然而，在脚不着地的开链运动中，当从 0° 屈曲到 90° 时，股四头肌的力量会增加，而接触面积会减少。然而，股四头肌的力学矢量重新向远离髌股关节表面延伸，从而减少了传导到关节的应力[128]。

不同活动对髌股关节应力的影响已得到很好的研究。Atkins 等分析了爬楼梯过程中不同身体前倾量的髌股关节反作用力的变化。他们发现髌股关节应力随着躯干屈曲而降低，而随着躯干伸展而增加。前倾时，重心前移，减少了力臂的长度，从而减少了髌股关节的反作用力。

在一项研究中，进行快走的高位髌骨患者的接触面积较小，髌股关节的压应力比正常人高，但关节反作用力没有整体变化[118]。

与爬楼梯类似，由于躯干伸展的力臂增加，下坡跑步会导致更高的髌股关节应力，而平坦和坡度跑步之间的力量没有显著差异[129]。不同的跑步技术也可以改变髌股压力。前足落地而不是后足落地以及更快的步速降低了整体关节应力[130]。

不同姿势的蹲和跪会对髌股关节产生极高的压力。与跪姿相比，下蹲时产生更高的内翻应力和更大的合成力矩。在跪姿中，单膝跪姿是跪姿中应力最大的姿势[131]。蹲下时，当膝关节向前超过足趾时，髌股关节应力、反作用力和股四头肌肌力比膝关节在足趾后面时更高[132]。

（三）髌股关节建模技术

有限元（finite element，FE）分析是骨科研究的前沿技术，已成为基本关节力学的一个组成部分。膝关节中的髌股关节是一个复杂的关节，具有不同的关节面和肌肉力量，它们协同工作以维持关节完成日常活动。FEA 模型可以完全描述我们前面讨论的膝关节髌骨运动学和生物力学中的许多病理学机制。如果可以给这些模型设定合适的生理边界，则这些模型可以深入了解髌骨轨迹、应力条件和造成膝关节不稳定，以及肌肉骨骼疾病的解剖学变化的影响，对接触面的分析测量可以与输入模型的假设条件所产生的应力 – 应变模式一起进行（图 1-8）。

可以根据 CT 图像重建 3D 膝关节 FE 模型，首先通过一些复杂的表面重建、实体建模和去噪

技术生成详细的 CAD 模型，以创建模拟患者实际解剖结构的灰度图像（图 1-9）。开发关节各结构的几何形状，完成网格化，然后对结构材料，以及边界条件赋值，进行分析（图 1-10）。

我们通常依靠步态分析和实验数据为有限元模型提供力学数值来模拟某些病理条件。这通常

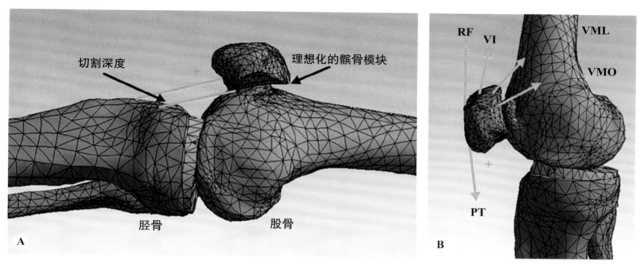

▲ 图 1-8　膝关节完全伸直的有限元模型，以胫骨和股四头肌力结构限制的理想化的髌骨。伸直位（**A**）和矢状位（**B**）的全网格模型

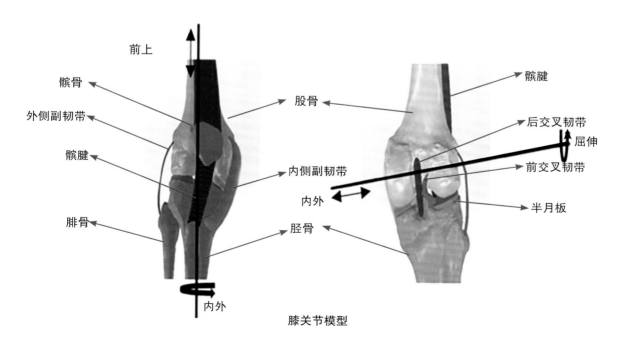

▲ 图 1-9　应用 **CT** 和模拟包含韧带、半月板和髌腱，以及股四头肌肌腱构建的 **3D** 膝关节模型。两种模型都显示了膝关节内外、旋转和屈伸功能

包括测量一个完整步态周期的应力和力矩，并将这些提取的数值作为载荷条件应用到膝关节的有限元模型中，然后进行模拟分析。接触状况包括接触应力、总接触面积，以及内外侧间室和胫骨的应力评估。针对不同的患者，可以设定不同的场景进行探索和比较。值得注意的是，这些有限元模型的验证需要知识专业、精心设计的实验和适当的输入条件，以准确评估髌股关节的接触力、接触面积和接触压力，只有这样才能对临床上膝前痛的原因进行充分评估。目前正在开发多重耦合物理模型，包括对结缔组织不同的骨骼识别程序的更好理解，以使这些模型达到对骨骼质量准确测定和更好的结果评估（图 1-11）。

八、总结

髌股关节非常复杂，髌骨和股骨之间有多种对应关系。在膝关节屈伸过程中，作用在髌骨上的力的方向和大小会发生变化，从而导致关节的反作用力发生变化。此外，随着膝关节从 0° 逐渐屈曲，接触面积也随之增加，这有助于减小由于膝关节屈曲而增加的关节应力。在对髌股关节进行评估时，重要的是要考虑膝关节的正常对线，以及整个运动链。髋、膝、小腿和足部力学的改变会导致髌股关节受力增加或异常，从而导致疼痛或功能障碍。

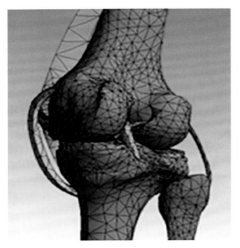
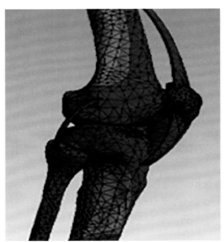
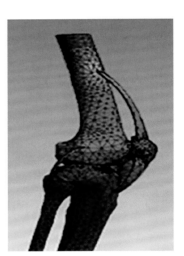

有限元模型　　　　　　等效应力　　　　　　总形变

▲ 图 1-10　依次显示膝关节模型的完整有限元模型、等效应力和总形变

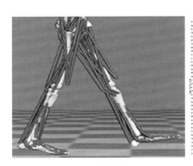
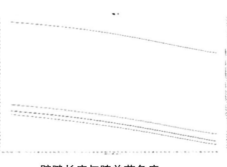
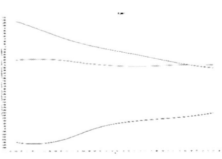

运动学分析　　　　　髌腱长度与膝关节角度　　　　机械应力与时间

▲ 图 1-11　3D 步态模型评估膝关节的运动学和机械应力

参考文献

[1] Widuchowski W, Widuchowski J, Trzaska T. Articular cartilage defects: study of 25,124 knee arthroscopies. Knee. 2007; 14(3):177-82.

[2] Witvrouw E, Lysens R, Bellemans J, Cambier D, Vanderstraeten G. Intrinsic risk factors for the development of anterior knee pain in an athletic population. A two-year prospective study. Am J Sports Med. 2000;28(4):480-9.

[3] Callaghan MJ, Oldham JA. Quadriceps atrophy: to what extent does it exist in patellofemoral pain syndrome? Br J Sports Med. 2004;38(3):295-9.

[4] Dvir Z, Shklar A, Halperin N, Robinson D, Weissman I, Ben-Shoshan I. Concentric and eccentric torque variations of the quadriceps femoris in patellofemoral pain syndrome. Clin Biomech (Bristol, Avon). 1990;5(2):68-72.

[5] Kaya D, Citaker S, Kerimoglu U, et al. Women with patellofemoral pain syndrome have quadriceps femoris volume and strength deficiency. Knee Surg Sports Traumatol Arthrosc. 2011; 19(2): 242-7.

[6] Chester R, Smith TO, Sweeting D, Dixon J, Wood S, Song F. The relative timing of VMO and VL in the aetiology of anterior knee pain: a systematic review and meta-analysis. BMC Musculoskelet Disord. 2008;9:64.

[7] Voight ML, Wieder DL. Comparative reflex response times of vastus medialis obliquus and vastus lateralis in normal subjects and subjects with extensor mechanism dysfunction. An electromyographic study. Am J Sports Med. 1991;19(2):131-7.

[8] Witvrouw E, Sneyers C, Lysens R, Victor J, Bellemans J. Reflex response times of vastus medialis oblique and vastus lateralis in normal subjects and in subjects with patellofemoral pain syndrome. J Orthop Sports Phys Ther. 1996;24(3):160-5.

[9] Wilson DR, McWalter EJ, Johnston JD. The measurement of joint mechanics and their role in osteoarthritis genesis and progression. Rheum Dis Clin North Am. 2008;34(3):605-22.

[10] Baquie P, Brukner P. Injuries presenting to an Australian sports medicine centre: a 12-month study. Clin J Sport Med. 1997;7(1):28-31.

[11] Lankhorst NE, Bierma-Zeinstra SM, van Middelkoop M. Factors associated with patellofemoral pain syndrome: a systematic review. Br J Sports Med. 2013;47(4):193-206.

[12] Taunton JE, Ryan MB, Clement DB, McKenzie DC, Lloyd-Smith DR, Zumbo BD. A retrospective case-control analysis of 2002 running injuries. Br J Sports Med. 2002;36(2):95-101.

[13] Blond L, Hansen L. Patellofemoral pain syndrome in athletes: a 5.7-year retrospective follow-up study of 250 athletes. Acta Orthop Belg. 1998;64(4):393-400.

[14] Kannus P, Aho H, Jarvinen M, Niittymaki S. Computerized recording of visits to an outpatient sports clinic. Am J Sports Med. 1987;15(1):79-85.

[15] Thijs Y, Van Tiggelen D, Roosen P, De Clercq D, Witvrouw E. A prospective study on gait-related intrinsic risk factors for patellofemoral pain. Clin J Sport Med. 2007;17(6):437-45.

[16] DeHaven KE, Lintner DM. Athletic injuries: comparison by age, sport, and gender. Am J Sports Med. 1986;14(3):218-24.

[17] Stracciolini A, Casciano R, Levey Friedman H, Stein CJ, Meehan WP 3rd, Micheli LJ. Pediatric sports injuries: a comparison of males versus females. Am J Sports Med. 2014;42(4):965-72.

[18] Reider B, Marshall JL, Koslin B, Ring B, Girgis FG. The anterior aspect of the knee joint. J Bone Joint Surg Am. 1981;63(3):351-6.

[19] Tria AJ Jr, Palumbo RC, Alicea JA. Conservative care for patellofemoral pain. Orthop Clin North Am. 1992;23(4):545-54.

[20] Panni AS, Cerciello S, Maffulli N, Di Cesare M, Servien E, Neyret P. Patellar shape can be a predisposing factor in patellar instability. Knee Surg Sports Traumatol Arthrosc. 2011; 19(4): 663-70.

[21] Dejour D, Saggin P. The sulcus deepening trochleoplasty—the Lyon's procedure. Int Orthop. 2010;34(2):311-6.

[22] Grelsamer RP, Proctor CS, Bazos AN. Evaluation of patellar shape in the sagittal plane. A clinical analysis. Am J Sports Med. 1994;22(1):61-6.

[23] Kwak SD, Colman WW, Ateshian GA, Grelsamer RP, Henry JH, Mow VC. Anatomy of the human patellofemoral joint articular cartilage: surface curvature analysis. J Orthop Res. 1997;15(3): 468-72.

[24] Cohen ZA, Henry JH, McCarthy DM, Mow VC, Ateshian GA. Computer simulations of patellofemoral joint surgery. Patient-specific models for tuberosity transfer. Am J Sports Med. 2003;31(1):87-98.

[25] Strauss EJ, Galos DK. The evaluation and management of cartilage lesions affecting the patellofemoral joint. Curr Rev Musculoskelet Med. 2013;6(2):141-9.

[26] Froimson MI, Ratcliffe A, Gardner TR, Mow VC. Differences in patellofemoral joint cartilage material properties and their significance to the etiology of cartilage surface fibrillation. Osteoarthritis Cartilage. 1997;5(6):377-86.

[27] Ateshian GA, Kwak SD, Soslowsky LJ, Mow VC. A stereophotogrammetric method for determining in situ contact areas in diarthrodial joints, and a comparison with other methods. J Biomech. 1994;27(1):111-24.

[28] Raimondo RA, Ahmad CS, Blankevoort L, April EW, Grelsamer RP, Henry JH. Patellar stabilization: a quantitative evaluation of the vastus medialis obliquus muscle. Orthopedics. 1998;21(7):791-5.

[29] Farahmand F, Senavongse W, Amis AA. Quantitative study of the quadriceps muscles and trochlear groove geometry related to instability of the patellofemoral joint. J Orthop Res. 1998;16(1):136-43.

[30] Placella G, Tei M, Sebastiani E, et al. Anatomy of the medial patello-femoral ligament: a systematic review of the last 20 years literature. Musculoskelet Surg. 2015;99(2):93-103.

[31] Aragao JA, Reis FP, de Vasconcelos DP, Feitosa VL, Nunes MA. Metric measurements and attachment levels of the medial patellofemoral ligament: an anatomical study in cadavers. Clinics (Sao Paulo). 2008;63(4):541-4.

[32] Hinckel BB, Gobbi RG, Demange MK, et al. Medial patellofemoral

ligament, medial patellotibial ligament, and medial patellomeniscal ligament: anatomic, histologic, radiographic, and biomechanical study. Arthroscopy. 2017;33(10):1862-73.

[33] Steensen RN, Dopirak RM, McDonald WG 3rd. The anatomy and isometry of the medial patellofemoral ligament: implications for reconstruction. Am J Sports Med. 2004;32(6):1509-13.

[34] Amis AA, Firer P, Mountney J, Senavongse W, Thomas NP. Anatomy and biomechanics of the medial patellofemoral ligament. Knee. 2003;10(3):215-20.

[35] Nomura E, Inoue M, Osada N. Anatomical analysis of the medial patellofemoral ligament of the knee, especially the femoral attachment. Knee Surg Sports Traumatol Arthrosc. 2005;13(7):510-5.

[36] Conlan T, Garth WP Jr, Lemons JE. Evaluation of the medial soft-tissue restraints of the extensor mechanism of the knee. J Bone Joint Surg Am. 1993;75(5):682-93.

[37] Hautamaa PV, Fithian DC, Kaufman KR, Daniel DM, Pohlmeyer AM. Medial soft tissue restraints in lateral patellar instability and repair. Clin Orthop Relat Res. 1998;(349):174-182.

[38] Yeung M, Leblanc MC, Ayeni OR, et al. Indications for medial patellofemoral ligament reconstruction: a systematic review. J Knee Surg. 2016;29(7):543-54.

[39] Victor J, Wong P, Witvrouw E, Sloten JV, Bellemans J. How isometric are the medial patellofemoral, superficial medial collateral, and lateral collateral ligaments of the knee? Am J Sports Med. 2009;37(10):2028-36.

[40] Stephen J, Ephgrave C, Ball S, Church S. Current concepts in the management of patellofemoral pain—the role of alignment. Knee. 2020;27(2):280-6.

[41] Philippot R, Boyer B, Testa R, Farizon F, Moyen B. The role of the medial ligamentous structures on patellar tracking during knee flexion. Knee Surg Sports Traumatol Arthrosc. 2012; 20(2): 331-6.

[42] Gu W, Pandy M. Direct validation of human knee-joint contact mechanics derived from subject-specific finite-element models of the tibiofemoral and patellofemoral joints. J Biomech Eng. 2020;142(7):071001.

[43] Fulkerson JP, Gossling HR. Anatomy of the knee joint lateral retinaculum. Clin Orthop Relat Res. 1980;(153):183-188.

[44] Capkin S, Zeybek G, Ergur I, Kosay C, Kiray A. An anatomic study of the lateral patellofemoral ligament. Acta Orthop Traumatol Turc. 2017;51(1):73-6.

[45] Merican AM, Sanghavi S, Iranpour F, Amis AA. The structural properties of the lateral retinaculum and capsular complex of the knee. J Biomech. 2009;42(14):2323-9.

[46] Ishibashi Y, Okamura Y, Otsuka H, Tsuda E, Toh S. Lateral patellar retinaculum tension in patellar instability. Clin Orthop Relat Res. 2002;(397):362-369.

[47] Bedi H, Marzo J. The biomechanics of medial patellofemoral ligament repair followed by lateral retinacular release. Am J Sports Med. 2010;38(7):1462-7.

[48] Scapinelli R. Blood supply of the human patella. Its relation to ischaemic necrosis after fracture. J Bone Joint Surg Br. 1967;49(3):563-70.

[49] Hungerford DS, Barry M. Biomechanics of the patellofemoral joint. Clin Orthop Relat Res. 1979;(144):9-15.

[50] Schindler OS, Scott WN. Basic kinematics and biomechanics of the patello-femoral joint. Part 1: the native patella. Acta Orthop Belg. 2011;77(4):421-31.

[51] Aglietti P, Insall JN, Cerulli G. Patellar pain and incongruence. I: measurements of incongruence. Clin Orthop Relat Res. 1983;(176):217-224.

[52] Grelsamer RP, Dubey A, Weinstein CH. Men and women have similar Q angles: a clinical and trigonometric evaluation. J Bone Joint Surg Br. 2005;87(11):1498-501.

[53] Hsu RW, Himeno S, Coventry MB, Chao EY. Normal axial alignment of the lower extremity and load-bearing distribution at the knee. Clin Orthop Relat Res. 1990;(255):215-227.

[54] Skalley TC, Terry GC, Teitge RA. The quantitative measurement of normal passive medial and lateral patellar motion limits. Am J Sports Med. 1993;21(5):728-32.

[55] Woodland LH, Francis RS. Parameters and comparisons of the quadriceps angle of college-aged men and women in the supine and standing positions. Am J Sports Med. 1992;20(2):208-11.

[56] Johnson LL, van Dyk GE, Green JR 3rd, et al. Clinical assessment of asymptomatic knees: comparison of men and women. Arthroscopy. 1998;14(4):347-59.

[57] Sojbjerg JO, Lauritzen J, Hvid I, Boe S. Arthroscopic determination of patellofemoral malalignment. Clin Orthop Relat Res. 1987;(215):243-247.

[58] Post WR. Clinical evaluation of patients with patellofemoral disorders. Arthroscopy. 1999;15(8):841-51.

[59] Post WR. Anterior knee pain: diagnosis and treatment. J Am Acad Orthop Surg. 2005;13(8):534-43.

[60] Fox AJ, Wanivenhaus F, Rodeo SA. The basic science of the patella: structure, composition, and function. J Knee Surg. 2012;25(2):127-41.

[61] Sanchis-Alfonso V. How to deal with chronic patellar instability: what does the literature tell us? Sports Health. 2016;8(1):86-90.

[62] Staubli HU, Durrenmatt U, Porcellini B, Rauschning W. Anatomy and surface geometry of the patellofemoral joint in the axial plane. J Bone Joint Surg Br. 1999;81(3):452-8.

[63] Tecklenburg K, Dejour D, Hoser C, Fink C. Bony and cartilaginous anatomy of the patellofemoral joint. Knee Surg Sports Traumatol Arthrosc. 2006;14(3):235-40.

[64] Huberti HH, Hayes WC, Stone JL, Shybut GT. Force ratios in the quadriceps tendon and ligamentum patellae. J Orthop Res. 1984;2(1):49-54.

[65] Elias JJ, Cech JA, Weinstein DM, Cosgrea AJ. Reducing the lateral force acting on the patella does not consistently decrease patellofemoral pressures. Am J Sports Med. 2004;32(5):1202-8.

[66] Desio SM, Burks RT, Bachus KN. Soft tissue restraints to lateral patellar translation in the human knee. Am J Sports Med. 1998;26(1):59-65.

[67] Feller JA, Amis AA, Andrish JT, Arendt EA, Erasmus PJ, Powers CM. Surgical biomechanics of the patellofemoral joint. Arthroscopy. 2007;23(5):542-53.

[68] Lorenz A, Muller O, Kohler P, Wunschel M, Wulker N, Leichtle UG. The influence of asymmetric quadriceps loading on patellar

tracking—an in vitro study. Knee. 2012;19(6):818-22.

[69] Wilson NA, Sheehan FT. Dynamic in vivo 3-dimensional moment arms of the individual quadriceps components. J Biomech. 2009;42(12): 1891-7.

[70] Pal S, Besier TF, Gold GE, Fredericson M, Delp SL, Beaupre GS. Patellofemoral cartilage stresses are most sensitive to variations in vastus medialis muscle forces. Comput Methods Biomech Biomed Engin. 2019;22(2):206-16.

[71] Sakai N, Luo ZP, Rand JA, An KN. The influence of weakness in the vastus medialis oblique muscle on the patellofemoral joint: an in vitro biomechanical study. Clin Biomech (Bristol, Avon). 2000;15(5):335-9.

[72] Amis AA, Senavongse W, Bull AM. Patellofemoral kinematics during knee flexion-extension: an in vitro study. J Orthop Res. 2006;24(12):2201-11.

[73] Cheung RT, Mok NW, Chung PY, Ng GY. Non-invasive measurement of the patellofemoral movements during knee extension-flexion: a validation study. Knee. 2013;20(3):213-7.

[74] Nha KW, Papannagari R, Gill TJ, et al. In vivo patellar tracking: clinical motions and patellofemoral indices. J Orthop Res. 2008;26(8):1067-74.

[75] Suzuki T, Hosseini A, Li JS, Gill TJ, Li G. In vivo patellar tracking and patellofemoral cartilage contacts during dynamic stair ascending. J Biomech. 2012;45(14):2432-7.

[76] Yao J, Yang B, Niu W, et al. In vivo measurements of patellar tracking and finite helical axis using a static magnetic resonance based methodology. Med Eng Phys. 2014;36(12):1611-7.

[77] Yu Z, Yao J, Wang X, et al. Research methods and Progress of patellofemoral joint kinematics: a review. J Healthc Eng. 2019;2019:9159267.

[78] Cohen ZA, Mow VC, Henry JH, Levine WN, Ateshian GA. Templates of the cartilage layers of the patellofemoral joint and their use in the assessment of osteoarthritic cartilage damage. Osteoarthritis Cartilage. 2003;11(8):569-79.

[79] Huberti HH, Hayes WC. Patellofemoral contact pressures. The influence of q-angle and tendofemoral contact. J Bone Joint Surg Am. 1984;66(5):715-24.

[80] Balcarek P, Jung K, Frosch KH, Sturmer KM. Value of the tibial tuberosity-trochlear groove distance in patellar instability in the young athlete. Am J Sports Med. 2011;39(8):1756-61.

[81] Arendt EA. Core strengthening. Instr Course Lect. 2007;56:379-84.

[82] Pollard CD, Sigward SM, Powers CM. Gender differences in hip joint kinematics and kinetics during side-step cutting maneuver. Clin J Sport Med. 2007;17(1):38-42.

[83] Willson JD, Dougherty CP, Ireland ML, Davis IM. Core stability and its relationship to lower extremity function and injury. J Am Acad Orthop Surg. 2005;13(5):316-25.

[84] Souza RB, Draper CE, Fredericson M, Powers CM. Femur rotation and patellofemoral joint kinematics: a weight-bearing magnetic resonance imaging analysis. J Orthop Sports Phys Ther. 2010;40(5):277-85.

[85] Bolgla LA, Malone TR, Umberger BR, Uhl TL. Hip strength and hip and knee kinematics during stair descent in females with and without patellofemoral pain syndrome. J Orthop Sports

Phys Ther. 2008;38(1):12-8.

[86] Piva SR, Goodnite EA, Childs JD. Strength around the hip and flexibility of soft tissues in individuals with and without patellofemoral pain syndrome. J Orthop Sports Phys Ther. 2005;35(12):793-801.

[87] Dolak KL, Silkman C, Medina McKeon J, Hosey RG, Lattermann C, Uhl TL. Hip strengthening prior to functional exercises reduces pain sooner than quadriceps strengthening in females with patellofemoral pain syndrome: a randomized clinical trial. J Orthop Sports Phys Ther. 2011;41(8):560-70.

[88] Fukuda TY, Melo WP, Zaffalon BM, et al. Hip posterolateral musculature strengthening in sedentary women with patellofemoral pain syndrome: a randomized controlled clinical trial with 1-year follow-up. J Orthop Sports Phys Ther. 2012;42(10):823-30.

[89] Fukuda TY, Rossetto FM, Magalhaes E, Bryk FF, Lucareli PR, de Almeida Aparecida Carvalho N. Short-term effects of hip abductors and lateral rotators strengthening in females with patellofemoral pain syndrome: a randomized controlled clinical trial. J Orthop Sports Phys Ther. 2010;40(11):736-42.

[90] Khayambashi K, Mohammadkhani Z, Ghaznavi K, Lyle MA, Powers CM. The effects of isolated hip abductor and external rotator muscle strengthening on pain, health status, and hip strength in females with patellofemoral pain: a randomized controlled trial. J Orthop Sports Phys Ther. 2012;42(1):22-9.

[91] Nakagawa TH, Muniz TB, Baldon Rde M, Dias Maciel C, de Menezes Reiff RB, Serrao FV. The effect of additional strengthening of hip abductor and lateral rotator muscles in patellofemoral pain syndrome: a randomized controlled pilot study. Clin Rehabil. 2008;22(12):1051-60.

[92] Boling MC, Padua DA, Marshall SW, Guskiewicz K, Pyne S, Beutler A. A prospective investigation of biomechanical risk factors for patellofemoral pain syndrome: the joint undertaking to monitor and prevent ACL injury (JUMP-ACL) cohort. Am J Sports Med. 2009;37(11):2108-16.

[93] Leetun DT, Ireland ML, Willson JD, Ballantyne BT, Davis IM. Core stability measures as risk factors for lower extremity injury in athletes. Med Sci Sports Exerc. 2004;36(6):926-34.

[94] Liebensteiner MC, Ressler J, Seitlinger G, Djurdjevic T, El Attal R, Ferlic PW. High femoral anteversion is related to femoral trochlea dysplasia. Arthroscopy. 2016;32(11):2295-9.

[95] Tiberio D. The effect of excessive subtalar joint pronation on patellofemoral mechanics: a theoretical model. J Orthop Sports Phys Ther. 1987;9(4):160-5.

[96] Neal BS, Griffiths IB, Dowling GJ, et al. Foot posture as a risk factor for lower limb overuse injury: a systematic review and meta-analysis. J Foot Ankle Res. 2014;7(1):55.

[97] Insall J, Salvati E. Patella position in the normal knee joint. Radiology. 1971;101(1):101-4.

[98] Blackburne JS, Peel TE. A new method of measuring patellar height. J Bone Joint Surg Br. 1977;59(2):241-2.

[99] Caton J, Deschamps G, Chambat P, Lerat JL, Dejour H. [Patella infera. Apropos of 128 cases]. Rev Chir Orthop Reparatrice Appar Mot. 1982;68(5):317-325.

[100] Geenen E, Molenaers G, Martens M. Patella alta in patellofemoral instability. Acta Orthop Belg. 1989;55(3):387-93.

[101] Neyret P, Robinson AH, Le Coultre B, Lapra C, Chambat P. Patellar tendon length—the factor in patellar instability? Knee. 2002;9(1):3-6.

[102] Simmons E, Jr., Cameron JC. Patella alta and recurrent dislocation of the patella. Clin Orthop Relat Res. 1992; (274): 265-269.

[103] Belkin NS, Meyers KN, Redler LH, Maher S, Nguyen JT, Shubin Stein BE. Medial patellofemoral ligament isometry in the setting of patella alta. Arthroscopy. 2020;36(12):3031-6.

[104] Lancourt JE, Cristini JA. Patella alta and patella infera. Their etiological role in patellar dislocation, chondromalacia, and apophysitis of the tibial tubercle. J Bone Joint Surg Am. 1975;57(8):1112-5.

[105] Bertollo N, Pelletier MH, Walsh WR. Relationship between patellar tendon shortening and in vitro kinematics in the ovine stifle joint. Proc Inst Mech Eng H. 2013;227(4):438-47.

[106] Meyer SA, Brown TD, Pedersen DR, Albright JP. Retropatellar contact stress in simulated patella infera. Am J Knee Surg. 1997;10(3):129-38.

[107] Upadhyay N, Vollans SR, Seedhom BB, Soames RW. Effect of patellar tendon shortening on tracking of the patella. Am J Sports Med. 2005;33(10):1565-74.

[108] Goodfellow J, Hungerford DS, Zindel M. Patello-femoral joint mechanics and pathology. 1. Functional anatomy of the patello-femoral joint. J Bone Joint Surg Br. 1976;58(3):287-90.

[109] White BJ, Sherman OH. Patellofemoral instability. Bull NYU Hosp Jt Dis. 2009;67(1):22-9.

[110] Ahmed AM, Burke DL. In-vitro measurement of static pressure distribution in synovial joints—part I: tibial surface of the knee. J Biomech Eng. 1983;105(3):216-25.

[111] Ahmed AM, Burke DL, Hyder A. Force analysis of the patellar mechanism. J Orthop Res. 1987;5(1):69-85.

[112] Retaillaud JL, Darmana R, Devallet P, Mansat M, Morucci JP. [Experimental biomechanical study of the advancement of tibial tuberosity]. Rev Chir Orthop Reparatrice Appar Mot. 1989;75(8):513-523.

[113] Ahmed AM, Burke DL, Yu A. In-vitro measurement of static pressure distribution in synovial joints—part II: retropatellar surface. J Biomech Eng. 1983;105(3):226-36.

[114] Hehne HJ. Biomechanics of the patellofemoral joint and its clinical relevance. Clin Orthop Relat Res. 1990;(258):73-85.

[115] Matthews LS, Sonstegard DA, Henke JA. Load bearing characteristics of the patello-femoral joint. Acta Orthop Scand. 1977;48(5):511-6.

[116] Bellemans J. Biomechanics of anterior knee pain. Knee. 2003;10(2):123-6.

[117] Salsich GB, Ward SR, Terk MR, Powers CM. In vivo assessment of patellofemoral joint contact area in individuals who are pain free. Clin Orthop Relat Res. 2003;(417):277-284.

[118] Ward SR, Powers CM. The influence of patella alta on patellofemoral joint stress during normal and fast walking. Clin Biomech (Bristol, Avon). 2004;19(10):1040-7.

[119] Ward SR, Terk MR, Powers CM. Influence of patella alta on knee extensor mechanics. J Biomech. 2005;38(12):2415-22.

[120] Ward SR, Terk MR, Powers CM. Patella alta: association with patellofemoral alignment and changes in contact area during weight-bearing. J Bone Joint Surg Am. 2007;89(8):1749-55.

[121] Hinterwimmer S, von Eisenhart-Rothe R, Siebert M, Welsch F, Vogl T, Graichen H. Patella kinematics and patello-femoral contact areas in patients with genu varum and mild osteoarthritis. Clin Biomech (Bristol, Avon). 2004;19(7): 704-10.

[122] Ho KY, Keyak JH, Powers CM. Comparison of patella bone strain between females with and without patellofemoral pain: a finite element analysis study. J Biomech. 2014;47(1):230-6.

[123] Kuroda R, Kambic H, Valdevit A, Andrish JT. Articular cartilage contact pressure after tibial tuberosity transfer. A cadaveric study. Am J Sports Med. 2001;29(4):403-9.

[124] Lee TQ, Sandusky MD, Adeli A, McMahon PJ. Effects of simulated vastus medialis strength variation on patellofemoral joint biomechanics in human cadaver knees. J Rehabil Res Dev. 2002;39(3):429-38.

[125] Schindler OS. Basic kinematics and biomechanics of the patellofemoral joint part 2: the patella in total knee arthroplasty. Acta Orthop Belg. 2012;78(1):11-29.

[126] Akbarshahi M, Fernandez JW, Schache AG, Pandy MG. Subject-specific evaluation of patellofemoral joint biomechanics during functional activity. Med Eng Phys. 2014;36(9):1122-33.

[127] Van Haver A, De Roo K, De Beule M, et al. The effect of trochlear dysplasia on patellofemoral biomechanics: a cadaveric study with simulated trochlear deformities. Am J Sports Med. 2015;43(6):1354-61.

[128] Cohen ZA, Roglic H, Grelsamer RP, et al. Patellofemoral stresses during open and closed kinetic chain exercises. An analysis using computer simulation. Am J Sports Med. 2001;29(4):480-7.

[129] Ho KY, French T, Klein B, Lee Y. Patellofemoral joint stress during incline and decline running. Phys Ther Sport. 2018;34:136-40.

[130] Dos Santos AF, Nakagawa TH, Serrao FV, Ferber R. Patellofemoral joint stress measured across three different running techniques. Gait Posture. 2019;68:37-43.

[131] Pollard JP, Porter WL, Redfern MS. Forces and moments on the knee during kneeling and squatting. J Appl Biomech. 2011;27(3):233-41.

[132] Kernozek TW, Gheidi N, Zellmer M, Hove J, Heinert BL, Torry MR. Effects of anterior knee displacement during squatting on patellofemoral joint stress. J Sport Rehabil. 2018;27(3):237-43.

第 2 章　髌股关节疾病的病史采集
Patellofemoral Anatomy, Mechanics, and Evaluation: Patient and Family History in the Evaluation of Patellofemoral Patients

John Fritch　Jason L. Koh　Shital N. Parikh　著

高福强　王卫国　译

一、发病经过

患者的第一次髌骨脱位通常是令人难忘的创伤性事件。尽管如此，根据患者对事件的描述一般不会清楚地推断出髌骨脱位。患者不会出现明显的脱位，因为它们经常会自发地复位。患者描述在急性创伤后出现膝关节疼痛、肿胀和活动受限[1, 2]。临床医生应询问膝关节是否出现错位或是否需要复位的行为。应特别注意疼痛的部位和诱发因素。内上髁、髌骨内侧关节面和股骨外侧髁的疼痛应该为髌骨脱位提供诊断的线索。同样，膝关节积液和关节交锁应该怀疑可能相关的骨软骨损伤。仔细询问病史有助于鉴别髌骨半脱位、脱位和膝关节打软腿的感觉。临床医生还必须全面了解患者的病史，受伤时的具体机制，如切割伤、旋转伤和扭转伤。

二、既往的髌骨不稳定病史

复发性髌骨不稳定的最大预测因素是既往的髌骨脱位或半脱位病史。最近的几项研究表明，复发性髌骨不稳定的发生率为 17%～30%[3, 4]。这个发生率在研究中差异很大，很可能是由于髌骨不稳定的因素复杂多样和一些既往临床研究的设计缺陷。尽管如此，人们普遍接受的是，那些不止一次脱位的患者发生后续脱位事件的风险要高得多。在一项大型流行病学研究中，Fithian 等发现 49% 的患者曾有过 2 次脱位，但同一膝关节仍存在再次脱位的风险[4]。

不足为奇的是，有髌骨不稳定病史的患者对侧膝关节不稳定的风险更高。在一项研究中，膝关节反复不稳定的患者对侧膝关节不稳定的风险高出 6 倍[4]。相反，有对侧脱位病史的患者复发性不稳定的概率高出 3 倍[5]。显然，双侧不稳定的患者双侧膝关节复发的风险更高。

三、年龄

青少年一直被认为是复发性髌骨不稳定的危险因素。该关联尚未完全了解，但很可能是由于高风险个体在生命早期且经常遭受创伤性损伤。髌骨不稳定的发病高峰是 10—20 岁。首次脱位的中位年龄为 16 岁，复发脱位的中位年龄为 21 岁[4]。一项研究发现，当不稳定在 16 岁之前开始时，复发的优势比为 11.2[6]。据报道，15 岁以下患者的复发不稳定率为 52%～60%，而 15—18 岁的患者复发不稳定率为 26%～33%[7, 8]。在考虑骨龄或成熟度时，骨骼未成熟患者的复发性不稳定风险是骨骼成熟患者的 2 倍以上，分别为 43.3% 和 21.6%[5, 9]。虽然年轻是复发性脱位的危险因素，但年龄增加具有保护作用。在一项研究中，第一次脱位后年龄每增加一年，复发的风险就会降低 8%，而 40 岁以后没有复发[9]。

四、性别

从病史看，10—17 岁的女性首次出现和复发性髌骨不稳定的风险最高[4]。同一项研究报告表明，女性复发性不稳定的风险是男性的 3 倍[4]。这种性别差异被认为是由于女性的畸形和关节松弛的发生率增加。最近的研究表明，男性和女性之间的髌骨不稳定性没有差异[5, 6, 10]。Stefancin 等的系统评价报道，男性和女性之间髌骨脱位的总体发生率几乎相等，分别为 47% 与 53%[3]。以前的研究可能纳入了性别不成比例的患者群体，然而，这还没有得到证实。

五、活动

患者病史的关键细节是他们在髌骨脱位时所进行的活动。膝关节直接或间接外伤均可导致损伤，然而，非接触性损伤更常见[11]。多项研究引用了 50%～60% 发生在体育活动期间的髌骨脱位[4, 12, 13]。这很可能是由于体育活动使膝关节处于髌骨不稳定的薄弱位置。具体来说，在足踝部相对固定时膝关节外翻和内旋的位置会在髌骨上产生一个向外的应力，这可能会导致受伤[2]。与髌骨不稳风险较高有关的运动包括体操、足球、摔跤、篮球和舞蹈[4, 12, 14]。

此外，最初在体育活动期间髌骨脱位的患者复发风险较高（HR=1.97），这可能与恢复高风险的体育活动有关[9]。

重要的是，似乎有两个与髌骨不稳定相关的

活动类型。在重大创伤环境中的髌骨脱位，如在接触性运动期间或对膝盖的直接打击，通常表现出正常的髌股解剖结构，并且复发性不稳定的风险较低。相反，低风险体育活动后的髌骨不稳定可能是由于存在潜在的解剖风险因素或关节过度松弛，并且复发风险较高[15, 16]。

六、个人史

获得完整的病史很重要，9%～15% 的髌骨脱位患者有家族患病史[11, 17]。此外，在出生或剖宫产分娩时存在与髋关节发育不良相关因素的患者发生对侧不稳定的概率更高[4]。Ehlers-Danlos 综合征或全身性韧带过度松弛等结缔组织疾病对于鉴别这些患者很重要，因为这些患者的复发性不稳定风险较高。任何潜在的疾病，如脑性瘫痪和唐氏综合征，都应该被识别出来，因为可能并发慢性髌骨脱位，需要不同的治疗方案。

七、既往治疗史

（一）保守治疗

尽管大多数首次髌骨脱位都经过保守治疗，但了解非手术治疗和不稳定复发的病史很重要。在第一次脱位接受保守治疗的患者中，1/3 可恢复活动而没有任何后果，1/3 再次脱位需要手术稳定，1/3 没有再次脱位但仍有症状且无法恢复到以前的活动水平[18]。大多数保守治疗包括物理治疗和不同程度的制动或支具治疗。在一项对原发性髌骨脱位患者的长期研究中，接受髌骨支具治疗的患者再次脱位的风险是接受后夹板治疗的患者的 3 倍以上，但接受夹板或石膏治疗的患者关节僵硬的发生率最高[19]。一般来说，康复方案现在侧重于早期保护性活动，以尽量减少关节僵硬，同时防止复发性不稳定。

从首次髌骨脱位保守治疗与手术治疗的随访结果看，尚不清楚哪种治疗方法更好。一项前瞻性随机研究比较了 62 例接受手术或保守治疗的患者，发现在结果、功能、不稳定性或活动性方面没有差异[20]。同样，Buchner 等发现在复发性脱位、活动水平、关节功能和主观结果方面，首次髌骨脱位的患者接受早期手术重建治疗与保守治疗的患者之间没有差异[7]。多项随机对照试验表明与保守治疗相比，手术治疗原发性髌骨脱位未能显著降低脱位复发率[21-25]。Arnbjornsson 等对双侧髌骨脱位患者一侧接受手术治疗，另一侧保守治疗的 14 年长期随访研究发现，手术侧膝关节的关节炎和不稳定性比非手术侧的更严重[26]。似乎首次脱位的手术治疗具有更严重的并发症的特点，同时仅达到与非手术治疗相似的复发性脱位的改善效果。

（二）手术治疗

与保守治疗类似，重要的是要了解髌骨不稳定患者所接受的任何手术治疗病史，以更好地了解他们的复发风险。尽管最近的治疗策略研究发现能获得更好的稳定性，但从发展历史上看，一些手术的复发性不稳定及其他并发症的风险增加了。关节镜下外侧支持带松解术，可能会导致髌骨外侧松弛和内侧不稳定，因此不再支持其作为治疗髌骨不稳定的方法[27, 28]。同样，原发性脱位后的 MPFL 修复或再重建并不能进一步防止髌骨不稳定[20-24]。

随着时间的推移，各种手术技术的成功已经受到其他患者因素的制约。例如，内侧重叠加强技术的结果在短期随访中取得了令人满意的结果，然而，存在股骨滑车发育不良的情况下，早期髌骨再脱位常有发生[25, 29]。

最近，人们普遍认为 MPFL 重建是治疗髌骨不稳的可靠方法。MPFL 重建后的再脱位率降低，不同中心的研究发现再脱位率为 0%～5%[30-33]。然而，MPFL 重建不应被视为一种普遍接受的治疗方法，因为其他患者因素会影响其成功率。例如，Hopper 等报道了在严重股骨滑车发育不良的情况下，单纯 MPFL 重建患者的再脱位率为

100%[34]。在旋转对线不良的情况下，最近的文献表明增加胫骨结节移位术可以减少复发性不稳定的发生。Allen 等报告将 MPFL 重建与胫骨结节抬高内移术相结合在复发性髌骨不稳定患者中取得了可喜的结果，仅有 3% 的再脱位率[35]。胫骨结节移位术有其自身的并发症特点，包括过度内移可能导致髌股关节内侧压力和疼痛增加。有作者建议，可以通过仅对外侧髌股关节软骨病患者保留内移术并在术中将结节沟角校正为零度来避免这种情况[36]。

八、重要性和意义

在制订治疗方案时，准确鉴别与髌骨不稳相关的人口统计学特征和风险因素，改善患者预后和减少病残发生，这些变得越来越重要。关于髌骨不稳定性还有很多未知数。美国骨科运动医学学会（American Orthopaedic Society for Sports Medicine，AOSSM）/PFF 和国际髌股关节研究小组（International Patellofemoral Study Group，IPSG）等领域的专家会议通过发表共识声明来提供有效的帮助，为评估和治疗髌骨不稳提供有用的建议[37, 38]。此外，正如 JUPITER（通过早期结果证明髌骨不稳定性治疗的合理性）等的多中心试验对于在日益多样化的患者群体中更多地了解髌骨不稳的治疗和预后至关重要[39]。

九、关键要点

- 髌骨不稳定本质上是多因素的。
- 仔细采集病史有助于鉴别复发的风险因素。
- 包括年龄、性别、家族史和韧带松弛在内的患者病史在其中起重要作用。
- 注意机制、同侧或对侧不稳定的病史，以及既往的治疗措施。
- 未来的多中心研究将有助于探明人口统计学特征、预后因素和治疗方案。

参考文献

[1] Koh JL, Stewart C. Patellar instability. Clin Sports Med. 2014;33(3):461-76.

[2] Hinton RY, Sharma KM. Acute and recurrent patellar instability in the young athlete. Orthop Clin North Am. 2003;34(3):385-96.

[3] Stefancin JJ, Parker RD. First-time traumatic patellar dislocation: a systematic review. Clin Orthop Relat Res. 2007;455:93-101.

[4] Fithian DC, Paxton EW, Stone ML, Silva P, Davis DK, Elias DA, et al. Epidemiology and natural history of acute patellar dislocation. Am J Sports Med. 2004;32(5):1114-21.

[5] Jaquith BP, Parikh SN. Predictors of recurrent patellar instability in children and adolescents after first-time dislocation. J Pediatr Orthop. 2017;37(7):484-90.

[6] Balcarek P, Oberthur S, Hopfensitz S, Frosch S, Walde TA, Wachowski MM, et al. Which patellae are likely to redislocate? Knee Surg Sports Traumatol Arthrosc. 2014;22(10):2308-14.

[7] Buchner M, Baudendistel B, Sabo D, Schmitt H. Acute traumatic primary patellar dislocation—long-term results comparing conservative and surgical treatment. Clin J Sport Med. 2005;15(2):62-6.

[8] Cash JD, Hughston JC. Treatment of acute patellar dislocation. Am J Sports Med. 1988;16(3):244-9.

[9] Lewallen L, McIntosh A, Dahm D. First-time patellofemoral dislocation: risk factors for recurrent instability. J Knee Surg. 2015;28(4):303-9.

[10] Lewallen LW, McIntosh AL, Dahm DL. Predictors of recurrent instability after acute patellofemoral dislocation in pediatric and adolescent patients. Am J Sports Med. 2013;41(3):575-81.

[11] Atkin DM, Fithian DC, Marangi KS, Stone ML, Dobson BE, Mendelsohn C. Characteristics of patients with primary acute lateral patellar dislocation and their recovery within the first 6 months of injury. Am J Sports Med. 2000;28(4):472-9.

[12] Waterman BR, Belmont PJ Jr, Owens BD. Patellar dislocation in the United States: role of sex, age, race, and athletic participation. J Knee Surg. 2012;25(1):51-7.

[13] Sillanpaa P, Mattila VM, Iivonen T, Visuri T, Pihlajamaki H. Incidence and risk factors of acute traumatic primary patellar dislocation. Med Sci Sports Exerc. 2008;40(4):606-11.

[14] Mitchell J, Magnussen RA, Collins CL, Currie DW, Best TM, Comstock RD, et al. Epidemiology of patellofemoral instability injuries among high school athletes in the United States. Am J Sports Med. 2015;43(7):1676-82.

[15] Parikh SN, Lykissas MG, Gkiatas I. Predicting risk of recurrent patellar dislocation. Curr Rev Musculoskelet Med. 2018; 11(2): 253-60.

[16] Beasley LS, Vidal AF. Traumatic patellar dislocation in children and adolescents: treatment update and literature review. Curr Opin Pediatr. 2004;16(1):29-36.

[17] Stanitski CL. Patellar instability in the school age athlete. Instr Course Lect. 1998;47:345-50.

[18] Magnussen RA, Verlage M, Stock E, Zurek L, Flanigan DC, Tompkins M, et al. Primary patellar dislocations without surgical stabilization or recurrence: how well are these patients really doing? Knee Surg Sports Traumatol Arthrosc. 2017; 25(8): 2352-6.

[19] Maenpaa H, Lehto MUK. Patellar dislocation - the long-term results of nonoperative management in 100 patients. Am J Sports Med. 1997;25(2):213-7.

[20] Palmu S, Kallio PE, Donell ST, Helenius I, Nietosvaara Y. Acute patellar dislocation in children and adolescents: a randomized clinical trial. J Bone Joint Surg Am. 2008;90(3):463-70.

[21] Christiansen SE, Jakobsen BW, Lund B, Lind M. Isolated repair of the medial patellofemoral ligament in primary dislocation of the patella: a prospective randomized study. Arthroscopy. 2008;24(8):881-7.

[22] Nikku R, Nietosvaara Y, Kallio PE, Aalto K, Michelsson JE. Operative versus closed treatment of primary dislocation of the patella—similar 2-year results in 125 randomized patients. Acta Orthop Scand. 1997;68(5):419-23.

[23] Nikku R, Nietosvaara Y, Aalto K, Kallio PE. Operative treatment of primary patellar dislocation does not improve medium-term outcome: a 7-year follow-up report and risk analysis of 127 randomized patients. Acta Orthop. 2005;76(5):699-704.

[24] Sillanpaa PJ, Maenpaa HM, Mattila VM, Visuri T, Pihlajamaki H. Arthroscopic surgery for primary traumatic patellar dislocation a prospective, nonrandomized study comparing patients treated with and without acute arthroscopic stabilization with a median 7-year follow-up. Am J Sports Med. 2008; 36(12): 2301-9.

[25] Sillanpaa PJ, Mattila VM, Maenpaa H, Kiuru M, Visuri T, Pihlajamaki H. Treatment with and without initial stabilizing surgery for primary traumatic patellar dislocation a prospective randomized study. J Bone Joint Surg Am. 2009;91A(2):263-73.

[26] Arnbjornsson A, Egund N, Rydling O, Stockerup R, Ryd L. The natural-history of recurrent dislocation of the patella—long-term results of conservative and operative treatment. J Bone Joint Surg Br. 1992;74(1):140-2.

[27] Christoforakis J, Bull AMJ, Strachan RK, Shymkiw R, Senavongse W, Amis AA. Effects of lateral retinacular release on the lateral stability of the patella. Knee Surg Sports Traumatol Arthrosc. 2006;14(3):273-7.

[28] Hughston JC, Deese M. Medial subluxation of the patella as a complication of lateral retinacular release. Am J Sports Med. 1988;16(4):383-8.

[29] Schoettle PB, Scheffler SU, Schwarck A, Weiler A. Arthroscopic medial retinacular repair after patellar dislocation with and without underlying trochlear dysplasia: a preliminary report. Arthroscopy. 2006;22(11):1192-8.

[30] Howells NR, Barnett AJ, Ahearn N, Ansari A, Eldridge JD. Medial patellofemoral ligament reconstruction: a prospective outcome assessment of a large single centre series. J Bone Joint Surg Br. 2012;94B(9):1202-8.

[31] Buckens CF, Saris DB. Reconstruction of the medial patellofemoral ligament for treatment of patellofemoral instability: a systematic review. Am J Sports Med. 2010;38(1):181-8.

[32] Enderlein D, Nielsen T, Christiansen SE, Faunø P, Lind M. Clinical outcome after reconstruction of the medial patellofemoral ligament in patients with recurrent patella instability. Knee Surg Sports Traumatol Arthrosc. 2014;22(10):2458-64.

[33] Parikh SN, Nathan ST, Wall EJ, Eismann EA. Complications of medial patellofemoral ligament reconstruction in young patients. Am J Sports Med. 2013;41(5):1030-8.

[34] Hopper GP, Leach WJ, Rooney BP, Walker CR, Blyth MJ. Does degree of trochlear dysplasia and position of femoral tunnel influence outcome after medial patellofemoral ligament reconstruction? Am J Sports Med. 2014;42(3):716-22.

[35] Allen MM, Krych AJ, Johnson NR, Mohan R, Stuart MJ, Dahm DL. Combined tibial tubercle osteotomy and medial patellofemoral ligament reconstruction for recurrent lateral patellar instability in patients with multiple anatomic risk factors. Arthroscopy. 2018;34(8):2420-6.e3.

[36] Arendt EA. Editorial commentary: reducing the tibial tuberosity-trochlear groove distance in patella stabilization procedure. Too much of a (good) thing? Arthroscopy. 2018;34(8):2427-8.

[37] Post WR, Fithian DC. Patellofemoral instability: a consensus statement from the AOSSM/PFF patellofemoral instability workshop. Orthop J Sports Med. 2018;6(1):2325967117750352.

[38] Liu JN, Steinhaus ME, Kalbian IL, Post WR, Green DW, Strickland SM, et al. Patellar instability management: a survey of the international patellofemoral study group. Am J Sports Med. 2018;46(13):3299-306.

[39] Bishop ME, Brady JM, Ling D, Parikh S, Stein BES. Descriptive epidemiology study of the justifying patellar instability treatment by early results (Jupiter) cohort. Orthop J Sports Med. 2019;7(3 Suppl):2325967119S00046.

第3章　髌股关节疾病的体格检查
Examination of the Patients with Patellofemoral Symptoms

Claudia Arias Calderón　Renato Andrade　Ricardo Bastos　Cristina Valente　Antonio Maestro
Rolando Suárez Peña　João Espregueira-Mendes　著
张启栋　译

髌股关节疾病包括创伤性损伤、不稳定，以及导致髌股疼痛综合征（patellofemoral pain syndrome，PFPS）的各种疾病。PFPS 是膝前痛患者最常见的诊断之一。疼痛的原因是多因素的，其中自发性（病因不明）疼痛占 15%～25%。目前报道有很多危险因素[1, 2]，但只有少数因素与髌股疼痛有显著相关性，如股四头肌无力、髋关节外展肌力弱等[2]。详细的病史和结构化的体格检查将有助于获得更准确的诊断。本章将详细展示髌股关节的检查。

一、检查

髌股关节的检查具有挑战性，我们必须考虑所有的影响因素。检查必须准确和全面，这样才能制订出最佳治疗方式。然而，髌股关节的检查结果往往很微妙，重复性差，并不总是与患者的症状相关。目前还没有某个检查能确定性诊断 PFPS[3]。

临床医生的经验对鉴别正常与病理的体征非常重要，体格检查非常依赖检查者经验[4-8]，也会受多种因素的影响，如患者疼痛程度等。

（一）病史

详细和全面的临床病史收集非常重要。认真倾听患者的倾诉并适当提问，如损伤的机制、部位、症状加重或减轻的因素[4, 9-11]。排除其他症状，如体重减轻、红斑[12]，或者其他提示疾病的不寻常体征。回顾患者的日常生活和体育活动，因为这些可能与症状有关，有时改变这些生活方式可能有助于解决问题。

髌股疾病包括创伤性损伤（髌骨脱位或髌骨骨折）、不稳定（髌股不稳定），以及导致 PFPS 的各种疾病。

创伤性损伤常是突然发生，而且通常非常疼痛。最常见的包括髌骨骨折和脱位。如果患者诉说是在活动时损伤跌倒，临床医生应该怀疑该疾病，并进行影像学检查。在这些患者中，骨软骨损伤或骨挫伤并不少见。

髌股不稳患者常表现出打软腿或打滑的症状，不一定有外伤史。对于这些患者，临床医生应注意有无髌骨脱位史和有无解剖结构方面的危险因素。

PFPS 可能由不同的因素引起，包括但不限于髌骨、滑车软骨或骨软骨病及外侧高压综合征。

有时疼痛的来源是特发性的，临床医生应该寻找其他潜在的诱发因素。在髌股挤压综合征中，下蹲、长时间屈膝或久坐后再站起时疼痛加重。在急性情况下，患者会报告上下楼梯都有疼痛。更多的是慢性患者，患者只有上楼梯时才会引发疼痛。上楼梯时股四头肌的同心收缩不会引起疼痛，然而，下楼梯时的偏心收缩增加了关节的压力负荷[11]。髌骨、股骨滑车软骨或骨软骨病是髌股痛的常见原因，可能源自以前的创伤。由于这些病变位于髌骨或滑车，在活动时受到接触压力，会引起疼痛。常见的症状和体征是疼痛和积液，这是由于间歇性炎症性引起，膝关节负重或冲击活动（如着地）明显。与髌股软骨病变相关的常见危险因素包括滑车发育不良、高位髌骨和髌骨外侧倾斜过度[13]。在这些患者中，临床医生应结合影像学检查以确认或排除软骨/骨软骨病。

（二）体格检查

体格检查应遵循结构化、系统化的方法。髌股关节的检查有很多临床试验和评分[6, 7]。大多数试验是定性的，而不是定量的，目前所有检查方法的准确性和有效性都不是百分之百。

1. 静态评估（框3-1）

积液、红斑、局部温度升高提示可能是感染、急性创伤或炎症性关节病。既往手术史、瘢痕或切口相关的麻木提示可能存在神经瘤[14]。触诊股四头肌远端和肌腱，以及髂胫束。检查膝关节伸直和屈曲，活动髌骨以评估生理性活动和位移。患者站立时，检查3个平面、患者的步态（赤脚和穿鞋）、姿势和鞋子，努力寻找潜在病因。观察营养状况、皮肤颜色、瘢痕组织、抓痕或皮疹、赤脚步态和有无距下关节过度旋前[15]。检查下肢力线，冠状面有无内翻或外翻，矢状面有无屈曲或反屈。膝外翻常提示外侧负荷过大，会导致髌骨轨迹不良和半脱位，髋内翻也会造成膝外翻[11]。评估髌骨位置以确定其是否存在内旋或外旋，是否存在刺刀征（bayonet sign）或胫骨过度外旋，是否存在胫骨内翻，观察足部以检查跗骨间或距下关节位置有无功能障碍（图3-1）[11]。

侧面观察，是否存在膝反屈或屈曲挛缩（图3-2）。膝反屈可提示过度松弛。应用Beighton评分可以对过度活动进行评估[16]。过度的反屈造成脂肪垫撞击而引起Hoffa综合征。股四头肌无力也可表现为过伸。然而，膝关节屈曲挛缩可以由创伤、手术或腘绳肌过度紧张等引起。从侧面观察，可以评估骆驼征，膝关节有两个明显突起，一个代表胫骨结节，另一个代表髌骨。

从正面观察，横断面是评价股骨旋转的最佳

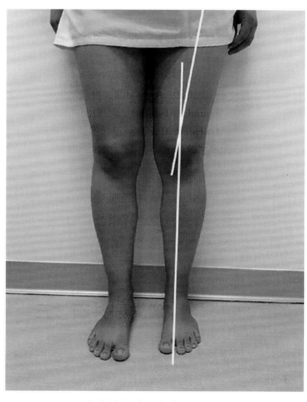

▲ 图3-1 赤脚站立时观察患者，检查皮肤和力线

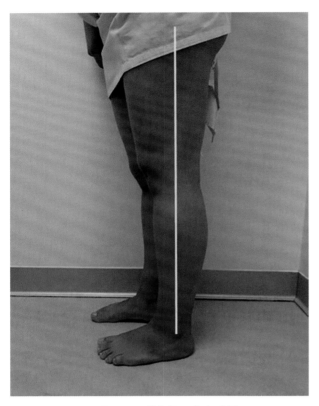

▲ 图 3-2　观察是否存在反屈

角度。临床医生必须区分旋转是否由足内旋引起的。检查股四头肌，股四头肌的萎缩会导致肌力减弱丧失，从而导致膝关节过伸。检查髌骨长度和高度的差异。髌股不稳常与高位髌骨、髌骨软化有关。在膝关节屈伸时，触诊髌骨有无摩擦感。接近完全伸直时，有摩擦感提示髌骨软骨病变位于远端；若屈曲时出现，提示髌骨软骨病变位于近端[17]。

(1) 股四头肌角（Q 角）：膝关节完全伸直，髂前上棘至髌骨中心与髌骨中心至胫骨结节相交形成的角度是 Q 角。男性平均为 10°～13°，女性平均为 15°～17°[11, 18]。髌骨在膝关节屈伸运动时具有一种自然向外移的趋势[19]。Q 角增大，提示髌骨轨迹异常。更重要的是，解释这个角度要谨慎，要注意检查髋关节旋转[18]。还要检查髌骨的方向，向内侧倾提示由于股骨过度前倾导致髌骨"眨眼"，伴有胫骨外旋和代偿性后足外翻，会导致髌骨向外侧脱位。尽管有不同的 Q 角计算方

法，其临床实用性却并不被支持[20]。Q 角并不被认为是发生髌股关节疼痛的危险因素。体征之间的关系并不一致[21]。

(2) 肢体不等长：肢体不等长的评估应在站立负重位进行，以识别任何潜在的诱发性或代偿性模式。下肢不等长会导致步态不对称，并增加关节的压力[22]。下肢长度测量是从两个髂前上棘测量到相对应的内踝。＞1.5cm 的不等长是病理性的，可能是膝前痛的原因[11, 12]。肢体长度差异的测量也可以在患者仰卧位或使用 Weber-Barstow 法进行[11]。

(3) 仰卧位检查：触诊膝关节，检查有无积液或压痛。屈膝 90°，触诊股四头肌和髌腱。在年轻患者中，胫骨结节处的压痛通常提示骨软骨炎。将髌下脂肪垫压向股骨髁触诊，若存在疼痛则提示有 Hoffa 综合征。外侧或内侧支持带部位的疼痛提示患者既往可能有过髌骨脱位（图 3-3）。与对侧肢体比较，检查膝关节的运动范围。检查主动运动是否存在伸直滞缺，以评估伸膝装置是否存在问题。研磨髌骨是否存在摩擦感（捻发音），提示软骨损伤，或者髌骨周围软组织炎的撞击，如髌前脂肪垫、皱襞或滑膜肥厚[23]。

(4) 坐位检查：患者坐位时，再次检查股四头肌容积。再次检查髌骨轨迹。髌骨侧斜（蚱蜢眼征）[10]提示股内侧肌无力（图 3-4）。髌骨高度可在坐位时进行估算，髌骨上极通常与股骨远端前皮质高度一致（图 3-5）。胫骨结节沟角，是从髌腱中心到胫骨结节中心画一条垂直线，然后画一条垂直于股骨上髁轴的虚线，两条线相交时确定胫骨结节沟角大小。屈膝 90° 时，髌骨应位于股骨滑车沟正中，胫骨结节沟角度应为 0°[24]。检查半月板和韧带，以排除有无连带损伤。

(5) 足的姿势：可以通过患者站立和步态来评估足部姿势。过度的内旋可能是由平足引起，扁平的内侧纵弓或后足外翻可以评估。静态足旋前，可以用费斯线（Feiss line）和内侧纵弓角等其他方法进行评估。

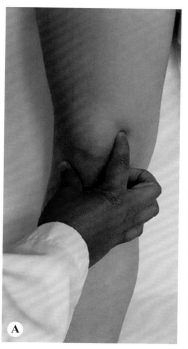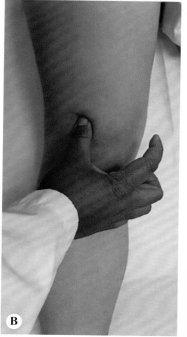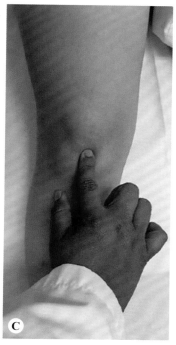

▲ 图 3-3　检查内、外侧支持带、髌腱和脂肪垫

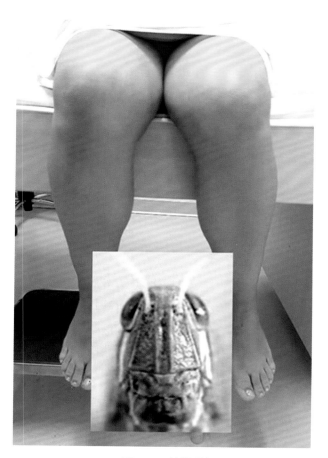

▲ 图 3-4　蚱蜢眼征

2. 动态评估（框 3-2）

要求患者自然地走路，并后退。观察步态，检查有无跛行，跛行可能源于疼痛、肢体不等长或无力。如果患者是运动员，还可以模拟跑跳的情况。

框 3-2　动态评估

- 髌骨轨迹
- 起立试验
- 单腿下蹲试验
- 双腿跳跃试验
- 单腿跳跃试验

（1）髌骨轨迹：膝关节主动和被动全范围活动评估髌骨轨迹。要求患者膝关节从 90° 至完全伸直。正常的髌骨轨迹是稍微向内侧移动，然后向外侧移动回到中间的位置。

观察髌骨轨迹呈 J 字征。当髌骨在屈曲早期开始外侧半脱位，然后向内侧移与股骨滑车相吻合，这是一个病理的倒置 J 字路径[25]。大多数半

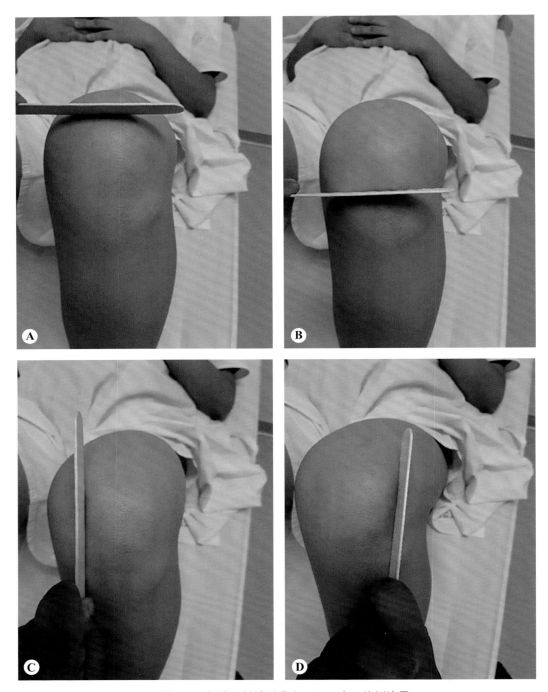

▲ 图 3-5　视诊和触诊髌骨上、下、内、外侧边界

脱位发生的位置是在屈膝 20°～30° 至完全伸直时。股四头肌主动收缩过程中，在最后伸直时出现向外移的 J 字征或突然的侧方偏移，可能表明股内侧肌功能失调（图 3-6）。

（2）起立试验：评估髋关节稳定性和下肢肌力。患者应站在一个盒子里，双臂交叉于胸前，

单肢下蹲 5～10 次，至少每 2 秒蹲 1 次，患者须保持平衡。若出现异常，提示臀中肌起效时间降低，髋关节外展扭矩降低，外侧躯干肌力降低。

（3）单腿下蹲试验：单腿深蹲是髌股痛的最佳检查方法之一，阳性率可达 80%[3]。它可以评估髋关节和股四头肌的动态肌力[3]，并可以检查

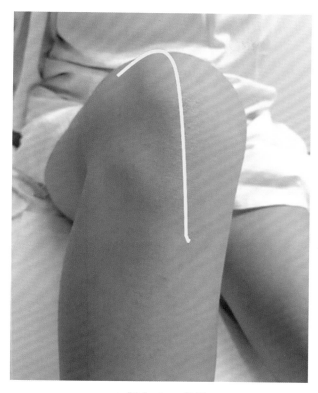

▲ 图 3-6　J 字征

有无运动 / 姿势模式异常，如同侧身体倾斜增加，对侧骨盆下降，髋关节内收和膝关节外展[26]。

（4）双腿跳跃试验：双腿跳跃，患者进行同心推进推离运动和偏心减速着陆，以 4 个梯度（25%、50%、75% 和 100%）为其余的检查做准备[11]。观察在着陆阶段有无不对称现象。

（5）单腿跳跃试验：单腿跳试验有好几种，包括单腿跳距离测试、三级跳距离测试、三交叉跳距离测试、内侧三级跳测试、90° 旋转跳测试、6m 定时跳测试。重要的是双侧肢体要分别测试 3 次，检查是否有不对称现象。

3. 特殊试验（框 3-3）

有很多文章研究评估哪种检查对髌股病变的最有效，但是结果都不具有确定性。Nunes 等[3]在一项 Meta 分析中描述，没有一种检查方法能实现确诊。Smith 等[7]报道髌股关节查体时观察者之间的信度较差，观察者内部的信度适中，并建议体格检查评估要规范。Cook 等[27]在另一项系统综述中总结道，相对比较准确的检查方法是

主动不稳定检查、爬楼梯时的疼痛、Clarke 试验、久坐时疼痛、下极倾斜和下蹲时疼痛。然而，这需要仔细评估。大多数研究表明存在质量偏差，PFPS 的最佳检查方法仍然未知。

> **框 3-3　特殊检查**
>
> 特殊检查有助于获得更准确的诊断，并有助于排除一些潜在的疼痛来源
> - 髌骨外推试验
> - 髌骨恐惧试验或 Fairbank 测验
> - 髌骨倾斜试验
> - 挤压试验
> - Clarke 试验或髌骨研磨试验
> - 重力半脱位试验
> - 柔韧性检查

（1）髌骨外推试验：髌骨外推试验就是给予髌骨侧方的推力以评估其是否向侧方脱位。在膝关节完全伸直和屈曲 20° 时进行检查，可以评估髌骨内侧和外侧约束结构是否完整。在完全伸直时，髌骨在滑车沟外，在膝关节屈曲 20° 时髌骨回到滑车沟内活动。如果在屈曲 20° 时呈阳性，则必须在屈曲 45° 时重新检测。任何不稳定都是不正常的，可伴有高位髌骨。髌骨水平分为 4 等份，移动范围达髌骨宽度 50% 就是 2 等份，在任何方向上活动范围超过髌骨宽度 75%（3 等份）即为阳性，< 25%（1 等份）表示结构过紧[18]（图 3-7）。

（2）髌骨恐惧试验或 Fairbank 测验：这是一种检查髌骨外侧不稳的试验。分两步进行，第一

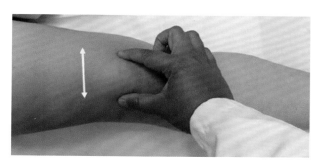

▲ 图 3-7　髌骨外推试验

步是激惹试验，膝关节完全伸直，临床医生用拇指施加一个向外推力，然后将膝关节从完全伸直屈曲到90°，然后保持该力再伸直膝关节。第二步是解除试验，重复第一步动作，不过施加一个内推的力量帮助复位[28]。当髌骨出现脱位或跳出了正常位置[28]，患者口头或面部表情表现出恐惧，即为阳性。本试验的敏感性为100%，特异性为88.4%，阳性预测值为89.2%，阴性预测值为100%（图3-8）。

(3) 髌骨倾斜试验：髌骨倾斜试验评估外侧支持带的紧张度，外侧支持带紧张代表着外侧支持带短缩，外侧张力增加。若髌骨外侧缘不能抬高超过内侧缘，则为阳性。屈膝30°～40°时，髌骨支持带深层纤维紧张，不会出现倾斜。

该检查是在膝关节完全伸直的情况下进行的，临床医生位于待检查者膝关节的外侧，将髌骨沿内侧边缘向后推，同时将拇指放在髌骨外侧边缘向前提拉髌骨，观察髌骨是否能将倾斜矫正到至少中立水平。如果患者的髌骨不能倾斜回中立位置，则表明髌骨外侧组织过紧，可能出现髌骨外侧高压综合征[11]。正常情况下，髌骨倾斜15°。两侧进行对比，观察是否对称。

(4) 挤压试验：为了评估关节炎或软骨损伤，在膝关节完全伸直位给予力量直接挤压髌骨，和屈膝时髌骨受力类似。挤压时引起疼痛为阳性（图3-9）。

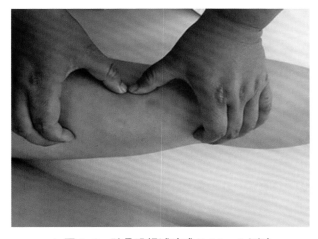

▲ 图 3-8 髌骨恐惧试验或 Fairbank 测验

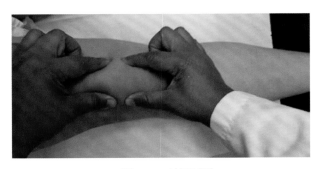

▲ 图 3-9 挤压试验

(5) Clarke 试验或髌骨研磨试验：当股四头肌收缩时，髌骨压在股骨滑车上。阳性表现为疼痛加重，是髌骨软化症的确定征象。但其敏感性和特异性较低，假阳性率较高[29]。

(6) 重力半脱位试验：患者侧卧位，患肢外展悬空，然后嘱患者进行股四头肌收缩，若半脱位髌骨不能外移恢复到股骨滑车沟内即为阳性，提示外侧支持带松弛[30]。

(7) 柔韧性检查：评估股四头肌和腘绳肌的紧张度（图3-10）。Thomas 试验用于评价股直肌和髂腰肌的紧张度，Ely 试验用于评价股四头肌的柔韧性，Ober 试验用于评价髂胫束紧张度。注意要评估臀部和足踝部。在检查过程中，临床医生必须确定哪些活动受限是功能不全。检查须在仰卧位和俯卧位进行，检查者评估股四头肌紧张度和髋关节旋转异常，这些有时可能是疼痛的原因。侧卧可评估髂胫束（图3-11）。

4. 仪器评估

有人提出了几种用于检测髌股关节松弛的器械装置，但结果异质性较大[31]。根据我们的经验，我们使用波尔图髌骨测试仪（Porto patella testing device，PPTD）结合 MRI 和 CT 测量髌股关节松弛度。PPTD 会施加侧向应力（在30°位）或后向应力（在70°位）分别检查髌骨侧向移位和髌骨倾斜松弛。PPTD 在评估髌股关节松弛方面的结果是有效的，并且比人工检查更可靠[5]。该装置是评估髌股关节疾病的一个有效检测工具，可以评估包括髌股关节疼痛[32, 33]和不稳定[33]等髌股关节疾病状态下的髌骨移动。

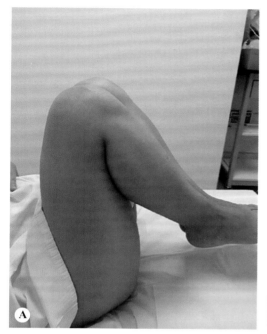
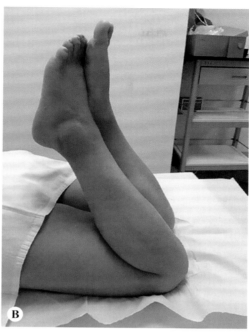

◀ 图 3-10 股四头肌和腘绳肌松紧度的评估

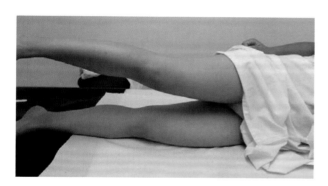

▲ 图 3-11 髂胫束和髋部肌肉的评估

二、关键要点

- 髌股关节是膝关节最复杂的部分。了解它的解剖结构和生物力学对于确定诊断是很重要的。
- 了解导致髌股关节紊乱的危险因素，不仅包括局部因素，还包括近端和远端因素，可以提高对髌股关节紊乱原因的理解，提高诊断水平。
- 遵循系统化、结构化的检查并正确识别疼痛原因非常重要。

参考文献

[1] Lankhorst NE, Bierma-Zeinstra SM, van Middelkoop M. Risk factors for patellofemoral pain syndrome: a systematic review. J Orthop Sports Phys Ther. 2012;42:81-94.

[2] Neal BS, Lack SD, Lankhorst NE, Raye A, Morrissey D, van Middelkoop M. Risk factors for patellofemoral pain: a systematic review and meta-analysis. Br J Sports Med. 2019;53:270.

[3] Nunes GS, Stapait EL, Kirsten MH, de Noronha M, Santos GM. Clinical test for diagnosis of patellofemoral pain syndrome: systematic review with meta-analysis. Phys Ther Sport. 2013; 14:54-9.

[4] Kantaras AT, Selby J, Johnson DL. History and physical examination of the patellofemoral joint with patellar instability.

Oper Tech Sports Med. 2001;9:129-33.

[5] Leal A, Andrade R, Hinckel BB, Tompkins M, Flores P, Silva F, Espregueira-Mendes J, Arendt E. A new device for patellofemoral instrumented stress-testing provides good reliability and validity. Knee Surg Sports Traumatol Arthrosc. 2020;28:389-97.

[6] Leal A, Silva F, Flores P, Pereira H, Espregueira-Mendes J. On the development of advanced methodologies to assist on the diagnosis of human articulations pathologies: a biomechanical approach. 2013.

[7] Smith TO, Clark A, Neda S, Arendt EA, Post WR, Grelsamer RP, Dejour D, Almqvist KF, Donell ST. The intra- and inter-observer reliability of the physical examination methods used to assess

patients with patellofemoral joint instability. Knee. 2012;19:404-10.

[8] Smith TO, Davies L, O'Driscoll ML, Donell ST. An evaluation of the clinical tests and outcome measures used to assess patellar instability. Knee. 2008;15:255-62.

[9] Fulkerson JP. Diagnosis and treatment of patients with patellofemoral pain. Am J Sports Med. 2002;30:447-56.

[10] Lester JD, Watson JN, Hutchinson MR. Physical examination of the patellofemoral joint. Clin Sports Med. 2014;33:403-12.

[11] Manske RC, Davies GJ. Examination of the patellofemoral joint. Int J Sports Phys Ther. 2016;11:831-53.

[12] Magee DJ. Orthopedic physical assessment. Elsevier Health Sciences; 2013.

[13] Ambra L, Hinckel B, Arendt E, Farr J, Gomoll A. Anatomic risk factors for focal cartilage lesions in the patella and trochlea: a case-control study. Am J Sports Med. 2019;47:036354651985932.

[14] Fulkerson JP, Tennant R, Jaivin JS, Grunnet M. Histologic evidence of retinacular nerve injury associated with patellofemoral malalignment. Clin Orthop Relat Res. 1985:196-205.

[15] Tiberio D. The effect of excessive subtalar joint pronation on patellofemoral mechanics: a theoretical model. J Orthop Sports Phys Ther. 1987;9:160-5.

[16] Juul-Kristensen B, Rogind H, Jensen DV, Remvig L. Inter-examiner reproducibility of tests and criteria for generalized joint hypermobility and benign joint hypermobility syndrome. Rheumatology (Oxford). 2007;46:1835-41.

[17] Fulkerson JP. Patellofemoral pain disorders: evaluation and management. J Am Acad Orthop Surg. 1994;2:124-32.

[18] Rodríguez-Merchán EC, Liddle AD. Disorders of the patellofemoral joint: diagnosis and management. Springer; 2019.

[19] Buuck DA. Disorders of the patellofemoral joint. Philadelphia: Lippincott Williams & Wilkins; 2004.

[20] Smith TO, Hunt NJ, Donell ST. The reliability and validity of the Q-angle: a systematic review. Knee Surg Sports Traumatol Arthrosc. 2008;16:1068-79.

[21] Livingston LA. The quadriceps angle: a review of the literature. J Orthop Sports Phys Ther. 1998;28:105-9.

[22] Golightly YM, Allen KD, Helmick CG, Renner JB, Jordan JM. Symptoms of the knee and hip in individuals with and without limb length inequality. Osteoarthritis Cartilage. 2009;17:596-600.

[23] Goodfellow J, Hungerford DS, Woods C. Patello-femoral joint mechanics and pathology. 2. Chondromalacia patellae. J Bone Joint Surg Br. 1976;58:291-9.

[24] Kolowich PA, Paulos LE, Rosenberg TD, Farnsworth S. Lateral release of the patella: indications and contraindications. Am J Sports Med. 1990;18:359-65.

[25] Sheehan FT, Derasari A, Fine KM, Brindle TJ, Alter KE. Q-angle and J-sign: indicative of maltracking subgroups in patellofemoral pain. Clin Orthop Relat Res. 2010;468:266-75.

[26] Nakagawa TH, Moriya ET, Maciel CD, Serrao FV. Trunk, pelvis, hip, and knee kinematics, hip strength, and gluteal muscle activation during a single-leg squat in males and females with and without patellofemoral pain syndrome. J Orthop Sports Phys Ther. 2012;42:491-501.

[27] Cook C, Mabry L, Reiman MP, Hegedus EJ. Best tests/clinical findings for screening and diagnosis of patellofemoral pain syndrome: a systematic review. Physiotherapy. 2012;98:93-100.

[28] Ahmad CS, McCarthy M, Gomez JA, Shubin Stein BE. The moving patellar apprehension test for lateral patellar instability. Am J Sports Med. 2009;37:791-6.

[29] Doberstein ST, Romeyn RL, Reineke DM. The diagnostic value of the Clarke sign in assessing chondromalacia patella. J Athl Train. 2008;43:190-6.

[30] Nonweiler DE, DeLee JC. The diagnosis and treatment of medial subluxation of the patella after lateral retinacular release. Am J Sports Med. 1994;22:680-6.

[31] Leal A, Andrade R, Flores P, Silva FS, Espregueira-Mendes J, Arendt E. High heterogeneity in in vivo instrumented-assisted patellofemoral joint stress testing: a systematic review. Knee Surg Sports Traumatol Arthrosc. 2019;27:745-57.

[32] Leal A, Andrade R, Flores P, Silva FS, Fulkerson J, Neyret P, Arendt E, Espregueira-Mendes J. Unilateral anterior knee pain is associated with increased patellar lateral position after stressed lateral translation. Knee Surg Sports Traumatol Arthrosc. 2020;28:454-62.

[33] Leal A, Andrade R, Hinckel B, Tompkins M, Bastos R, Flores P, Samuel F, Espregueira-Mendes J, Arendt E. Patients with different patellofemoral disorders display a distinct ligament stiffness pattern under instrumented stress testing. J ISAKOS. 2020;5:74-9.

第 4 章 髌股关节疾病的影像学评估

Imaging Evaluation in the Patient with Patellofemoral Symptoms

Allison Mayfield　Jason L. Koh　著

吕　宽　译

常规的影像学检查能为髌股关节不稳患者提供除了详细的病史和体格检查之外的更多的诊断信息。标准化成像包括 X 线片、计算机体层摄影和磁共振成像，可以指导决策和提供治疗建议，以及辅助手术操作。

本章将回顾髌骨疼痛和髌股关节不稳定患者的标准化成像，以及相关的成像结果及其在治疗决策方面的应用。

一、X 线检查

常规 X 线片包括负重前后位、屈曲 30° 侧位、隧道透视位和患侧下肢的髌骨轴位（日出位）。尽管患者可能双侧均有症状，但对侧肢体的 X 线片还是有助于进行比较。站立位下肢全长 X 线片并不常用，但在评估冠状位方面还是有价值的。标准化的技术方案有助于重建可靠的、可重现的 X 线片。

前后位和隧道位片有助于评估胫骨及股骨在冠状面上的排列。负重位片对于评估生理负荷下的真实关节间隙是很重要的，可以识别出膝关节内侧或外侧间室的关节炎，以及膝关节内游离体或骨软骨炎的病变。另外还可以识别出异常的骨形态，包括二分髌骨或髌骨骨折。

膝关节轴位片包括髌骨轴位和仰卧位髌骨轴位（Merchant 位）。髌骨轴位（日出位或天际线位）要求患者俯卧，膝关节最大限度屈曲。该体位显示了髌骨的后表面和股骨远端的前表面，但不能准确地显示髌股关节面或其倾斜角度，同时患者可能会觉得这个姿势难以忍受。仰卧位髌骨轴位是让患者仰卧，膝关节屈曲 45°，X 线光束向下倾斜 30°[1]（图 4-1）。评估髌股关节连接和测量滑车沟角时可以选择这种体位[2]。测量滑车沟角是评估滑车发育不良的一种辅助手段，滑车

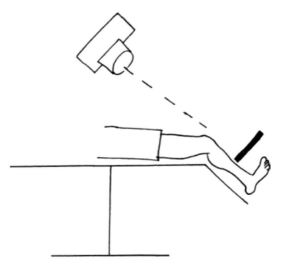

▲ 图 4-1　髌股关节仰卧位髌骨轴位（**Merchant** 位）的 **X** 线定位

沟角是从股骨滑车最深处延伸到内侧髁和外侧髁最高点的两条线之间的角度，该角度＞145°提示滑车发育不良[3]。在一项研究中，75%的原发性髌骨脱位患者的滑车沟角＞145°，而正常膝关节的这一比例仅为9%[4]。轴位片也可以显示脱位、半脱位或其他表现，如内侧髌骨骨化或关节内的游离体。

膝关节侧位片是在关节屈曲30°时拍摄的。应力求获得高质量的图像，使股骨内外侧髁之间重叠，偏差应＜10%，可以使用泡沫块来稳定膝关节以辅助标准的屈曲度和旋转。评估侧位片上的髌骨高度将提供有关低位髌骨或高位髌骨的信息。当髌骨位于高位时，膝关节需要更大的屈曲度才能将髌骨接合在滑车内。因此，高位髌骨是髌骨不稳定的危险因素之一[5]。测量相对髌骨高度的方法有很多，包括 Insall-Salvati 法[6]、Blackburne-Peel 法[7]、Caton-Deschamps 法[8] 和 Labelle-Laurin 法[9]（图 4-2）。最常用的方法是 Caton-Deschamps 法和 Insall-Salvati 法。由于 Insall-Salvati 法不测量胫骨结节截骨术中髌骨高度的变化，因此应首选 Caton-Deschamps 法。可重复性最好的方法是 Blackburne-Peel 法[10]，同时它也具有最小的观察者组内误差[11]。它是髌骨下缘到胫骨平台的垂直距离与髌骨关节面长度的比值[7]，正常比值为 0.8，＞1.0 表示高位髌骨，＜0.5 表示低位髌骨（表 4-1）。

表 4-1 髌骨高度比及其各自的分类值

方　法	高　位	正　常	低　位
Insall-Salvati 法	＞1.0	0.75～0.99	＜0.75
Blackburne-Peel 法	＞1.0	0.8～1.0	＜0.8
Caton-Deschamps 法	＞1.2	0.9～1.2	＜0.9

膝关节侧位片还提供了有关股骨滑车解剖结构的信息。滑车发育不良是指与正常滑车解剖结构存在差异，这是髌骨不稳定的另一个危险因素[12]。滑车形态最好在侧位片上进行评估，并识别 3 条线，最前面的线是股骨内侧髁线，中线是股骨外侧髁线，最后面的线是滑车沟基底线。在正常的膝关节解剖中，外侧髁线终止于内侧髁线的近端，在较浅的、发育不良的滑车中，滑车沟基底线会过早地与股骨外侧髁线相交叉，Dejour[12] 将其描述为"交叉征"。据报道，96% 的髌骨脱位患者存在交叉征。相比之下，只有 3% 的正常对照组发现了这种征象[13]。侧位片上发育异常的其他表现还包括凸起征和双线征，表明内侧髁发育不良。

利用侧位片和轴位片，可以对滑车发育不良进行分类（图 4-3）。A 型在侧位片上可见交叉征（浅滑车），轴位片上可见沟角＞145°。B 型在侧位片上可见滑车突起，轴位片上可见滑车扁平或突起。C 型在侧位片上可见交叉征及双线征，轴位片上表现为内侧髁发育不良。D 型是最严重的发育不良，在侧位片上可见交叉征、凸起征和双线征，轴位片上可在滑车小关节之间见到峭壁征。

侧位片还可以评估滑车深度和滑车突起程度。滑车深度是指滑车沟基底线（最后面的线）与滑车轮廓最前缘之间的距离，该距离是沿着与股骨后皮质的垂线成 15°的切线来测量的。85% 的髌骨不稳定患者的膝关节中该值＜4mm，而对照组的这一比例为 3%。滑车突起的大小也可以通过侧位片来评估，即绘制一条与股骨前部皮质相切的线，滑车沟基底线可以在这条线的前方、后方或与之平齐。测量突起大小时，正常膝关节该值为 0，而正值表示滑车沟基底线位于股骨前皮质的前面，提示滑车较浅。66% 的髌骨不稳定患者的该测量值为 +3mm。

二、计算机体层摄影

计算机体层摄影（CT）的优点是在横断面上能更好地显示膝关节和髌股关节。CT 成像提供了关于骨性解剖和髌骨与滑车的关系的更多细节。还可以在 CT 横断面上进行一些测量，从而指导治疗决策，包括髌骨倾斜角度和胫骨结节-

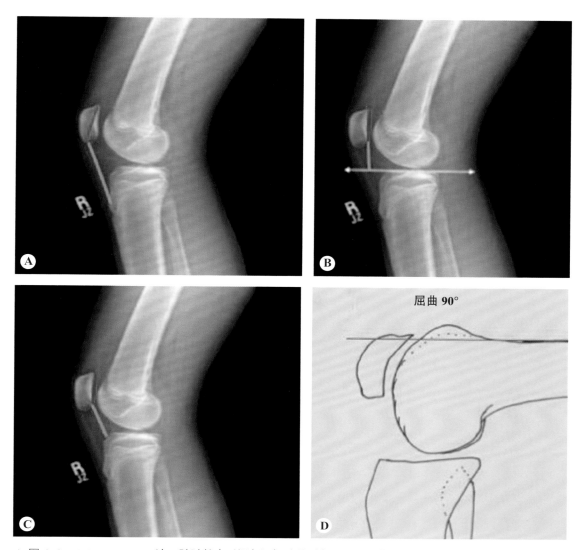

▲ 图 4-2　**A. Insall-Salvati** 法，髌腱长度（绿色）与髌骨对角线长度（蓝色）的比值；**B. Blackburne-Peel** 法，髌骨下缘到胫骨平台的垂直距离（绿色）与髌骨关节面长度（蓝色）的比值；**C. Caton-Deschamps** 法，髌骨关节面远端与胫骨前上缘之间的距离（绿色）与髌骨关节面的长度（蓝色）的比值；**D. Labelle-Laurin** 法，若髌骨的最近端位于屈曲 **90°** 的侧位片上股骨腹侧皮质线（红色）的切线之上，则将髌骨定义为高位

股骨滑车值（TT-TG 值）。CT 检查还可以更清楚地识别骨质疏松或骨缺损。最后，可以在 CT 上进行股骨和胫骨之间角度的测量，这可以确定是否存在病理性旋转不良。

髌骨倾斜虽然最初是在轴位 X 线片上进行描述的[14]，但却是在 CT 横断面上进行测量的，即髌骨轴线和股骨后髁的切线之间的角度。80% 以上的髌骨不稳定患者该角度>20°[12]。

在评价伸肌远端附着点与滑车沟的关系时，可在 CT 横断面上测量 TT-TG 值。测量 TT-TG

值时，首先要叠加胫骨结节和滑车沟的横断面图像，TT-TG 值是沿着股骨后髁的切线，从滑车沟中心到胫骨结节中心的距离[15]（图 4-4）。TT-TG 值>15～20mm 提示髌骨不稳定[12]。

三、磁共振成像

虽然 CT 成像能提供骨性解剖的更多细节，但磁共振成像（MRI）提供了软组织和关节软骨的细节。MRI 可以评估关节软骨厚度、滑车软骨

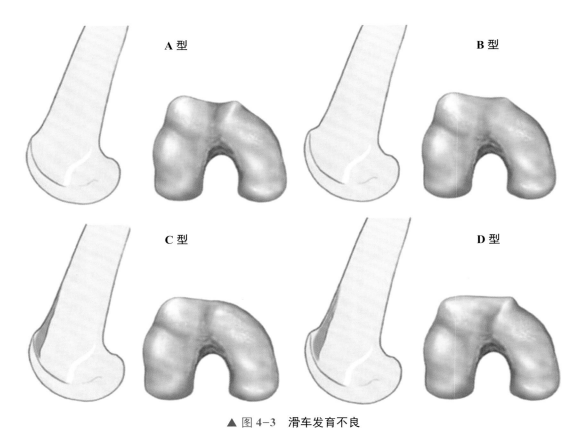

A 型　　　　　B 型

C 型　　　　　D 型

▲ 图 4-3　滑车发育不良

经许可转载，引自 Grelsamer, R; Dejour, D; Gould, J. The pathophysiology of Patellofemoral Arthritis. 2008 Clin Orthop N Am 39 (2008) 269-74.

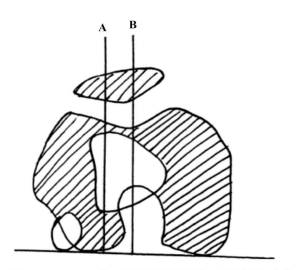

▲ 图 4-4　**TT-TG 值**：沿股骨后髁切线，从滑车沟中心到胫骨结节中心测得的距离

形态、软组织游离体，以及软组织结构（如内侧髌股韧带）的完整性[16]。在髌骨脱位中可以发现典型的特征性骨挫伤类型，包括股骨外侧髁和内

侧髌骨小关节的嵌塞[17]。

在急性髌骨脱位的情况下，可以评估内侧支持带和内侧髌股韧带的完整性，还可以识别损伤的位置（近端或远端），这有助于手术决策。已经发现 MRI 在识别内侧髌股韧带损伤方面的灵敏度为 85%，准确率为 70%[18]。

先前在 CT 成像进行的测量（如 TT-TG 值），已经被证明可以有效地在 MRI 上测量，从而减少辐射显露的风险[15]。

四、动态成像

成像技术的进步使得用动态 CT 对髌股轨迹进行更动态的评估成为可能。虽然评估动态成像的研究在增加，但在成像方案和成像捕获方面有很大的差异[3]。在一项研究中，结果倾向于显示轨迹模式的高度可变性[1]。有研究小组建立了与症状严重程度高度相关的 10 个类别的分级系统，但其中只有一个被标记为"正常轨迹"。最近一篇关于动态髌骨轨迹的综述得出结论："可能没有正常的模式[2]。"因此，对标准化方案的进一步研究可能会在未来提供更多的相关信息。

运动学 MRI 也被用于评估髌股轨迹和不稳定性，但由于该技术尚未广泛普及，结果和临床应用仍然有限。

参考文献

[1] Merchant AC, Mercer RL, Jacobsen RH, et al. Roentgenographic analysis of patellofemoral congruence. J Bone Joint Surg Am. 1974;56(7):1391-6.

[2] Merchant AC, Mercer RL, Jacobsen RH, Cool CR. Roentgenographic analysis of patellofemoral congruence. J Bone Jt Surg. 1974; 56(7):1391-6.

[3] Dejour H, Walch G, Nove-Josserand L, Guier C. Factors of patellar instability: an anatomic radiographic study. Knee Surg Sports Traumatol Arthrosc. 1994;2(1):19-26.

[4] Askenberger M, Janarv P, Finnbogason T, Arendt E. Morphology and anatomic patellar instability risk factors in first-time traumatic lateral patellar dislocations: a prospective magnetic resonance imaging study in skeletally immature children. Am J Sports Med. 2016;45(1):50-8.

[5] Insall J, Goldberg V, Salvati E. Recurrent dislocation and the high-riding patella. Clin Orthop Relat Res. 1972;88:67-9.

[6] Insall J, Salvati E. Patella position in the normal knee joint. Radiology. 1971;101(1):101-4.

[7] Blackburne JS, Peel TE. A new method of measuring patellar height. J Bone Joint Surg Br. 1977;59(2):241-2.

[8] Caton J, Deschamps G, Chambat P, et al. Patella infera. Apropos of 128 cases. Rev Chir Orthop Reparatrice Appar Mot. 1982;68(5):317-25.

[9] Labelle H, Laurin CA. Radiological investigation of normal and abnormal patellae. J Bone Joint Surg Br. 1975;57:530.

[10] Berg EE, Mason SL, Lucas MJ. Patellar height ratios. A comparison of four measurement methods. Am J Sports Med. 1996; 24(2):

218-21.

[11] Seil R, Muller B, Georg T, et al. Reliability and interobserver variability in radiological patellar height ratios. Knee Surg Sports Traumatol Arthrosc. 2000;8(4):231-6.

[12] Dejour H, Walch G, Nove-Josserand L, et al. Factors of patellar instability: an anatomic radiographic study. Knee Surg Sports Traumatol Arthrosc. 1994;2(1):19-26.

[13] Dejour H, Walch G, Nove-Josserand L, Guier C. Factors of patellar instability: an anatomic radiographic study. Knee Surg Sports Traumatol Arthrosc. 1994;2(1):12-26.

[14] Grelsamer R, Bazos A, Proctor C. Radiographic analysis of patellar tilt. J Bone Joint Surg Br. 1993;75(5):822-4.

[15] Schoettle P, Zanetti M, Seifert B, Pfirmann C, Fucentese S, Romero J. The tibial tuberosity-trochlear groove distance: a comparative study between CT and MRI scanning. Knee. 2006;13(1):26-31.

[16] Nomura E, Horiuchi Y, Inoue M. Correlation of MR imaging findings and open exploration of medial patellofemoral ligament injuries in acute patellar dislocations. Knee. 2002;9(2):139-43.

[17] Earhart C, Patel DB, White EA, Gottsegen CJ, Forrester DM, Matcuk GR Jr. Transient lateral patellar dislocation: review of imaging findings, patellofemoral anatomy, and treatment options. Emerg Radiol. 2013;20(1):11-23.

[18] Sanders TG, Morrison WB, Singleton BA, et al. Medial patellofemoral ligament injury following acute transient dislocation of the patella: MR findings with surgical correlation in 14 patients. J Comput Assist Tomogr. 2001;25(6):957-62.

第5章 髋股关节疾病的预防和康复原则

Principles of Prevention and Rehabilitation for the Patellofemoral Joint

Leonard Tiger Onsen　Jason L. Koh　著

丁　冉　译

　　髋股关节紊乱本身包含多种病理因素，从而导致膝前痛的发生。因为髋股关节解剖和生物力学的复杂性，使得髋股关节疾病无论从诊断还是治疗上都是独特的挑战。青少年和成年人群中各个专业领域都会经常受到膝前痛的困扰，因而它也是最常见的肌肉骨骼疾病[1-5]。这些疾病包括但不限于髌腱炎、髌骨不稳、髌骨软化症、髌骨轨迹不良、Sinding-Larsen-Johansson综合征，以及各种因过度使用或肌肉不平衡引起的关节紊乱。有的研究显示不同人群中髋股关节痛的发生率为25%，而另外的研究显示其发生率为15%~45%[6-8]。髋股关节疼痛最容易发生的人群主要是12—22岁运动活跃的年轻人。尽管如此，从运动活跃的年轻人到久坐不动的老年人都会出现髋股关节问题。髋股关节疼痛与多种危险因素相关，如活动量增加、女性、股四头肌肌力薄弱和腘绳肌僵硬[1, 9]。髋股关节疼痛会改变本体肌肉功能和生物力学，这进一步使得患者临床表现复杂化。当评估髋股关节疼痛时，我们有必要考虑到所有致病因素，这样才能给予患者恰当的诊断和治疗。这一章节的目的就是通过回顾髋股关节的康复原则，来更好地理解评估和治疗这些疾病。

一、解剖

　　灵活的髋股关节是导致髋股关节问题复杂化的原因。髌骨和股骨远端滑车结构是髋股关节主要的骨性解剖结构（图5-1）。髌骨位于膝关节支持带层，是人体最大的籽骨，用于连接伸膝装置的髌骨和股四头肌肌腱。髌骨关节面是一层厚厚的软骨，髌骨中间偏内侧有一道纵向竖脊，将其分为内外侧两个关节凹面，外侧关节面略大一些[11]。膝周动脉和胫返动脉构成了髌周动脉环，能够对髌骨提供充足的血供[12]。滑车沟是位于股骨远端内外髁之间的前方凹陷区域。正常滑车沟的深度一般>4mm，而滑车沟变浅往往和髋股关节疼痛相关[13, 14]。滑车沟的外侧面较内侧面更大更突出，这一结构和髌骨外侧关节面相匹配。

　　髋股关节的相关肌肉解剖主要包括股直肌、股内侧肌、股外侧肌及股中间肌组成的股四头肌。这组肌肉最重要的作用就是通过伸膝装置产生作用力，完成膝关节伸直，这也有助于维持髋股关节的动态稳定。股内斜肌（VMO）通过向近内侧提供作用力限制髌骨外移，它也是限制髌骨外侧移位的最主要动态限制结构[15]。复杂的韧带

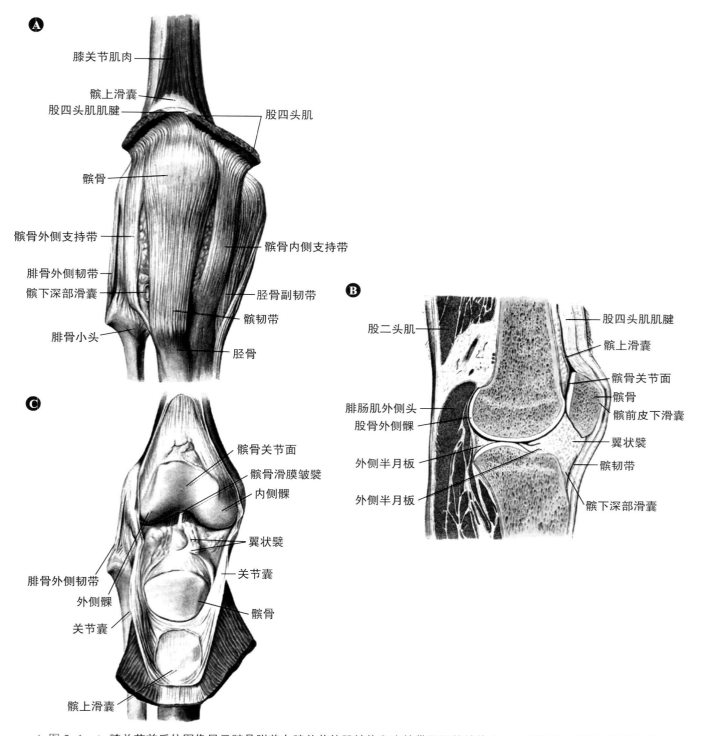

▲ 图 5-1　**A.** 膝关节前后位图像显示髌骨附着在膝关节伸肌结构和支持带平面的结构上；**B.** 侧位的矢状切面图像再次展示了髌股关节和伸膝装置；**C.** 具有伸膝装置的膝关节前后图像显示了股骨远端的滑车沟 [10]

和软组织结构也有助于髌股关节的稳定性。内侧结构包括支持带、内侧髌股韧带（MPFL）和内侧半月板韧带。图 5-2 显示了 MPFL 相对于其他膝内侧结构的位置。在屈膝 0°～30° 时，MPFL 能够起到限制髌骨外移 60% 的作用 [17]。外侧结构分为浅表结构和深层结构。浅层结构包括外侧

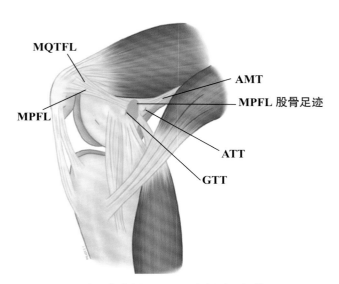

▲ 图 5-2　膝关节内侧图显示了内侧髌股韧带（MPFL）与其他结构的关系

MQTFL. 内侧股四头肌肌腱股韧带；MPFT. 内侧髌骨韧带；ATT. 内收肌结节；GTT. 股薄肌肌腱结节；AMT. 内收肌[16]

支持带，深层结构包括由髌胫韧带和上髁髌韧带组成的外侧横韧带。这些结构能够防止髌骨内侧移位，也是防止髌骨内移的次级稳定结构（见后文）。

二、生物力学

由于髌股关节周围具有多种骨性和软组织结构的特点，因此导致了髌股关节生物力学本身的固有复杂程度。股四头肌的作用力通过髌股关节最终实现了伸膝的目的。髌骨本身能够提高股四头肌伸膝的效率。髌骨增加了膝关节屈伸轴点的杠杆力臂，使股四头肌的力矩增大，在既定的收缩力情况下，起到了增强股四头肌肌力的作用[15]。髌骨的简化力线方向可以用 Q 角来描述。Q 角的定义就是髂前上棘到髌骨中心连线与髌骨中心到胫骨结节连线的夹角（图 5-3）。换言之，Q 角也可以理解为股四头肌和髌腱的夹角。因此，一旦股四头肌收缩，则会通过向上和侧方力量牵拉髌骨。这个理论便于我们理解为何下肢力线改变会影响髌股轨迹。女性正常 Q 角为 17°，而男性为 14°[19]。

当膝关节在休息时处于完全伸直位置，髌骨位于滑车的近端位置。在膝关节完全伸直时胫骨通过外旋与股骨进行更好地锁定，这也进一步强调了 Q 角的作用。在这种情况下股四头肌收缩会拉动髌骨向滑车近端和外侧移动。当膝关节屈曲时，髌骨向着股骨滑车的远端和内侧移动。当膝关节屈曲时，胫骨通过内旋与股骨解除锁定。通过减少 Q 角和髌骨侧方作用力，将有助于髌骨适应滑车轨迹。在髌骨与滑车啮合之前，MPFL 作为主要限制髌骨外移的结构，能够起到 60% 的作用[17, 20]。在膝关节屈曲 20°～30° 时，髌骨和滑车的啮合通过更多的骨性接触获得更好稳定性[21]。随着膝关节屈曲至 30°～60°，髌骨通过移动到滑车远端深部区域来增加更多的骨性接触和稳定性。此外，当膝关节屈曲时，髌周支持带、股四头肌和髌腱均能通过增加向后的作用力来进一步增加髌股接触压力和稳定性。图 5-4 展示了作用于髌骨上的向后作用力。

不同的动态和静态因素都会影响髌股轨迹和其生物力学。高位髌骨时需要更大的屈膝角度来完成髌骨和股骨的啮合。在髌骨与滑车进行啮合之前，这一段运动弧过程中髌骨稳定性主要依赖于韧带稳定性。髂胫束（iliotibial band，ITB）的

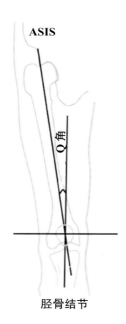

ASIS

Q角

胫骨结节

▲ 图 5-3　Q 角测量方法是从髂前上棘（ASIS）到髌骨中心连线与髌骨中心到胫骨结节连线的夹角[18]

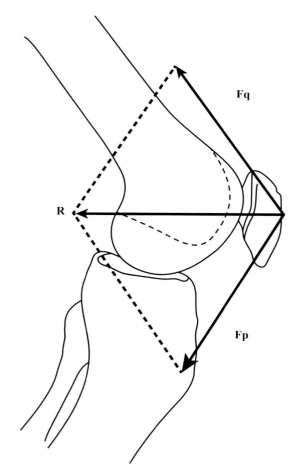

▲ 图 5-4　膝关节屈曲时作用于髌骨上的作用力。股四头肌（**Fq**）和髌腱（**Fp**）方向的作用力最终产生了一个对髌骨向后的作用力（**R**）[22]

变化也对髌骨轨迹产生动态的影响。当屈膝时，ITB 能够对髌骨外侧面产生向后的作用力。ITB 紧张也会导致髌股关节轨迹不良和疼痛。具体而言，当 ITB 紧张时，髌骨后方作用力增加会导致髌骨外侧倾斜，进而增加外侧接触应力和疼痛。随着膝关节由屈曲变为伸直时，腘绳肌紧张也会增加髌骨后方作用力导致膝前痛。髋关节肌肉也会对髌股关节生物力学产生动态影响[23]。正如 Powers 等所阐述的那样，在负重时，髋周肌肉能够影响股骨相对髌骨的运动，这一点尤为重要[24]。髋周外展肌和外旋肌肌力减弱会导致动态膝关节外翻[25]。当负重时，上述肌肉力量减弱会导致过度髋关节内旋和内收。既往研究显示，髋内收是动态膝外翻的主要致病因素[25]。图 5-5 显

示了从跳起到落地时动态膝外翻的表现。当从跳起到足部着地后，会发生膝关节向内移动、胫骨外展和足部旋前。这些会导致动态膝外翻[27]。这些动作会增加髌骨外侧拉力和接触应力，反过来改变了髌骨轨迹[28]。此外，因髋外旋肌肌力减弱导致的髋过度内旋会增加髌骨外侧拉力和导致髌股关节不良。股四头肌在髌股关节生物力学方面也起着重要的作用。其中的股内侧肌尤为重要。这部分肌肉能够对髌骨提供一个内侧作用力，起到旋转内侧髌骨作用，有助于改善髌股轨迹[29]。此外，VMO 减退会造成髌骨轨迹不佳，导致外侧关节面应力增加和疼痛。鉴于生物力学变化产生的影响，如何认识这些变化和制订解决问题的治疗方案是十分必要的。

三、膝关节评估

髌股关节疼痛的评估需要全面的病史和体格检查。通过询问病史，进一步确定患者主诉为疼痛、不稳定、机械症状或综合症状。采集病史时还要了解一些详细信息，如疾病诱因、症状持续时间，以及导致病情加重的运动或活动。通过患者的工作、运动、锻炼或其他日常活动来确定患者的活动水平也尤为重要。此外，能够通过病史判断目前运动水平是否出现了增加或减少。病史采集也应该包括既往膝关节受伤史和治疗史。同时也应该对内科病史进行详细采集记录，因为某些内科情况同样会对肌肉骨骼疾病产生影响。

对髌股关节疼痛进行全面彻底的查体也是同样重要的。常规应该从坐位、站立位和仰卧位膝关节的视诊开始查体，观察皮肤变化、肿胀、畸形和下肢大体力线。接下来进行仰卧位的触诊检查，对髌骨、支持带、胫骨结节和关节线等各个部位检查来定位疼痛的位置。当把髌骨向内外侧推移时，观察患者是否存在髌骨脱位的恐惧感或是存在一个比较稳定的活动范围。我们可以通过检查髋膝的主被动活动范围判断股四头肌或腘绳肌是否存在肌紧张。同理，在检查活动范围时我

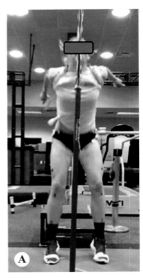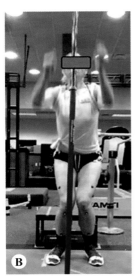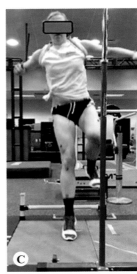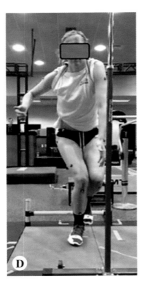

▲ 图 5-5　**A** 和 **B.** 一名运动员从双腿跳起落地并展示出双侧动态膝外翻；**C** 和 **D.** 一名运动员从单腿跳起落地并展示单侧动态膝外翻 [26]

们也可以观察髌骨轨迹；当髌骨轨迹异常时，膝关节由伸直到屈曲，髌骨外移超过股骨前外侧，运动轨迹形成反向的 J 字征。我们可以对横跨髌膝的主要肌群进行力量测试，通过 Beighton 评分评估整体韧带松弛度。此外，可以通过单腿深蹲进行测试核心力量。一般来说，应该对健侧和患侧均进行这些查体测试，可以通过双侧对比发现差异。一旦明确病因，最初始的治疗基本就是物理治疗。我们将在第 6 章介绍髌股关节疾病康复的总体原则。

四、康复原则

　　物理治疗仍是治疗髌股关节疾病的主要治疗方法，并且通常作为一线治疗。髌股关节康复的一般原则主要集中于选择性肌力增强、拉伸、本体感觉和功能性运动训练。这些训练的目的就是改善髌股关节的稳定性、轨迹和缓解疼痛。如何加强下肢髋膝关节周围的肌肉力量是关注的重点，尤其是对于那些伸膝力量减弱的膝前痛患者，这也是最直接的锻炼方式 [30]。股四头肌无力既可能是髌股关节疼痛的原因，也可能是髌股关节导致的结果。尽管研究显示伸膝肌肉的肌力增

强训练可以改善髌股关节疼痛，但和单独膝关节周围肌力训练相比，辅助髋周肌力强化训练可以更好地改善膝前疼痛和功能 [31, 32]。开链和闭链运动均可用于下肢肌肉增强训练。两种形式都可以得到不错的锻炼效果，因此推荐这两种形式的锻炼项目 [33, 34]。开链运动是指脚可以自由移动，在腿的远端添加重量或进行抗阻训练。进行开链运动时需要小心，因为它们可能会增加髌股关节接触力，这可能导致疼痛并影响这些患者的锻炼效果 [28]。开链运动常见动作包括直腿抬高、腘绳肌卷曲，以及髋关节外展、内收、伸展和屈曲。在闭链运动中，脚是固定在地面或机器平台上。深蹲、下蹲、弓步、压腿和骑自行车都是闭链运动的常见动作。图 5-6 中所示开链运动和闭链运动的常见动作。这些练习能够为肌肉提供等长收缩、向心收缩和离心收缩。在膝关节内旋位时练习这些动作能够进一步单独强化 VMO 这块肌肉以便更好地抵抗横向髌骨外移作用力 [35]。结合这些动作制订的锻炼方法能够增加肌肉力量，改善髌骨轨迹和减少疼痛。

　　在髌股关节疼痛康复方面，拉伸训练是关键步骤。拉伸通常与肌力增强锻炼和功能运动训练相结合，而非单独进行。膝关节屈肌、伸肌和髂

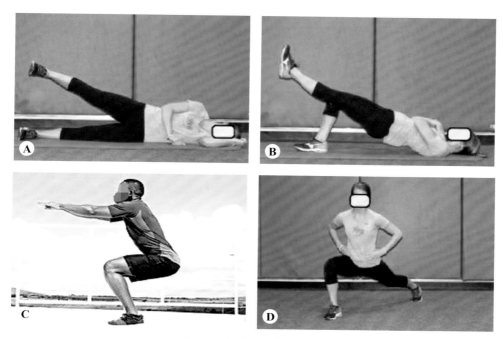

▲ 图 5-6　各种肌力强化练习演示
A 和 B. 开链运动，髋外展和单侧仰卧桥；C 和 D. 闭链运动，深蹲和向前弓步 [26]

胫束的柔韧性降低都与膝前痛相关 [36, 37]。与拉伸相结合的各种康复训练方法均能有效地缓解髌股关节疼痛 [38, 39]。与肌力增强训练相类似，拉伸更侧重于那些横跨髋膝关节周围的肌肉和软组织。我们可以在站立位、俯卧位和侧卧位时通过被动膝关节屈曲来进行股四头肌拉伸训练，也可以在站立或坐着时通过向前弯腰伸手触摸足趾来进行腘绳肌的拉伸。当然，如双腿交叉、腿部外展和跨栏伸展等调整动作也可以完成这些拉伸。我们可以在站立或坐着时进行髋关节内收进行髂胫束拉伸，或者通过膝关节向胸部内收进行拉伸。还有一种方法就是通过泡沫滚压方式对上述所有肌肉进行拉伸。下肢软组织紧张会导致髌股关节疼痛，而这些拉伸运动不单纯是为了帮助热身和放松，也有助于减少紧张软组织的张力。

髌股关节康复中的本体感觉可以通过神经肌肉训练来解决。核心肌肉力量降低会导致下肢稳定性变化和髌股关节疼痛 [40]。此外，在这些患者中姿势和平衡力也发生了变化 [41]。神经肌肉训练主要集中于力量、平衡和本体感觉这些项目 [42]。在肌力增强训练章节中讨论的训练方法再次用于神经肌肉训练，但是增加了一些调整。调整的目的就是通过调整锻炼者的动作获得更佳效果。这些调整提升了动作不佳时锻炼者的意识并且改善了他们的本体感觉。通过这种加强和强化的方式，使得它可以在日常生活中进行反复锻炼。通过这些运动可以改善下肢力线并最终减少疼痛，也会获得更多的核心肌肉激活。当进行阻力带深蹲时，锻炼者必须对抗髋内收和膝外翻的力量。这项运动也可以在不平的地面上进行训练，以便能增强本体感觉。其他的例子包括在各种表面进行单腿蹲和不平的地面进行弓步锻炼（图 5-7）。相比传统的肌力锻炼和拉伸方法，尽管这种方法相对比较新颖，但是这种神经肌肉训练还是显示出积极的结果。早期研究发现这种方法能有效改善疼痛、力量、功能和平衡 [43]。通过这种训练方法，锻炼者的力量和灵活性的不足在整体康复中均得到了改善，所以在髌股关节康复方面这是逐渐引入的一个不可或缺的重要部分。

功能性运动训练旨在解决与神经肌肉训练相同的问题，但它可以应用于每个锻炼者的体育锻炼或日常活动中。一旦从开始的肌力增强训练和

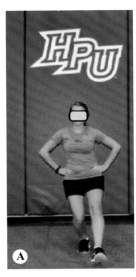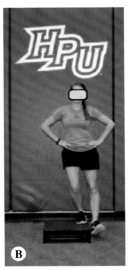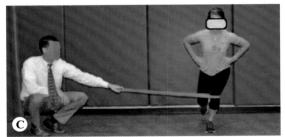

▲ 图 5-7　**A** 和 **B.** 一名运动员展示了在平地和凸起平台上进行单腿深蹲动作；**C.** 用内侧阻力带进行弓箭步训练，帮助运动员克服膝关节的不自然的膝外翻动作并保持合适的姿势 [26]

拉伸训练中取得了一定的成效，那么通常会在之后的康复计划中添加这项运动训练。通过各项运动观察每个锻炼者，并对他们的姿势和力学进行评估，然后针对性地改善实施的锻炼方法。通常情况下这些方案中的步态问题可以得到解决。既往研究显示因髋关节内收导致膝外翻进而可诱发髌股关节疼痛 [44]。前面描述的肌肉锻炼是为了增强合理的力学受力，与此类似，步态再训练也是通过在跑步时提供重定向和直接反馈来完成 [45]。这些锻炼再次强调适当的形式，所以可以在日常生活中重复这些活动，进而减少导致髌股关节疼痛的因素。除了物理治疗之外，还可以进行支具和肌内效贴布等支持性治疗。支具疗法主要侧重于提供内侧力量来改善髌股轨迹。部分研究发现这些支具可改善髌骨控制和本体感觉 [46, 47]。尽管如此，研究发现支具的临床结果好坏参半 [38, 48]。然而，一项研究表明支具治疗与运动治疗相结合可改善临床效果 [49]。与支具相类似，肌内效贴布疗法的目的是提供一定的力量以改善髌骨轨迹。现在主要有 McConnell 和 Kinesio 两种肌内效贴布疗法。在 McConnell 肌内效贴布疗法中，通过把胶布固定于膝和髌骨内侧，使得髌骨向内侧平移并保持在该位置 [50]。Kinesio 疗法涉及多种技术，目的就是通过缓解外侧张力、刺激 VMO 收缩，并提供内侧力改善髌骨轨迹 [51]。图 5-8 显示了不同的肌内效贴布技术。尽管这些疗法目标一致，但研究结果表明这些技术对疼痛的缓解、髌骨位置、本体感觉和 VMO 激活等作用不尽相同 [52]。总体而言，尚未发现支持疗法整体对髌股关节疼痛有显著改善；然而，它们的确提供了一种低风险的辅助治疗，可以帮助一部分患者缓解疼痛。

结论

髌股关节疼痛是最常见的肌肉骨骼系统问题。鉴于它的重要性，各个专业的医师都需要了解这个问题。我们应该深入了解其解剖学和生物力学，这一点对髌股关节疾病评估和治疗是至关重要的。物理治疗仍然是许多髌股关节疾病的一线治疗方法。康复治疗主要集中于强化下肢肌力训练、拉伸训练、神经肌肉训练和功能性运动训练（表 5-1）。这些目标是改善力学和髌骨轨迹来最终减轻疼痛。此外像支具和肌内效贴布等支持性治疗可能会提供一些缓解，但它们的功效在很大程度上还尚未证实。

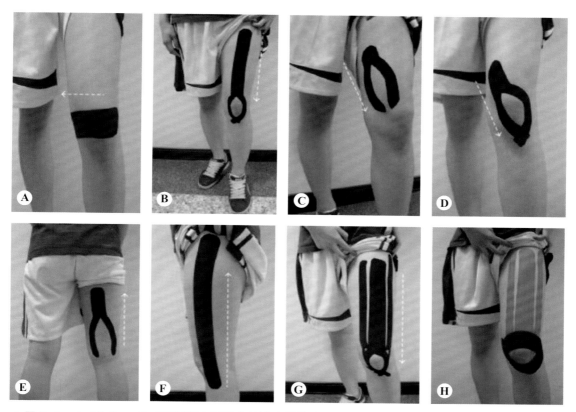

▲ 图 5-8　A. McConnell 式带髌骨内侧拉力的肌内效贴布；B 至 D. 髌骨和股四头肌的 Kinesio 肌内效贴布改善髌骨肌肉张力和本体感觉；E. Kinesio 肌内效贴布改善腘绳肌的张力；F. Kinesio 肌内效贴布改善髂胫束张力；G 和 H. 股四头肌的多条肌内效贴布包裹髌骨和增加张力提高其稳定性 [52]

表 5-1　康复原则

	目　标	举　例
肌力增强训练	改善股四头肌及髋周肌肉力量	深蹲、弓步、直腿抬高、髋关节外展和髋关节屈曲 / 伸直
拉伸训练	通过提高紧张结构的弹性来改善轨迹和降低关节面接触应力	膝关节被动屈曲、跨栏伸展、足趾触碰、膝关节检查和髋关节内收
本体感觉	提高核心力量、平衡、身体意识和控制运动时的力线	单腿深蹲，弹力带深蹲和在不平整的表面运动
功能性运动训练	改善日常生活或特殊体育运动中的形式或力学	步态训练
支持疗法	增加髌内侧受力改善髌股关节轨迹	支具和肌内效贴布

参考文献

[1] Boling M, Padua D, Marshall S, Guskiewicz K, Pyne S, Beutler A. Gender differences in the incidence and prevalence of patellofemoral pain syndrome. Scand J Med Sci Sports.

2010;20(5):725-30.

[2] Devereaux MD, Lachmann SM. Patello-femoral arthralgia in athletes attending a sports injury clinic. Br J Sports Med.

1984;18(1):18-21.

[3] Heino Brechter J, Powers CM. Patellofemoral stress during walking in persons with and without patellofemoral pain. Med Sci Sports Exerc. 2002;34(10):1582-93.

[4] Kannus P, Aho H, Järvinen M, Niittymäki S. Computerized recording of visits to an outpatient sports clinic. Am J Sports Med. 1987;15(1):79-85.

[5] Wood L, Muller S, Peat G. The epidemiology of patellofemoral disorders in adulthood: a review of routine general practice morbidity recording. Prim Health Care Res Dev. 2011;12(2):157-64.

[6] Roush JR, Curtis BR. Prevalence of anterior knee pain in 18-35 year-old females. Int J Sports Phys Ther. 2012;7(4):396-401.

[7] Smith BE, Selfe J, Thacker D, Hendrick P, Bateman M, Moffatt F, et al. Incidence and prevalence of patellofemoral pain: a systematic review and meta-analysis. PLoS One. 2018;13(1): e0190892.

[8] Callaghan M, Selfe J. Has the incidence or prevalence of patellofemoral pain in the general population in the United Kingdom been properly evaluated? Phys Ther Sport. 2007;8(1):37-43.

[9] Dutton RA, Khadavi MJ, Fredericson M. Patellofemoral pain. Phys Med Rehabil Clin N Am. 2016;27(1):31-52.

[10] Sobotta J. Atlas and text book of human anatomy. London: W.B. Saunders; 1909. p.183.

[11] Walsh W. Recurrent dislocation of the knee in the adult. In: Delee and Drez's orthopaedic sports medicine. Philadelphia: Saunders; 2003. p. 1710-49.

[12] Anatomy. Patellofemoral disorders. p. 19-28.

[13] Dejour H, Walch G, Nove-Josserand L, Guier C. Factors of patellar instability: an anatomic radiographic study. Knee Surg Sports Traumatol Arthrosc. 1994;2(1):19-26.

[14] Pfirrmann CW, Zanetti M, Romero J, Hodler J. Femoral trochlear dysplasia: MR findings. Radiology. 2000;216(3):858-64.

[15] Grelsamer RP, Proctor CS, Bazos AN. Evaluation of patellar shape in the sagittal plane. A clinical analysis. Am J Sports Med. 1994;22(1):61-6.

[16] Negrín R, Reyes NO, Iñiguez M, Gaggero N, Sandoval R, Jabes N, et al. Dynamic-anatomical reconstruction of medial patellofemoral ligament in open physis. Arthrosc Tech. 2020;9(7):e1027-32.

[17] Amis AA, Firer P, Mountney J, Senavongse W, Thomas NP. Anatomy and biomechanics of the medial patellofemoral ligament. Knee. 2003;10(3):215-20.

[18] Khasawneh RR, Allouh MZ, Abu-El-Rub E. Measurement of the quadriceps (Q) angle with respect to various body parameters in young Arab population. PLoS One. 2019;14(6):e0218387.

[19] Butler-Manuel PA, Justins D, Heatley FW. Sympathetically mediated anterior knee pain. Scintigraphy and anesthetic blockade in 19 patients. Acta Orthop Scand. 1992;63(1):90-3.

[20] Desio SM, Burks RT, Bachus KN. Soft tissue restraints to lateral patellar translation in the human knee. Am J Sports Med. 1998;26(1):59-65.

[21] Meira EP, Brumitt J. Influence of the hip on patients with patellofemoral pain syndrome: a systematic review. Sports Health. 2011;3(5):455-65.

[22] Loudon JK. Biomechanics and pathomechanics of the patellofemoral joint. Int J Sports Phys Ther. 2016;11(6):820-30.

[23] Andrish J. The biomechanics of patellofemoral stability. J Knee Surg. 2004;17(1):35-9.

[24] Powers CM, Ward SR, Fredericson M, Guillet M, Shellock FG. Patellofemoral kinematics during weight-bearing and non-weight-bearing knee extension in persons with lateral subluxation of the patella: a preliminary study. J Orthop Sports Phys Ther. 2003;33(11):677-85.

[25] Hollman JH, Ginos BE, Kozuchowski J, Vaughn AS, Krause DA, Youdas JW. Relationships between knee valgus, hip-muscle strength, and hip-muscle recruitment during a single-limb step-down. J Sport Rehabil. 2009;18(1):104-17.

[26] Ford KR, Nguyen AD, Dischiavi SL, Hegedus EJ, Zuk EF, Taylor JB. An evidence-based review of hip-focused neuromuscular exercise interventions to address dynamic lower extremity valgus. Open Access J Sports Med. 2015;6:291-303.

[27] Powers CM. The influence of abnormal hip mechanics on knee injury: a biomechanical perspective. J Orthop Sports Phys Ther. 2010;40(2):42-51.

[28] Huberti HH, Hayes WC. Patellofemoral contact pressures. The influence of q-angle and tendofemoral contact. J Bone Joint Surg Am. 1984;66(5):715-24.

[29] Wilson NA, Press JM, Koh JL, Hendrix RW, Zhang LQ. In vivo noninvasive evaluation of abnormal patellar tracking during squatting in patients with patellofemoral pain. J Bone Joint Surg Am. 2009;91(3):558-66.

[30] Werner S. An evaluation of knee extensor and knee flexor torques and EMGs in patients with patellofemoral pain syndrome in comparison with matched controls. Knee Surg Sports Traumatol Arthrosc. 1995;3(2):89-94.

[31] Lack S, Neal B, De Oliveira Silva D, Barton C. How to manage patellofemoral pain—understanding the multifactorial nature and treatment options. Phys Ther Sport. 2018;32:155-66.

[32] Alba-Martín P, Gallego-Izquierdo T, Plaza-Manzano G, Romero-Franco N, Núñez-Nagy S, Pecos-Martín D. Effectiveness of therapeutic physical exercise in the treatment of patellofemoral pain syndrome: a systematic review. J Phys Ther Sci. 2015; 27(7):2387-90.

[33] Witvrouw E, Danneels L, Van Tiggelen D, Willems TM, Cambier D. Open versus closed kinetic chain exercises in patellofemoral pain: a 5-year prospective randomized study. Am J Sports Med. 2004;32(5):1122-30.

[34] Werner S. Anterior knee pain: an update of physical therapy. Knee Surg Sports Traumatol Arthrosc. 2014;22(10):2286-94.

[35] Roush MB, Sevier TL, Wilson JK, Jenkinson DM, Helfst RH, Gehlsen GM, et al. Anterior knee pain: a clinical comparison of rehabilitation methods. Clin J Sport Med. 2000;10(1):22-8.

[36] Smith AD, Stroud L, McQueen C. Flexibility and anterior knee pain in adolescent elite figure skaters. J Pediatr Orthop. 1991;11(1):77-82.

[37] Doucette SA, Goble EM. The effect of exercise on patellar tracking in lateral patellar compression syndrome. Am J Sports Med. 1992;20(4):434-40.

[38] Saltychev M, Dutton RA, Laimi K, Beaupré GS, Virolainen P, Fredericson M. Effectiveness of conservative treatment for patellofemoral pain syndrome: a systematic review and meta-analysis. J Rehabil Med. 2018;50(5):393-401.

[39] Collins NJ, Barton CJ, van Middelkoop M, Callaghan MJ, Rathleff MS, Vicenzino BT, et al. 2018 consensusstatement on exercise therapy and physical interventions (orthoses, taping and manual therapy) to treat patellofemoral pain: recommendations from the 5th international patellofemoral pain research retreat, Gold Coast, Australia, 2017. Br J Sports Med. 2018;52(18):1170-8.

[40] Willson JD, Dougherty CP, Ireland ML, Davis IM. Core stability and its relationship to lower extremity function and injury. J Am Acad Orthop Surg. 2005;13(5):316-25.

[41] Capin JJ, Snyder-Mackler L. The current management of patients with patellofemoral pain from the physical therapist's perspective. Ann Jt. 2018;3:40.

[42] Rabelo ND, Lima B, Reis AC, Bley AS, Yi LC, Fukuda TY, et al. Neuromuscular training and muscle strengthening in patients with patellofemoral pain syndrome: a protocol of randomized controlled trial. BMC Musculoskelet Disord. 2014;15:157.

[43] Motealleh A, Mohamadi M, Moghadam MB, Nejati N, Arjang N, Ebrahimi N. Effects of core neuromuscular training on pain, balance, and functional performance in women with patellofemoral pain syndrome: a clinical trial. J Chiropr Med. 2019;18(1):9-18.

[44] Willy RW, Manal KT, Witvrouw EE, Davis IS. Are mechanics different between male and female runners with patellofemoral pain? Med Sci Sports Exerc. 2012;44(11):2165-71.

[45] Agresta C, Brown A. Gait retraining for injured and healthy runners using augmented feedback: a systematic literature review. J Orthop Sports Phys Ther. 2015;45(8):576-84.

[46] Thijs Y, Vingerhoets G, Pattyn E, Rombaut L, Witvrouw E. Does bracing influence brain activity during knee movement: an fMRI study. Knee Surg Sports Traumatol Arthrosc. 2010;18(8):1145-9.

[47] Worrell T, Ingersoll CD, Bockrath-Pugliese K, Minis P. Effect of patellar taping and bracing on patellar position as determined by MRI in patients with patellofemoral pain. J Athl Train. 1998;33(1):16-20.

[48] Lun VM, Wiley JP, Meeuwisse WH, Yanagawa TL. Effectiveness of patellar bracing for treatment of patellofemoral pain syndrome. Clin J Sport Med. 2005;15(4):235-40.

[49] Petersen W, Ellermann A, Rembitzki IV, Scheffler S, Herbort M, Brüggemann GP, et al. Evaluating the potential synergistic benefit of a realignment brace on patients receiving exercise therapy for patellofemoral pain syndrome: a randomized clinical trial. Arch Orthop Trauma Surg. 2016;136(7):975-82.

[50] Aminaka N, Gribble PA. Patellar taping, patellofemoral pain syndrome, lower extremity kinematics, and dynamic postural control. J Athl Train. 2008;43(1):21-8.

[51] Akbaş E, Atay AO, Yüksel I. The effects of additional kinesio taping over exercise in the treatment of patellofemoral pain syndrome. Acta Orthop Traumatol Turc. 2011;45(5):335-41.

[52] Chang WD, Chen FC, Lee CL, Lin HY, Lai PT. Effects of Kinesio taping versus McConnell taping for patellofemoral pain syndrome: a systematic review and meta-analysis. Evid Based Complement Alternat Med. 2015;2015:471208.

第6章 骨软骨病变

Newest Surgical Treatments for Patellofemoral Osteochondral Lesions

Ignacio Dallo Alberto Gobbi 著

马金辉 译

关节软骨的内在愈合潜力有限，原因在于存在一些特殊和未分化的低有丝分裂活性细胞，同时缺乏促进组织修复的血管。因此，关节软骨一旦出现损伤，有必要进行外科干预使关节软骨修复的机会最大化。一种好的软骨修复技术可以带来良好的长期功能，同时能够避免将来引起骨关节炎的软骨退变[1]。

软骨或骨软骨病变常在膝关节镜检查中发现。在一项对 1000 例接受关节镜检查的患者的研究中，骨软骨缺损的发生率为 61%，而其中 17% 位于髌股关节（PFJ）（11% 在髌骨，6% 在滑车）[2]。一项对波兰登记注册中心的回顾性研究发现，接受膝关节镜检查的患者中，超过 50% 的患者存在软骨缺损，5.2% 的患者存在 Outerbridge Ⅲ级或Ⅳ级病变。在这些患者当中，有 37.5% 仅出现在髌骨[3]。Curl 等在一篇对 31 516 例膝关节镜的综述中发现，在 19 000 例患者中有 >53 000 例有透明软骨病变；其中大多数病变为髌骨的Ⅲ级缺损[4]。

目前，已经有多种促进关节软骨再生的外科技术。其中，两步方法，如自体软骨细胞移植（autologous chondrocyte implantation，ACI）和基质诱导的自体软骨细胞移植（matrix-induced autologous chondrocyte implantation，MACI）已被证明有良好的效果，促进新的透明软骨组织的形成[5-7]。而其他技术，如微骨折，导致纤维软骨形成和持久性较差的修复[8]。基于细胞的一步手术是一种很有吸引力的治疗选择，因为它可以节省成本，而且患者只需要进行一次手术。

来自骨髓穿刺液（bone marrow aspiration concentrate，BMAC）的多能干细胞联合生物支架在长期随访中显示出了与 ACI 一样的优良的临床效果[9-11]。

本章描述了最新的手术方法，这些方法可用于治疗各种年龄段和各种大小髌股关节间室病变患者的膝关节软骨损伤。通过联合骨性和（或）软组织手术来优化 PFJ 的生物力学使软骨修复或再生结果最大化。

一、两步技术（ACI-MACI）

组织学研究显示 ACI 技术可以诱导产生Ⅱ型胶原样透明软骨[12]。当股骨病变预后可接受时，髌骨病变预后一般较差[13]。然而，在这项研究中，力线异常并没有被解决。当骨骼力线和其他并发症被同时或分期纠正时，不同作者显示的结果与膝关节股骨病变的预后相似[14-16]。然而，该技术的复杂性明显，需要牺牲骨膜组织，软骨细胞液的分布不确定，以及引发骨膜斑块肥大和关节纤维化等并发症，这些问题促使科学团队开发第二代 ACI 技术[6, 17]。

当采用恰当的联合手段时，基质诱导的自体软骨细胞移植（MACI）治疗髌股骨软骨病变的研究结果显示出与胫股关节位置相似的结果[18]。Filardo 等报道了 MACI 治疗髌骨和滑车病变的结果差异[19]。一些研究表明，针对 PFJ，MACI 比 ACI 效果更好[20, 21]。

然而，本质上它仍然是一个两步方法，包括关节镜活检和随后的培养的软骨细胞移植。除了供体部位的病损、两次手术的风险，以及所能获得的软骨数量有限之外，手术、支架和体外培养的总成本仍然是这项技术的主要局限性[22, 23]。

二、一步技术

（一）基于细胞的支架移植（HA-BMAC）

软骨修复技术的发展导致了新的支架的发展，这种支架允许细胞增殖，但并没有避免软骨细胞的获取和培养。一步操作可以避免两步操作的烦琐，使手术成本降低 5 倍。骨髓穿刺液（BMAC）含有骨髓间充质干细胞（bone marrow stem cell，BMSC）和生长因子，由于其向软骨的分化潜力，是软骨修复和再生的一个有希望的选择[24-27]。骨髓间充质干细胞（BMSC）与非交织支架——HYAFF 11 相互作用，该支架在静态培养条件下支持细胞黏附、迁移和增殖的细胞外基质成分的合成[28-30]。Nejadnik 等比较了第一代 ACI 技术治疗的患者和自体骨髓间充质干细胞治疗患者的临床结果。结论是骨髓间充质干细胞在关节软骨修复方面与软骨细胞移植一样有效[31]。在本中心，我们比较了使用基质诱导的自体软骨细胞移植（MACI）和使用 BMSC 联合相同支架治疗的患者。在 3 年的随访中，我们没有发现两组之间有任何显著的统计差异，从而得出结论，这些技术都是可行和有效的[32]。许多临床研究表明，基于透明质酸的支架结合活化的骨髓穿刺液（HA-BMAC）技术是治疗膝关节全层软骨病变的一种有价值的方法[33]。从轻微损伤到 22cm² 的显著缺损的不同软骨损伤都可以被治疗[34]。HA-BMAC 技术已被证明对 45 岁以上的患者有效。

（二）HA-BMAC 技术

在全身麻醉下进行整个手术操作。患者仰卧位进行标准膝关节镜手术。准备同侧髂骨并显露用于骨髓穿刺。在麻醉下检查膝关节以识别伴随症状，在手术过程中的同时予以处理。所有软骨病变在关节镜检查时都可以被识别。在手术过程中，有必要选择是通过关节镜手术还是关节切开术。关节镜下干预只有病变在关节范围内可以完全看到并且可以使用器械到达时才有可能，如果关节镜无法处理，那么就需要行关节切开处理。彻底切除松散的软骨组织是有必要的，这样可以确保病变边缘垂直于软骨下平面。覆盖在软骨下骨上的钙化的软骨层需要被移除，注意不要侵犯软骨下骨板（图 6-1）。

在软骨病变处理好后开始准备骨髓穿刺液。使用专用的穿刺抽吸试剂盒从同侧髂骨上取 60ml 的骨髓穿刺液。将穿刺液用商业用离心机进行离心，以获得浓缩的骨髓（Angel, Cytomedix, Gaithersburg, MD）。测量好病变的尺寸，以便根据模板从 3D 透明质酸基支架（hyalofast, Anika Therapeutics, Srl, Abano Terme, Italy）中准备匹配的植入物（图 6-2）。在植入支架之前也可以先切割一个铝箔模型以检查是否匹配病变大小，然后根据铝箔模型的大小来切割支架（图 6-3）。当支架准备好后，用巴曲酶激活 BMAC（Plateltex Act, Plateltex SRO, Bratislava, Slovakia）。激活过程是 BMAC 形成血块所必需的，然后将血块应用到准备好的支架上，该支架包含黏性植入物，易于应用到病变部位。

根据选择的方法，将事先准备好的 HA-BMAC 植入病变部位。如果选择开放手术，外科医生应把 HA-BMAC 直接应用到病变部位（图 6-4）。如有需要，可添加纤维凝胶以进一步固

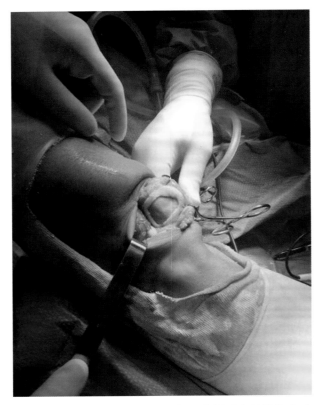

▲ 图 6-1　准备好髌骨软骨缺损，获得垂直的边缘和病变周围的边界，使病变可以垂直软骨下骨

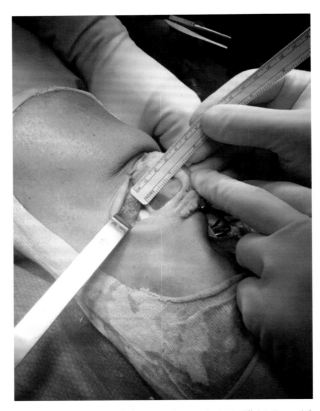

▲ 图 6-2　测量好病变的尺寸，以便根据模板从 3D 透明质酸基支架（hyalofast, Anika Therapeutics, Srl, Abano Terme, Italy）中准备匹配的植入物

定移植物。然后屈伸膝关节来检查移植物的稳定性。如果外科医生选择关节镜操作，关节腔液体需完全引流，引流后应在关节镜下检查病变，确保周缘稳定。使用一个抓器使支架通过一个无阀的工作通道进入关节，轻轻地将植入物放置在软骨缺损处。可以用钩子将支架压配入病变部位。这种技术的关键在于检查植入物的稳定性。在关节镜下观察支架的同时反复活动关节几次。如有需要，可添加纤维凝胶以进一步固定移植物。缝合工作通道，无须放置引流管[26, 35]。

（三）基于同种异体细胞的支架移植（DeNovo-Cartiform-BioCartilage-IMPACT）

DeNovo NT 天然组织移植（Zimmer Biomet）是一种现成的人体组织同种异体移植物，由青年的透明软骨和活的软骨细胞组成，显示出具有前景的初步结果。与成人软骨细胞相比，未成熟软

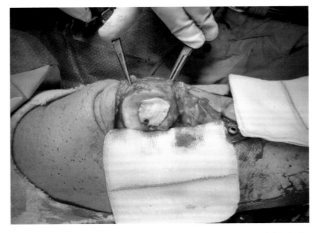

▲ 图 6-3　根据模板模型的尺寸，将透明质酸基支架（Hyalofast, Anika Therapeutics, Srl, Abano Terme, Italy）置于病变部位

骨细胞具有增加代谢和增殖的活性，并且在一步手术操作中能够修复关节软骨损伤[36]。一项研究表明，在＞2 年的随访期内，MRI 评分和临床结

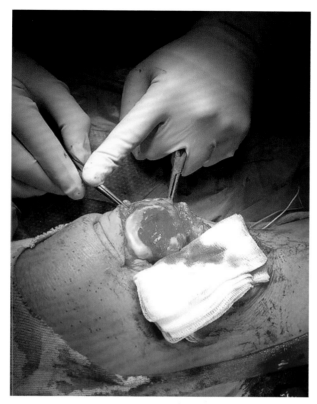

▲ 图 6-4　然后将制备好的 BMAC 放置在透明支架上。几分钟后，激活的 BMAC 被支架吸收，形成一个黏性的植入物，易于应用到病变上

经许可转载，引自意大利米兰的 O. A. S. I. 戈比 NPO 生物研究基金会

果都有显著改善[37]。最近的一项研究表明，病变在 6 个月、12 个月和 24 个月时分别愈合为 82%、85% 和 75%[38]。一项髌股关节软骨病变的临床研究显示，在 8 个月时膝关节损伤与骨关节炎评分（knee injury and osteoarthritis outcome score，KOOS）明显改善[39]。一项前瞻性的临床试验显示，在 2 年的随访中，影像学表现、组织学和临床评分均有改善[40]。然而，仍然需要随机对照试验和长期随访的数据。

Cartiform（Osiris Therapeutics, Inc）是一种低温保存的有活力的同种异体软骨移植物。目前，在 2cm² 范围内可以用来治疗较小的病变。其主要优点是细胞在 2 年后仍可存活，存活率高达 70%[41]。这可以使手术方便和择期安排手术，而不是习惯的去等待新鲜的、储存的移植物。这

种技术的临床资料很少，只发表了一个病例报告[42]。BioCartilage（Arthrex, Naples, FL）是一种新产品，含有脱水微粉化的同种异体软骨支架，其中植入了富血小板血浆和纤维凝胶，用来添加到微骨折处理后的缺损上，可用于髌骨和滑车的小病变。短期或长期结果的临床研究有限[43, 44]。

IMPACT（D. Saris team, Utrecht）是另一种有潜力的一步化基于细胞的软骨再生技术[45]。通过这种方法，作者以标准方式准备软骨缺损。然后软骨被部分分解，以分离软骨和细胞外基质。然后将这些细胞与精确比例的同种异体间充质干细胞结合。纳入 35 例患者的首次研究结果显示，短期临床、MRI 和组织学结果良好。作者得出结论，同种异体间充质干细胞可以作为一种安全的细胞来源，在临床应用中通过旁分泌机制和细胞间通讯增强和促进组织再生[46]。

（四）无细胞支架（MaioRegen）

发展无细胞支架的目的是促进和诱导组织再生。到目前为止，软骨病变的临床研究较少。MaioRegen（Fin-Ceramica Faenza SpA, Faenza, Italy）是一种纳米结构的 3 层仿生支架，具有多孔复合结构。设备模拟整个骨软骨结构，具有光滑表面的软骨样 I 型软骨胶原表层，由 I 型胶原蛋白和羟基磷灰石组成的像潮线样中间层，以及底层由 I 型胶原蛋白和羟基磷灰石组成的矿化混合物。仅有两项临床研究使用 MaioRegen 支架治疗髌股关节软骨病变，显示了良好的临床和 MRI 结果。Kon 等在 5 年的随访中治疗了 11 例髌骨和 7 例滑车病变[47]。Berruto 等在 2 年的随访中从 49 个膝关节队列中仅报告了 1 例滑车沟病变[48]。

（五）无支架组织工程结构（TEC）

组织工程构建（tissue engineered construct，TEC）技术是一种通过滑膜间充质干细胞单细胞培养方法制成的自体 3D 生物结构。TEC 含有细胞合成的细胞外基质，由纤维胶原（I～Ⅲ型）

组成。由于软骨上存在纤维粘连蛋白和玻璃体粘连蛋白等粘连分子，该结构柔韧，与正常软骨高度黏附。Shimomura 等[49]发表了首个在 5 例患者中进行的"早期概念验证"试验，其中 1 例患者病变在滑车沟中。他们指出所有患者的临床和形态学结果都是良好的，在 2 年的随访中没有任何明显的不良事件。

三、伴随的外科技术

应进行诊断性关节镜检查以评估软骨表面、髌骨轨迹和胫股韧带的稳定性。应检查对侧肢体，并与患病肢体进行比较。需要对异常的生物力学因素进行评估以进行校正，以优化髌股关节骨软骨病变的治疗。软组织稳定手术（MPFL、MPTL 重建）可用于髌骨不稳定。对于力线不良和位于远端、外侧的髌骨或存在滑车软骨病变的患者，需要行胫骨结节（tibial tuberosity，TT）的前内侧化（antero-medialization，AMZ）手术。滑车成形术适用于晚期滑车发育不良无合并明显软骨病变的患者[50]。

HA-BMAC 技术的关键手术要点
- 完全显露髌股关节软骨损伤是关键
- 根据需要使用牵引方法可提供一个舒适的工作空间
- 用铝箔模板测量制备的软骨缺损
- 将基于 HA 的支架置于两侧软骨下骨上
- 应用纤维凝胶增加移植物的稳定性
- 仅在需要对缺损的完整性进行评价的患者进行所有的关节镜操作
- 在关节镜直视下旋转膝关节以确定缺损面上的移植物位置
- 关节内无须放置引流管

HA-BMAC 手术的禁忌证
- 患者年龄较大（＞60 岁）
- 肥胖（BMI＞30kg/m²）
- 严重的三间室骨关节炎（ICRS 4 级）

（续框）
- – 未治疗的力线不良（内翻/外翻＞5°）或膝关节不稳的患者
- – 多次关节内激素注射
- 髋关节疾病引起的步态异常
- 风湿性疾病、Bechterew 综合征、软骨钙化和痛风

ICRS. 国际软骨修复协会软骨损伤分级

PFJ 软骨损伤的临床重要注意事项
- 应观察无症状的骨软骨病变，但不要过度治疗
- 识别和处理髌股关节不稳定、力线不良、半月板和韧带损伤，为软骨修复提供一个最佳的修复环境
- 应根据患者的目标、病变特征和外科医生的偏好，制订个性化治疗方法
- 同期 HA-BMAC 技术是一种持久的和成本效益好的软骨修复技术

四、关键要点

- 根据患者的期望和外科医生的偏好制订个性化的治疗方法是至关重要的。
- 病理背景因素，如力线不良、半月板缺损或韧带松弛，必须加以处理，以提供软骨修复的最佳环境。
- 同期软骨修复省去了两步手术，从而降低了患者的成本和发病率。
- HA-BMAC 技术在小或大的病变、单个或多个损伤、各种间室内的长期随访中显示了优良的临床结果。
- 在年轻的患者中，结果可能相对更加成功。
- 我们需要基于生物学和影像学的生物标志物来检测关节的炎症和退变环境对软骨修复进行进一步的研究（表 6-1），从而更好地预估生存率和成功率。

五、相关资源及网址

[1] ICRS International Cartilage Regeneration

表 6-1　临床报告：髌股关节软骨修复的研究

作者，年	治　疗	数量（n）	年龄（岁）	随访时间（年）	结　果
Gomol 等，2014	ACI	110	33	4	优良的临床结果
Kon 等，2014	MioRegen	18	34.9	5	显著改善的临床和 MRI 结果
Berruto 等，2014	MioRegen	1	39	2	显著改善的临床和 MRI 结果
de Windt 等，2017	IMPACT	6	30.8	1.5	显著改善的临床和 MRI 结果
Shimomura 等，2018	TEC	1	35	2	显著改善的临床和 MRI 结果
Gobbi 等，2019	HA-BMAC	23	48.5	8	优良的临床结果

& Joint Preservation Society: https://cartilage.org

[2] O.A.S.I Bioresearch Foundation: https:// kneecartilagedoctor.com/about/ dr–alberto–gobbi/

[3] Patellofemoral Foundation: https:// www. patellofemoral.org

[4] Patellofemoral Study Group: https:// ipsg.org

参考文献

[1] Mankin HJ. The response of articular cartilage to mechanical injury. J Bone Joint Surg Am. 1982;64(3):460-6.

[2] Hjelle K, et al. Articular cartilage defects in 1,000 knee arthroscopies. Arthroscopy. 2002;18(7):730-4.

[3] Widuchowski W, Widuchowski J, Trzaska T. Articular cartilage defects: study of 25,124 knee arthroscopies. Knee. 2007;14(3): 177-82.

[4] Curl WW, et al. Cartilage injuries: a review of 31,516 knee arthroscopies. Arthroscopy. 1997;13(4):456-60.

[5] Gobbi A, et al. Patellofemoral full-thickness chondral defects treated with Hyalograft-C: a clinical, arthroscopic, and histologic review. Am J Sports Med. 2006;34(11):1763-73.

[6] Kon E, et al. Arthroscopic second-generation autologous chondrocyte implantation compared with microfracture for chondral lesions of the knee: prospective nonrandomized study at 5 years. Am J Sports Med. 2009;37(1):33-41.

[7] Battaglia M, et al. Validity of T2 mapping in characterization of the regeneration tissue by bone marrow derived cell transplantation in osteochondral lesions of the ankle. Eur J Radiol. 2011;80(2):e132-9.

[8] Gobbi A, Karnatzikos G, Kumar A. Long-term results after microfracture treatment for full-thickness knee chondral lesions in athletes. Knee Surg Sports Traumatol Arthrosc. 2014; 22(9):1986-96.

[9] Gobbi A, Whyte GP. One-stage cartilage repair using a hyaluronic acid-based scaffold with activated bone marrow-derived mesenchymal stem cells compared with microfracture: five-year follow-up. Am J Sports Med. 2016;44(11):2846-54.

[10] Gobbi A, et al. One-step surgery with multipotent stem cells and Hyaluronan-based scaffold for the treatment of full-thickness chondral defects of the knee in patients older than 45 years. Knee Surg Sports Traumatol Arthrosc. 2017;25(8):2494-501.

[11] Gobbi A, Whyte GP. Long-term clinical outcomes of one-stage cartilage repair in the knee with hyaluronic acid-based scaffold embedded with mesenchymal stem cells sourced from bone marrow aspirate concentrate. Am J Sports Med. 2019;47(7):1621-8.

[12] Brittberg M, et al. Rabbit articular cartilage defects treated with autologous cultured chondrocytes. Clin Orthop Relat Res. 1996;326:270-83.

[13] Brittberg M, et al. Treatment of deep cartilage defects in the knee with autologous chondrocyte transplantation. N Engl J Med. 1994;331(14):889-95.

[14] Vasiliadis HS, et al. Malalignment and cartilage lesions in the patellofemoral joint treated with autologous chondrocyte implantation. Knee Surg Sports Traumatol Arthrosc. 2011; 19(3):452-7.

[15] Gillogly SD, Arnold RM. Autologous chondrocyte implantation and anteromedialization for isolated patellar articular cartilage lesions: 5-to 11-year follow-up. Am J Sports Med. 2014; 42(4): 912-20.

[16] Gomoll AH, et al. Autologous chondrocyte implantation in the patella: a multicenter experience. Am J Sports Med. 2014;42(5):1074-81.

[17] Peterson L, et al. Autologous chondrocyte transplantation. Biomechanics and long-term durability. Am J Sports Med. 2002;30(1):2-12.

[18] Ebert JR, et al. A comparison of 2-year outcomes in patients

undergoing tibiofemoral or patellofemoral matrix-induced autologous chondrocyte implantation. Am J Sports Med. 2017;45(14):3243-53.

[19] Filardo G, et al. Treatment of "patellofemoral" cartilage lesions with matrix-assisted autologous chondrocyte transplantation: a comparison of patellar and trochlear lesions. Am J Sports Med. 2014;42(3):626-34.

[20] Macmull S, et al. The role of autologous chondrocyte implantation in the treatment of symptomatic chondromalacia patellae. Int Orthop. 2012;36(7):1371-7.

[21] Nawaz SZ, et al. Autologous chondrocyte implantation in the knee: mid-term to long-term results. J Bone Joint Surg Am. 2014;96(10):824-30.

[22] Henderson I, et al. Autologous chondrocyte implantation for treatment of focal chondral defects of the knee--a clinical, arthroscopic, MRI and histologic evaluation at 2 years. Knee. 2005;12(3):209-16.

[23] Minas T, Peterson L. Advanced techniques in autologous chondrocyte transplantation. Clin Sports Med. 1999;18(1):13-44. v-vi

[24] Caplan AI. Review: mesenchymal stem cells: cell-based reconstructive therapy in orthopedics. Tissue Eng. 2005;11(7-8):1198-211.

[25] Caplan AI. Mesenchymal stem cells: the past, the present, the future. Cartilage. 2010;1(1):6-9.

[26] Dimarino AM, Caplan AI, Bonfield TL. Mesenchymal stem cells in tissue repair. Front Immunol. 2013;4:201.

[27] Huselstein C, Li Y, He X. Mesenchymal stem cells for cartilage engineering. Biomed Mater Eng. 2012;22(1-3):69-80.

[28] Pasquinelli G, et al. Mesenchymal stem cell interaction with a non-woven hyaluronan-based scaffold suitable for tissue repair. J Anat. 2008;213(5):520-30.

[29] Lisignoli G, et al. Chondrogenic differentiation of murine and human mesenchymal stromal cells in a hyaluronic acid scaffold: differences in gene expression and cell morphology. J Biomed Mater Res A. 2006;77(3):497-506.

[30] Facchini A, et al. Human chondrocytes and mesenchymal stem cells grown onto engineered scaffold. Biorheology. 2006;43:471-80.

[31] Nejadnik H, et al. Autologous bone marrow-derived mesenchymal stem cells versus autologous chondrocyte implantation: an observational cohort study. Am J Sports Med. 2010;38(6):1110-6.

[32] Gobbi A, et al. Matrix-induced autologous chondrocyte implantation versus multipotent stem cells for the treatment of large patellofemoral chondral lesions: a nonrandomized prospective trial. Cartilage. 2015;6(2):82-97.

[33] Gobbi A, Karnatzikos G, Sankineani SR. One-step surgery with multipotent stem cells for the treatment of large full-thickness chondral defects of the knee. Am J Sports Med. 2014;42(3):648-57.

[34] Gobbi A, et al. One-step cartilage repair with bone marrow aspirate concentrated cells and collagen matrix in full-thickness knee cartilage lesions: results at 2-year follow-up. Cartilage. 2011;2(3):286-99.

[35] Whyte GP, Gobbi A, Sadlik B. Dry arthroscopic single-stage cartilage repair of the knee using a hyaluronic acid-based scaffold with activated bone marrow-derived mesenchymal stem cells. Arthrosc Tech. 2016;5(4):e913-8.

[36] Bonasia DE, et al. Cocultures of adult and juvenile chondrocytes compared with adult and juvenile chondral fragments: in vitro matrix production. Am J Sports Med. 2011;39(11):2355-61.

[37] Tompkins M, et al. Preliminary results of a novel single-stage cartilage restoration technique: particulated juvenile articular cartilage allograft for chondral defects of the patella. Arthroscopy. 2013;29(10):1661-70.

[38] Grawe B, et al. Cartilage regeneration in full-thickness patellar chondral defects treated with Particulated juvenile articular allograft cartilage: an MRI analysis. Cartilage. 2017;8(4):374-83.

[39] Buckwalter JA, et al. Clinical outcomes of patellar chondral lesions treated with juvenile particulated cartilage allografts. Iowa Orthop J. 2014;34:44-9.

[40] Farr J, et al. Clinical, radiographic, and histological outcomes after cartilage repair with Particulated juvenile articular cartilage: a 2-year prospective study. Am J Sports Med. 2014; 42(6):1417-25.

[41] Geraghty S, et al. A novel, cryopreserved, viable osteochondral allograft designed to augment marrow stimulation for articular cartilage repair. J Orthop Surg Res. 2015;10:66.

[42] Hoffman JK, Geraghty S, Protzman NM. Articular cartilage repair using marrow stimulation augmented with a viable chondral allograft: 9-month postoperative histological evaluation. Case Rep Orthop. 2015;2015:617365.

[43] Fortier LA, et al. BioCartilage improves cartilage repair compared with microfracture alone in an equine model of full-thickness cartilage loss. Am J Sports Med. 2016;44(9):2366-74.

[44] Wang KC, et al. Arthroscopic Management of Isolated Tibial Plateau Defect with microfracture and micronized allogeneic cartilage-platelet-rich plasma adjunct. Arthrosc Tech. 2017; 6(5):e1613-8.

[45] de Windt TS, et al. Early health economic modelling of single-stage cartilage repair. Guiding implementation of technologies in regenerative medicine. J Tissue Eng Regen Med. 2017; 11(10):2950-9.

[46] de Windt TS, et al. Allogeneic MSCs and recycled autologous Chondrons mixed in a one-stage cartilage cell transplantation: a first-in-man trial in 35 patients. Stem Cells. 2017;35(8):1984-93.

[47] Kon E, et al. Clinical results and MRI evolution of a nano-composite multilayered biomaterial for osteochondral regeneration at 5 years. Am J Sports Med. 2014;42(1):158-65.

[48] Berruto M, et al. Treatment of large knee osteochondral lesions with a biomimetic scaffold: results of a Multicenter study of 49 patients at 2-year follow-up. Am J Sports Med. 2014; 42(7):1607-17.

[49] Shimomura K, et al. First-in-human pilot study of implantation of a scaffold-free tissue-engineered construct generated from autologous synovial mesenchymal stem cells for repair of knee chondral lesions. Am J Sports Med. 2018;46(10):2384-93.

[50] Sherman SL, Thomas DM, Farr J II. Chondral and osteochondral lesions in the patellofemoral joint: when and how to manage. Ann Joint. 2018; https://doi.org/10.21037/aoj.2018.04.12.

第二篇　髌股关节不稳

Patellofemoral Instability: Case-Based Evaluation and Treatment

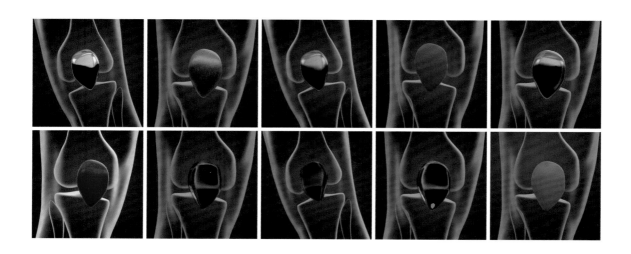

第 7 章　儿童期滑车发育不良

Patellofemoral Instability in the Pediatric Patient with Open Physes: A 11-Year-Old Girl with Trochlear Dysplasia

Alexandra H. Aitchison　Daniel W. Green　Jack Andrish　Marie Askenberger
Ryosuke Kuroda　Geraldo Schuck de Freitas　著
黄　诚　译

一、病例介绍

患者女性，11 岁，尚未月经初潮，左膝关节反复发生髌骨脱位。患者在过去的一年中有 3 次非外伤性脱位，最近一次发生在玩网球视频游戏时。在这之前她完成了两轮物理治疗，还佩戴了膝关节支具。患者是一名五年级学生，在俱乐部踢足球。无既往病史和手术史，但有家族史，其姐姐曾发生过一次髌骨脱位。

患者身高 155cm，体重 43kg，BMI 17.7kg/m^2。查体示双膝过伸 5°，屈曲 130°，无关节积液。双膝 J 字征阳性。左膝关节髌骨恐惧试验阳性，髌骨呈外侧半脱位且 MPFL 终点阻力较弱。伸膝位髌骨外推试验阳性，髌骨外移 3/4。对侧膝关节髌骨外推移动 2/4，终点明确且没有恐惧表现。其韧带松弛，Beighton 评分为 7 分，满分是 9 分（无膝关节反曲）。

第 3 次脱位后的 X 线检查（图 7-1 至图 7-3）显示高位髌骨，侧位片交叉征阳性。邻近左侧髌骨内侧面的软组织中有一小碎骨块，是髌骨外侧脱位造成的撕脱性骨折。双侧髌股关节的对位正常。站立位全长 X 线片显示生长板开放，没有病理性膝外翻或下肢不等长表现（图 7-4）。根据 Greulich 和 Pyle 的图谱，左手和手腕的 X 线片显示骨龄为 11 岁（图 7-5）。

2016 年 9 月 17 日的 MRI 影像学评估显示滑车发育不良，滑车沟角度为 142.5°（Dejour A 型），TT-TG 值增大到 21mm，表明髌骨轨迹异常（图 7-6）。髌骨内侧部分骨髓水肿，股骨外侧髁瘢痕形成，MPFL 髌骨止点撕裂，与近期髌骨脱位病史一致。外侧半月板体部的游离缘有轻微的磨损，但没有分离样撕裂。没有明显的关节软骨磨损表现。

二、主管医生的评估和治疗（Daniel Green）

由于复发性髌骨脱位、韧带松弛和骨骼不成熟，该患者适合用经小切口获取的自体腘绳肌肌腱，在骨骺上行 MPFL 双束重建。我们采用的是股薄肌肌腱或半腱肌肌腱双臂自体腘绳肌重建技术（图 7-7）。我们使用带线锚钉和浅孔穴，以避

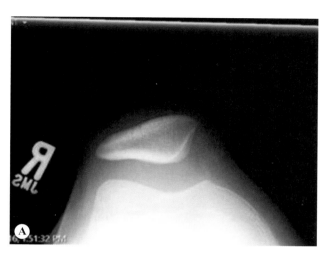
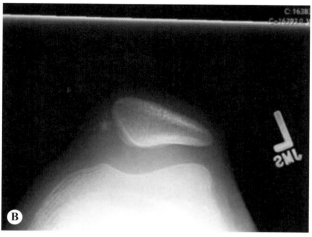

▲ 图 7-1　术前双侧膝关节轴位相

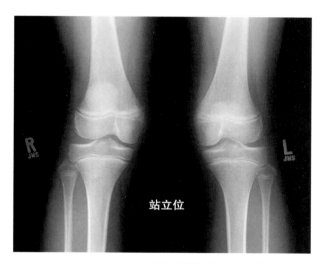

▲ 图 7-2　术前双侧膝关节前后位相

免增加与骨隧道相关的髌骨骨折（视频：https://www.ncbi.nlm.nih.gov/pmc/articles/ PMC3716230/bin/mmc1.mov）[1]。该技术需要建立一个股骨隧道，因此对骨骺未闭者须谨慎。术中透视引导和充分了解患者的解剖结构对于避免伤害股骨骨骺非常重要[2]。Nguyen 等通过一项尸体研究提出，在建立股骨隧道时，钻头应在矢状面和冠状面分别向远端和前方倾斜为 15°～20°，以避免损伤骨骺[3]。

Nelitz 等对 21 例骨骼尚未成熟的患者进行了自体股薄肌肌腱 MPFL 双臂重建（框 7-1 和框 7-2），研究发现所有患者都有良好的结果[4]。

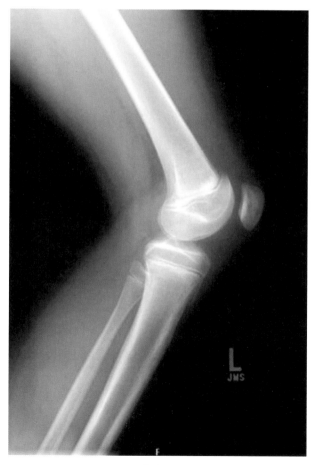

▲ 图 7-3　术前左侧膝关节侧位相

在平均 2.8 年的随访中，没有发生后续脱位，Kujala 评分也有明显改善。Ladenhauf 等也证明了在 41 例患者中使用自体腘绳肌双臂重建的良

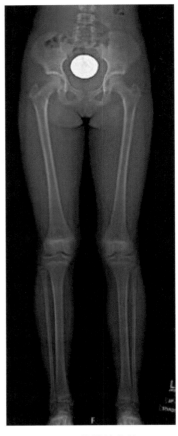

▲ 图 7-4　术前站立位 EOS

EOS. 负重位下肢全长 X 线片

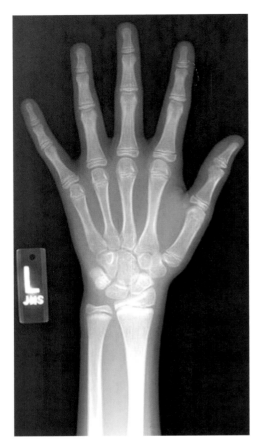

▲ 图 7-5　术前用于骨龄评估的左手腕关节正位相

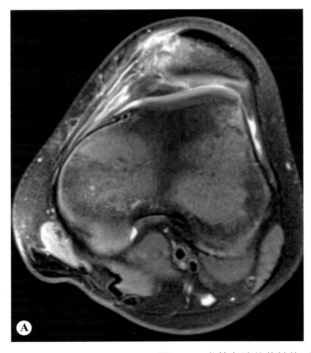

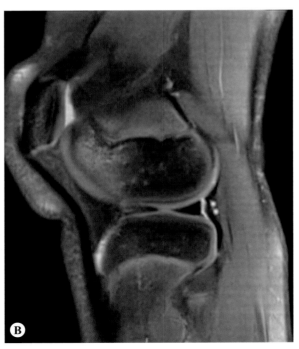

▲ 图 7-6　术前左膝关节轴位（A）和矢状位（B）磁共振图像

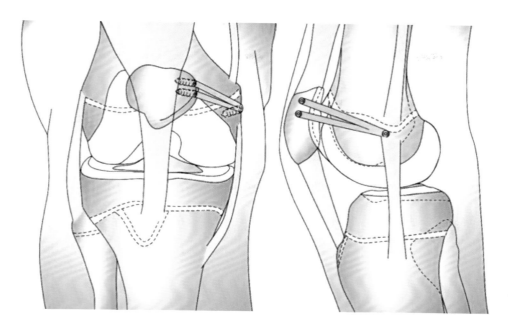

◀ 图 7-7　双臂游离腘绳肌肌腱移植物 MPFL 重建示意图

框 7-1　MPFL 重建 [1]

优点

- 移植体在股骨远端生长板下方进行解剖植入
- 不需要长的骨隧道
- 采用孔穴（aperture）固定，这可能比单纯用软组织固定更牢固
- 纵向生长对重建移植物的等长影响最小
- 腘绳肌肌腱比原来的 MPFL 强度更大，可以进行坚固的重建
- 可以采用相对较小的切口
- 允许早期关节活动和负重

缺点

- 在移植物最终固定之前，需要对移植物位置和长度进行精确评估
- 术中透视是必要的

框 7-2　治疗骨骼不成熟患者的髌股不稳定

- 女性在 14 岁，男性在 16 岁，股骨远端骨骺才会闭合
- 为了保护髌股关节，骨骼不成熟的髌股关节不稳定患者不应推迟 MPFL 重建直到骨骼成熟
- MPFL 重建也可以在骨软骨骨折固定的情况下安全进行
- MPFL 重建和植入物介导的生长可以同时进行，以解决可能导致不稳定的任何角度畸形

好结果，其中 23 例患者骨骼尚未成熟 [5]。据其所述的技术，自体腘绳肌肌腱的两端锚定在髌骨内侧上方浅的孔穴中。通过前后位和侧位透视引导，在骨骺远端小心地确定股骨孔穴位置。在平均 16 个月的随访中，没有患者出现后续脱位或生长受阻。

三、美国医生的评论与治疗建议（Jack Andrish）

（一）整体意见

青少年髌骨脱位可以有不同的分类方式。可以发生在轻微的损伤时，如非接触性的转体或跳跃（非创伤性），也可以在运动中因接触性损伤而发生（创伤性）；可以在出生时存在（先天性）或出生后获得（后天性）；可以是永久性脱位（固定性），或者随着膝关节的每一次屈伸运动而出现（习惯性）。这个患者代表了儿童和青少年髌骨不稳定最常见的临床表现，即非创伤性。而当我们遇到儿童非创伤性髌骨脱位时，大多数情况是因为解剖学上的变异引起髌骨脱位 [6]。这些病理结构包括滑车发育不良、高位髌骨、继发于 Q

角增大的髌股关节对位不良、胫骨结节－股骨滑车值增大、膝内翻或扭转异常［如股骨内侧扭转和（或）胫骨外侧扭转］。此外，还有一个危险因素是膝关节过伸。在儿童和青少年中，与复发性髌骨脱位有关的两种最常见的病理结构，第一是滑车发育不良；第二是高位髌骨。认识这些解剖学危险因素存在与否的重要性在于能够使医生更好地进行家庭指导，并在需要时规划出针对这些引起脱位的异常病理解剖的手术方案[7]。

我们在给这位患者做检查时，看到侧位 X 线片显示出阳性的"交叉征"，意味着某种程度的滑车发育不良。MRI 的轴位图像显示，滑车外侧面的倾斜度正常，但滑车沟很浅。此外，MRI 证实了内侧髌股韧带（MPFL）的破坏，它是限制髌骨外侧移动的主要软组织。它还证实了从髌骨轴位片上看到的髌骨内侧缘小的撕脱性骨折存在。侧位 X 线片和矢状位的 MRI 显示了正常的髌骨高度（没有高位髌骨），下肢全长 X 线片显示了正常的股骨－胫骨对位。体格检查表明膝关节过伸。

由于存在髌骨脱位复发的几个重要危险因素，笔者同意手术治疗的建议。生长板未闭确实限制了我们一些可能的手术选择。我们不能消除固有的关节过伸，但我们可以通过对她的内侧支持带（笔者选择的部分）进行修复／重叠缝合，用肌腱重建的方式增强自身的 MPFL，从而恢复撕裂的 MPFL 功能。自体半腱肌或股薄肌肌腱的使用将提供软组织约束，其强度是自身 MPFL 的 10 倍。然而，移植物的僵硬度也明显高于自身的 MPFL，这使得重建手术的技术熟练度非常关键，以避免过度约束和产生破坏性的髌股关节接触力。其他移植选择，如股四头肌肌腱，也表现出不错的效果。由于生长板是开放的，所以不能选择滑车成形术，但 MPFL 重建是一个重要的补偿，已经证明可以代偿轻度至中度滑车发育不良。

（二）治疗建议

对于不伴有滑车发育不良、关节过伸或先前

手术失败的复发性髌骨脱位的处理，笔者倾向于进行内侧支持带的重叠缝合手术，其中包括自身的 MPFL（图 7-8），但对于这个滑车发育不良和关节过伸的患者，笔者进行了腱性 MPFL 重建，自体移植物选择了半腱肌[8]。在髌骨和股骨侧有各种固定方法，钻较大的洞来进行髌骨固定是有问题的，因为这可能导致髌骨应力性骨折。在髌骨近半侧的内侧缘，用带线锚钉和（或）单纯软组织缝合与髌前和髌周筋膜固定是可靠的。对股骨侧的选择更具技术性。正如 Green 医生所指出的，如果选择孔穴固定技术，钻头的方向必须瞄向稍远和稍前方，以避免对股骨远端骨骺的可能损伤。其他用于骨骼尚不成熟患者，避免对股骨骨骺造成伤害的方法包括借助大收肌肌腱止点处的收肌结节，或者在股骨内上髁相邻的内侧副韧

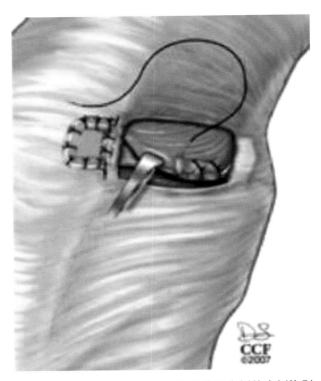

▲ 图 7-8　显露内侧支持带，从髌骨近半侧的内侧缘剥离出 2cm 长的表层和中间层，并将底层的关节囊向后反折。通过这样的做法，它与股内斜肌（VMO）肌腱的远端锐性分离。然后，通过在余下的内侧髌旁筋膜上的一个小纽扣样切口，将分离后包含自身 MPFL 的内侧支持带推进，重新拉紧，并固定在髌前筋膜上。然后，VMO 肌腱被推进到重新紧张的内侧支持带上

带浅层下或周围绕行（笔者的选择，图 7-9）。在任何情况下，重要的是我们要了解用于重建的肌腱张力模式，以避免过度约束，这可能导致韧带僵硬和（或）过多的髌股关节压力。例如，使用浅层内侧副韧带（medial collateral ligament，MCL）作为股骨锚的技术，导致移植物需要在伸膝时增加长度，而在屈曲时减小张力。从这个意义上说，这更像自身 MPFL 的应力模式，但它也可能导致在主动伸膝时出现医源性的髌骨内侧半脱位。为了避免这种并发症，在最后固定移植物（髌骨侧）时，膝关节应处于完全伸直状态并把股四头肌肌腱向近端牵引，以模拟主动伸直。

笔者对这个患者最后的思考是对关节过伸的考虑。我们应该始终记住，伸膝装置的稳定性需要外侧支持带和内侧支持带参与[9]。对于内侧和外侧都不稳定的膝关节，笔者会重叠缝合和（或）重建外侧支持带（图 7-10）。对于记录在案的病理性超弹性综合征，对内侧和外侧重建（图 7-11）的移植物选择包括半腱肌异体移植。

无论选择何种技术，笔者的术后管理包括不使用护具；允许在可以忍受的情况下尽早负重，并按照骨盆 – 股骨康复的原则进行推进[6-9]。

四、欧盟建议（Marie Askenberger）

在做出手术决定之前，必须收集 MRI 的所有影像测量数据，查看整个磁共振序列，包括测量滑车的解剖结构、髌骨高度、TT-TG 值、髌骨外侧倾斜、MPFL 损伤，以及排除骨软骨 / 软骨损伤。

对于儿童患者，让父母和孩子充分了解情况非常重要。患者包括遗传和体育活动在内的病史、临床检查、X 线片和 MRI 的结果都应被考虑在内。这有助于主诊医师根据首次脱位评估再脱位的风险，并更好地为家庭提供治疗选择，推

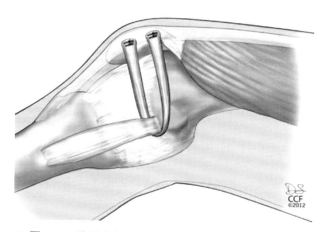

▲ 图 7-9 浅层内侧副韧带（MCL）的起点位于股骨内上髁附近。在该韧带的深处做一个通道，将游离的半腱肌移植物绕过 MCL，将其作为股骨侧 MPFL 重建的锚。重要的是，在膝关节完全伸直的情况下将重建物最后固定在髌骨上，不要过度紧张。在固定过程中，将股四头肌中央腱做近端牵引，以模拟股四头肌主动收缩

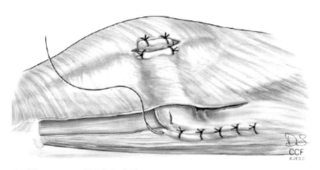

▲ 图 7-10 外侧重建使用中段髂胫束的前半部分。这种重建的目的是模拟外侧支持带的深横束，通常是外侧支持带最厚和最坚固的部分

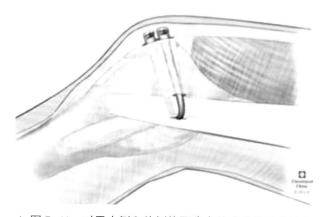

▲ 图 7-11 对于内侧和外侧均不稳定的膝关节过伸的患者，游离半腱肌移植（自体移植或异体移植）可以增强稳定性。移植物覆盖在关节囊的上方，如果有的话，放置在外侧支持带浅斜束的深处

动物理治疗尽可能避免手术，或者根据患者个体因素选择必要的手术。在生长板未闭合和膝外翻伴有肢体对位不良的情况下，应考虑引导生长。几乎总在这个年龄段（如果没有需要手术的软骨/骨软骨损伤），我们会建议将物理治疗结合软的膝护具作为首选治疗方法。我们会在首次脱位后随访患者，结合物理治疗师关于最终结果的报告，包括在恢复运动之前进行力量和功能稳定性测试，或者如果在经过充分康复后仍然不稳定，则考虑进行手术。

在首次发生髌骨脱位的儿童中，解剖性髌骨不稳定危险因素的发生率普遍较高[10]。最近发表的基于 MRI 变量的临床预测模型表明，如果患者骨骼未成熟、滑车发育不良、滑车沟角 ≥ 154°、高位髌骨、Insall-Salvati 比值 ≥ 1.3[11]，首次脱位后再脱位的风险增加至 78.5%。最近的研究还表明，MPFL 重建后失败的主要原因有以下几个方面。

- 未考虑其他骨性危险因素（重度的滑车发育不良、严重的高位髌骨、TT-TG 值增大、旋转对线不良）。
- 术中错误技术/决定（非解剖股骨固定、小髌骨钻孔后发生髌骨骨折）。
- 患者选择不当[12, 13]。

对于这个例子，该孩子（骨骼不成熟）希望愈后正常进行体育活动，尝试过物理治疗但不满意，因此我们建议手术治疗。笔者应该向家庭提供必要的信息，以解释对于同时合并有 MPFL 薄弱、轻度的滑车发育不良，以及 TT-TG 值增大的关节，关节的活动度过大如何产生影响。我们会使用膝关节模型和 MRI 的图像进行患者和家属教育，以达到尽可能清晰的理解。在告知家属时，我们会说 MPFL 重建是必要的，而且可能是足够的。但由于 TT-TG 值较大（21mm），有一个较小的可能是我们需要增加内移手术（以某种方式使髌腱移向内侧）以达到更好的髌骨轨迹，最终决定将会在术中作出。

在这种情况下，我们会建议进行 MPFL 重建，这与 Green 医生的观点一致。

该患者 MPFL 薄弱，全身性关节活动度过大（其本身不能通过手术治疗）、轻度的滑车发育不良（程度不重，而且骨骼不成熟，因此没有滑车成形的指征），以及 TT-TG 值增大。在这种情况下，我会使用术中标准来评估是否需要通过临时固定 MPFL 来治疗 TT-TG 值增加的患者，并评估轨迹。如果术中评估发现髌骨轨迹偏外，则应利用改良的 Roux-Goldthwait 法或其他方法来增加髌腱内移。

五、MPFL 重建的首选移植物和方法

如前所述，有许多 MPFL 的重建方法。我们更倾向于使用股四头肌肌腱（QT），正如 Fink 以前所描述的那样，移植物仍然连接在髌骨上，可以避免在小髌骨上钻孔（骨折的风险）[14, 15]。在生物力学方面（见后文），Herbort 等发现 QT 移植物的特性与自身 MPFL（最大负荷、屈曲负荷和硬度）非常相似[16]。

最小 QT 法是在髌骨上内方做一个长 3cm 的横向皮肤切口，显露 QT 并使用一套特殊的取腱工具。获取的 QT 至少长 8cm、宽 10mm、厚3mm，保持与髌骨的远端连接完整。当肌腱被取到中心位置并向内侧翻转 90° 时，有足够的内侧髌前组织允许移植物穿过以增加稳定性，并将 MPFL 的新附着点定位在髌骨内侧边界的较深平面上（图 7–12）。

用缝线将 QT 固定在髌骨的近端和内侧。然后，移植体通过隧道，在关节囊和股内斜肌（VMO）之间从股骨切口穿过。这项技术需要建立一个股骨隧道来固定移植物，使用术中透视引导来确定股骨固定位置，并全面了解患者的解剖结构，以避免侵犯股骨骺。在收肌结节上做一个附加固定。用导针确定所需的股骨侧插入位置（Schöttle 点），在透视引导下，保

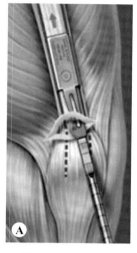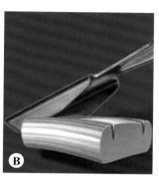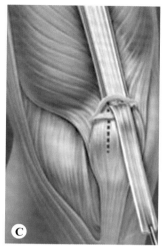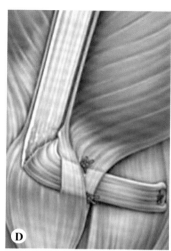

▲ 图 7-12 最小 QT 法是在髌骨上内侧做一个 3cm 长的横向皮肤切口。显露 QT 并使用取腱工具。获取的 QT 至少长 8cm、宽 10mm，厚 3mm，保持与髌骨的远端连接完整。当肌腱被取到中心位置并向内侧翻转 90° 时，有足够的内侧髌前组织允许移植物穿过，增加稳定性，并将 MPFL 的新附着点定位在髌骨内侧边界的较深平面上。用缝线将 QT 固定在髌骨的近端和内侧。然后，移植体通过隧道，在关节囊和股内斜肌（VMO）之间向股骨切口穿过。这项技术需要建立一个股骨隧道来固定移植物，使用术中透视引导来确定股骨固定位置，并全面了解患者的解剖结构，以避免侵犯股骨骨骺

经许可转载，引自 Karl STORTZ, Tuttlingen 德国

持在骨骺下方。在钻隧道之前，移植物被暂时固定以测试等长性，最大长度为 20mm。在骨骺的远端，入口处向前和向远端倾斜 15°～20°，以避免对骨骺、髁内切迹和股骨远端软骨的损伤[3]。膝关节处于 30° 的屈曲状态，将移植物用套管式 Bio Composite SwiveLock 4.75mm 进行固定。在最终固定之前，调控髌骨的轨迹和移植物的张力，以避免移植物的过度收紧。术后，对于年龄＜15 岁的患者，4 周内允许其使用锁定膝关节支具完全负重，在此期间开始进行物理治疗，活动度为 0°～90°。此后，自由活动和理疗，以获得充分的力量和膝关节控制。随访时应通过力量测试和患者报告的结果评估来判断手术的效果。

Nelitz 描述了另一种使用股四头肌肌腱作为带蒂 QT 移植的方法，在儿童患者取得了良好的效果，但不包括那些患有严重滑车发育不良的儿童（Dejour 分型为 B～D 型）。该研究包括 25 例复发性髌骨不稳的儿童，手术时的平均年龄为 12.8 岁，平均随访时间为 2.6 年。这类患者采用

此技术治疗没有再脱位发生，术后 Kujala 评分明显改善，Tegner 活动评分也有提高[17]。

髌骨稳定的手术方法应基于全面的术前评估，包括病史、体格检查和影像学危险因素，以实现治疗的个性化。将预期效果与所选择的手术稳定方法和恢复活动的时间表结合起来也很重要。在少数情况下，可以根据骨骼的成熟度有计划地逐步稳定，MPFL 重建是获得稳定的一个很好的选择，但当存在严重的额外危险因素时，应考虑在必要时等发育成熟后再进行手术。

六、来自 APKAS 国家的建议（Ryosuke Kuroda）

既往研究表明，与成年患者相比，骨骼不成熟的患者再发脱位的风险更高[18, 19]。年轻的患者，尤其是如果有其他的危险因素，如滑车发育不良、高位髌骨和 TT-TG 值增大，在第一次脱

位后发生再脱位的概率明显较高，就像本患者的情况一样[11, 20-22]。因此，我们建议对该患者进行手术治疗。

在本患者的术前评估中，需要考虑的风险/诱发因素包括滑车发育不良和TT-TG值为21mm，但没有其他骨性异常，如旋转不良和下肢外翻对位。

考虑到手术的创伤程度，MPFL重建是该患者较为合理的手术选择。虽然在近端部分滑车的形状是肥大的，但在屈曲时，远端部分的滑车沟仍然存在。因此，在进行MPFL重建后，似乎发育不良的程度不会加重。TT-TG值增大到21mm可能是一个问题，但由于存在胫骨骨骺未闭合，不可能进行附加的胫骨结节内移。此外，即使在MFPL重建后TT-TG值＞20mm的患者，我们也获得了良好的结果[23]。因此，在进行MPFL重建时，仅TT-TG值达到21mm可能不是胫骨结节内移的绝对指征，目前至少对这位患者来说是如此。根据我们的经验，其他软组织远端复位手术，如Roux-Goldthwait术，在本病例中可能是也不必要的。

J字征是另一个需要解决的问题，因为最近的一项研究表明，严重的J字征是MPFL重建后移植物松弛的一个重要危险因素[24]。然而，预防J字征的手术方法尚未建立，而且双侧膝关节均存在J字征则表明它不是治疗的关键。基于这些评估，我们会计划进行单独的MPFL重建。

首选的手术技术

1. 移植物选择

由于异体移植在日本并不经常使用，就像在大多数亚洲国家一样，我们的主要的移植选择是自体半腱肌肌腱。股薄肌肌腱也可以是一种选择，然而股薄肌肌腱的长度＜20cm，对于某些患者来说其长度可能不够。

2. 手术过程

手术过程与Green医生介绍的相似。对于移植物的固定，我们在髌骨侧使用2个金属带线锚钉，在股骨侧使用1～2个锚钉。确定股骨移植物的附着点是手术最关键的一步。在确保移植物的适当长度变化模式时，必须注意不要侵犯骨骺。在成年患者中，通常使用Schöttle点来确定股骨附着点[25]。在骨骼不成熟的患者中，Schöttle点与骨骺相近，在侧位透视时与骨骺重叠，而在前后位透视时位置仍在骨骺远端。虽然在解剖学位置固定移植物是最理想的，有适当的移植物长度变化模式，同时又不损伤骨骺，但有时要实现这两点并不容易。我们认为，安全是最重要的，在优先考虑安全（保护骨骺）和移植物功能的同时，移植物的位置可以妥协或调整。

我们首先在透视下仔细选择位置，并将导丝插入到骨骺的稍远处。然后检查关节活动度（range of motion，ROM）中的长度变化。如果移植物的变化模式为生理或有利的模式，即近乎等长或在伸膝时略长、在屈曲时略短，那么就将带线锚钉植入该位置[26]。折叠的移植物中心被固定在去皮质后的位置。通过用周围的骨膜覆盖进一步增强固定效果。对于髌骨侧，移植体的两端用带线锚钉固定，并进一步用骨膜覆盖。

3. 术后康复

术后1周进行渐进式活动范围锻炼，在可以忍受的情况下进行负重。在行走过程中使用膝关节支具，直到患者在直腿抬高试验中伸展滞缺＜5°。术后3个月允许慢跑，术后6个月允许体育活动。

4. 带线锚钉进行MPFL重建

- 优点。
  - 易于避免对骨骺的侵犯。
  - 髌骨骨折的风险低。
  - 移植物放置在功能位。
- 缺点。
  - 与其他穿骨隧道/骨孔穴技术相比，固定强度相对较弱，特别是在股骨侧。
  - 需要使用金属植入物。

七、来自SLARD国家的建议（Geraldo Schuck De Freitas）

（一）整体意见

髌骨不稳定和髌骨脱位是非常复杂的伸膝机制障碍，一直是膝关节外科医生的挑战，我们可以从治疗建议的多样性看出来，已有>100种不同的手术来稳定髌股关节。对于儿童患者来说，存在很大的风险。在这些患者中，髌骨不稳定可能发生在严重的多发性或综合征性出生缺陷的情况下。对于那些发生严重表现的患者，需要早期治疗。

与儿童的前交叉韧带手术一样，已经开发了适用于儿童的MPFL重建技术。然而，理想的手术顺序还没有确定。MPFL手术在小儿患者的个性化治疗策略中的作用仍不确定。

目前，大家普遍认为，儿童的MPFL股骨侧插入点是在骨骺上，距离生长板几毫米[27, 28]。MPFL不是等长的，在膝关节完全伸直时它会被拉伸，而在屈膝时，当髌骨与滑车沟对合时它会放松[29]。许多成人骨科医生认为，MPFL的作用是至关重要的[30]。然而在儿科患者见到的最严重的髌骨不稳定形式中，MPFL的作用还没有完全明确。

其他需要考虑的重要问题与滑车和髌骨形状有关。Nietosvaara等在一项超声研究中记录了12—18岁患者滑车软骨的厚度变化[31]。异常膝关节的滑车软骨比骨性部分更肥厚，这使得滑车软骨的角度成为区分正常和异常膝关节良好的参数。膝关节伸直时，滑车角度和髌骨高度之间的正相关关系促进发育障碍的形成，髌骨高的患者施加在滑车上的力量减少。我们必须注意其他可能增加髌骨不稳定风险的骨性因素，如过度的股骨前扭转和膝外翻，这些都是继发性的。这些因素在生长过程中会发生变化。

偶发髌骨脱位的患者其股四头肌只是轻微缩短，唯一的表现可能是高位髌骨，在滑车沟内限制有限，活动度过大，某些情况下，髌骨在伸膝过程中倾斜。在严重的髌骨不稳定患者中，肌肉因素是造成永久性或经常性脱位的原因，此外，自从MPFL重建技术发展得越来越成熟后，肌肉因素受到的关注也越来越少。

偶尔的髌骨脱位可导致MPFL的急性创伤性肿胀，而严重脱位时可发生MPFL的慢性肿胀。与成人的一个区别是，儿童急性期的MPFL撕脱部位通常位于髌骨（在Kepler等的研究中占61%[31]），尽管几乎50%的病变是复杂的，涉及多个部位[32]。

在MRI研究中，56%的患者表现为股内斜肌（VMO）上移、水肿和部分肌肉损伤[32]。VMO的上移是MPFL严重损伤的标志，可以加重复发性髌骨脱位。

MPFL有助于控制髌骨的倾斜和横移。MPFL肿胀可以通过查体进行临床评估，如髌阵挛。倾斜和髌骨横移可以在MRI或CT图像上测量（在膝关节伸直，股四头肌收缩或放松的情况下拍摄）。

膝关节过度松弛表现为膝关节反曲、高位髌骨和髌骨相对于膝关节过度外旋，应被看作是不稳定的次要因素。

MPFL重建只是最近才被写入儿科实践中。对成人患者会建议建立股骨隧道，但在生长板未闭合的患者中不建议这样做，生长会导致骨骺隧道向干骺端迁移。由于接近生长板和缺乏可靠的解剖标志，创建一个骨骺隧道将是困难的。我们更倾向于在软组织中进行股骨固定的技术，这些技术也可以避免与隧道有关的并发症。

（二）病例讨论

在本病例中，我们通常认为，对于Beighton过度活动评分>6分（满分9分）的结构性超活动综合征患儿，应该对其心脏、骨骼和眼部进行检查[33, 34]。

在体格检查中，我们发现左膝髌骨可以横向滑动髌骨宽度的3/4，并且MPFL终点软弱，这些发现表明MPFL被拉伸。我采用髌骨倾斜试验来测量髌骨与水平面的角度。这些操作有助于评估 MPFL 的肿胀情况[35]。我认为在儿童中使用许多其他的方法收效不多，如由于髌骨在滑车沟加压而产生的疼痛，髌骨滑动时的异响等。

通过对影像学资料的分析我们看到，这是一个骨骼不成熟患者，存在许多解剖上的危险因素。侧位 X 线片显示有明显"交叉征"的滑车发育不良，以及高位髌骨。在 MRI 上我们可以看到 MPFL 的损伤、滑车沟浅，以及髌骨内侧边缘的小撕脱骨折。

由于患者活动量大，加上所有这些解剖异常，我会考虑首先尽可能地采取保守治疗，原因如下。

- 通常女孩在 13 岁达到骨骼成熟。因此很值得考虑去尝试用物理治疗、支具，以及让她远离有髌骨脱位风险的体育活动等方法，这只需要 2 年多的时间。

- 一些解剖学上的异常，如滑车发育不良、TT-TG 值增大和高位髌骨，到生长结束时有可能变得更差，仅用软组织的手术方法不能完全解决。我们应该考虑到在不久的将来要去纠正这些解剖异常。

- 在这种情况下，为了避免生长板损伤，MPFL 的重建将会需要使用非等距技术，这将对未来可能需要的 MPFL 重建带来不利影响。

- 此时重建 MPFL，将意味着导致关节过度紧张的风险增加，因为要使用的移植物往往比天然的 MPFL 强度更大。此外，它的可延展性比生长所需的要小。

- 最后，如果我们只进行 MPFL 重建，只是做手术来防止髌骨脱位，但我们没有治疗不稳定。其他重要的解剖学异常，如滑车发育不良、TT-TG 值增大和高位髌骨，将得不到解决。

如果保守治疗失败，就像本病例一样，手术治疗是首选的治疗方法。在本病例中，我同意 Green 医生的意见，也建议只进行 MPFL 重建。

对于此患者，我更倾向于使用股四头肌肌腱中心部分来进行 MPFL 重建，让远端束支插入髌骨。我认为使用这种移植物会带来一些优势，如

保留腘绳肌以备将来必要时的手术。同样，如果我们不在 MPFL 插入点进行髌骨钻孔，我们将避免潜在的并发症。此外，如果有必要，保持髌骨不被破坏，对之后的手术也是很有帮助的。在股骨附着方面，在大收肌下的股骨远端钻入点创建一个骨膜隧道（图 7-13）。然后将移植物的游离端穿过该隧道，折叠起来，用缝线固定（图 7-14 和图 7-15）。这种固定是在膝关节屈曲 60° 的情况下进行的，但在测试完全屈曲和伸直之前不关闭伤口（图 7-16 至图 7-19）[36]。

因此，在避免建立股骨隧道同时，我们减少了生长板损伤的风险。我们通过仔细关闭内侧支持带，将 VMO 重新定位并缝合在最佳解剖位置，来实现稳定。使用这种技术，我们还可以在没有植入物的情况下进行固定。这种软组织固定将允许移植物的固定有更大的伸缩性，避免髌股关节的过度约束，直到生长结束。

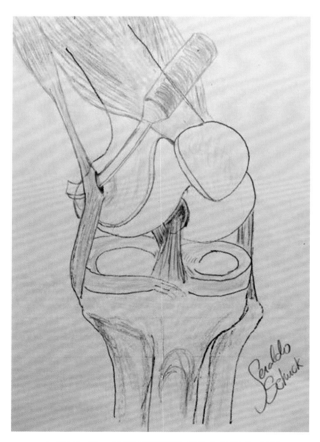

▲ 图 7-13　骨膜下通道形成于大收肌止点下

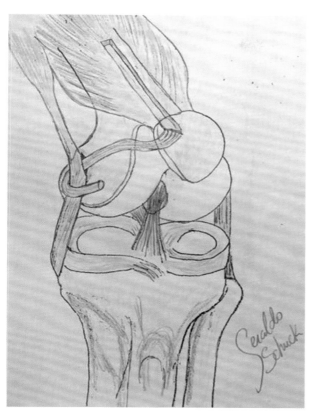

▲ 图 7-14　使用股四头肌肌腱的中央 1/3 作为移植物进行 MPLF 重建，方法是将移植物的游离缘通过骨膜隧道并将其折回于自身上

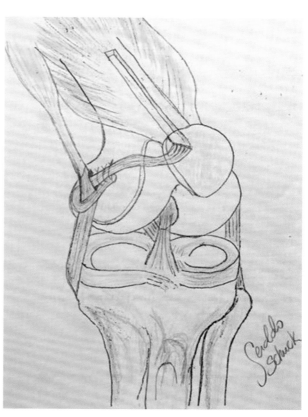

▲ 图 7-15　在穿过移植物并将其折回自身后，通过缝合以避免使用金属内植物来实现股骨的固定

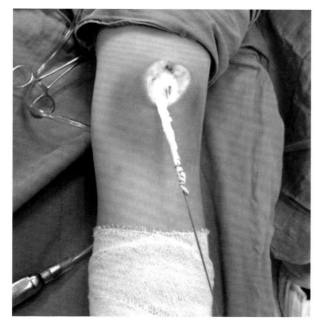

▲ 图 7-16　手术入路取髌骨上方的切口显露股四头肌肌腱。接下来，获取股四头肌肌腱的中间 1/3 部分，留下连接髌骨的远端部分

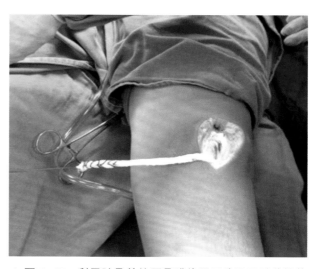

▲ 图 7-17　利用髌骨前的厚骨膜将股四头肌肌腱移植物带至髌骨中心。这样，就可以达到足够的长度，并将其定位在髌骨的等长点上

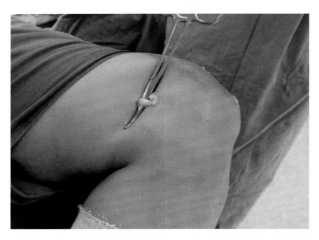

▲ 图 7-18 在股骨内上髁（MFE）建立入路，我们可以很容易地在收肌结节处找到大收肌肌腱的止点，就在 MFE 的近端和后方。然后，我们在长收肌止点下建立骨膜下隧道，并将夹钳穿过隧道，以便随后抓住移植物

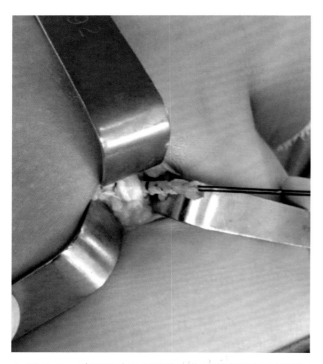

▲ 图 7-19 将股四头肌肌腱移植物的游离端穿过骨膜下隧道后，我们将其折回，用缝线将其与自身连接起来

其他选择还有 Chassaing 技术[37]。股薄肌肌腱穿过内侧支持带后部的整个厚度，靠近其股骨固定的位置，在那里肌腱再次折叠成 U 形。将股薄肌肌腱固定在髌骨骨膜下。

无论选择哪种 MPFL 重建技术，术后我们都

允许患者在可以承受的情况下借助拐杖负重。物理治疗在术后第二天开始，鼓励自由活动。尽快开始肌肉锻炼，我们不使用任何支具。

（三）基本规则

患者所必需的一种或多种手术应同期进行。在生长结束前分阶段实施部分手术，等骨骼成熟后再实施其他手术是不可取的。当患者接近生长末期时，最好的策略可能是等待几个月，以便使用更简单和更全面的技术，如加深沟槽的滑车成形术或胫骨结节的内移/下移手术。

八、术后处理和结果（Daniel Green）

手术后，患者会立即穿戴一个锁定在伸直状态的膝关节支具，挂拐部分负重。医生给她开具一台 CPM 机器和冷疗法的处方用于回家后使用。术后 2 周，她开始了物理治疗计划，以提高关节活动度和肌肉力量。患者在 6 周时开始弃拐，并在 8 周时过渡到不使用支具。在完成力量和调理训练后，她被允许在术后 8 个月恢复运动。她在 1 年后的随访中表现出轻微的伸膝疼痛，但没有进行干预。

在术后 24 个月的最后一次随访中，患者依旧表现良好，没有抱怨过疼痛或有不稳定的感觉。术后没有发生过脱位或半脱位的情况。她成功恢复了运动，一直在打篮球和踢足球，膝关节没有任何限制。在体格检查中，她有轻微的双侧 J 字征，髌骨居中，MPFL 止点良好。她的双膝有充分的运动度（0°~130°），没有肿胀的迹象。她的膝关节 X 线片显示没有骨性异常，髌股对位满意（图 7-20 和图 7-21）。站立下肢全长 X 线片显示对位良好，没有下肢不等长（图 7-22）。左膝的 MRI 显示仍存在髌股关节发育不良，重建的内侧髌股韧带完整（图 7-23 和图 7-24）。髌骨软骨存在异质性，但没有纤维化或缺损，髌骨轻度外侧半脱位。

▲ 图 7-20 术后双膝轴位 X 线片

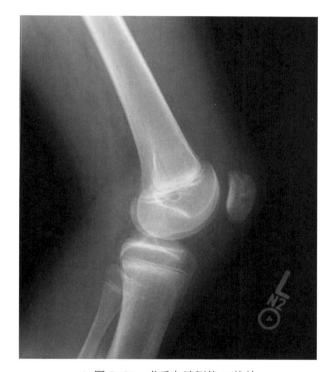

▲ 图 7-21 术后左膝侧位 X 线片

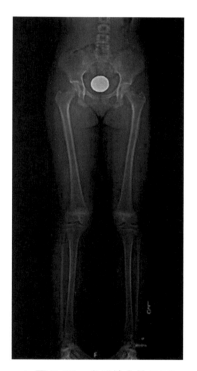

▲ 图 7-22 术后站立位 EOS

九、关键要点

对于骨骼尚未成熟的滑车发育不良患者，治疗髌骨不稳定不应拖延到骨骺闭合。如果患者有复发不稳定的危险因素和（或）保守治疗失败，可以选择不伤及骨骺的手术治疗。在这种情况下，一般的建议是用自体半腱肌肌腱或股四头肌肌腱移植进行 MPFL 重建，并使用软组织固定或小孔穴以避免髌骨骨折。如果有必要，内侧和（或）外侧支持带的重叠缝合，以及软组织远端复位手术（如 Roux-Goldthwait 手术）对这类患者也有用。

十、相关资源及网址

[1] http://www.patellofemoral.org/pfoe/

[2] https://www.patellofemoral.org/education

[3] https://www.arthroscopytechniques.org/knee-patellofemoral

[4] https://www.hss.edu/sports-patellofemoralcenter.htm

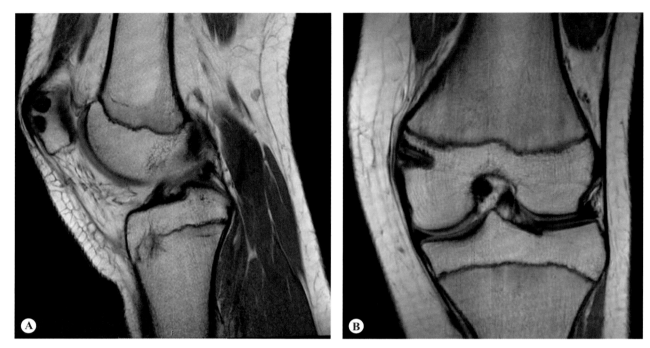

▲ 图 7-23　术后矢状位和冠状位 MRI

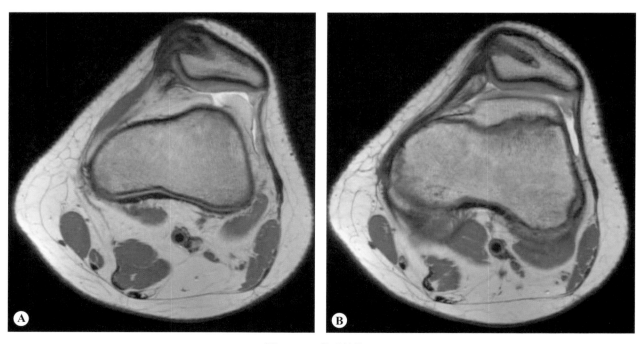

▲ 图 7-24　术后轴位 MRI

参考文献

[1] Schlichte LM, Sidharthan S, Green DW, Parikh SN. Pediatric management of recurrent patellar instability. Sports Med Arthrosc. 2019; https://doi. org/10.1097/JSA.0000000000000256.

[2] Balcarek P, Walde TA. Accuracy of femoral tunnel placement in medial patellofemoral ligament reconstruction: the effect of a nearly true-lateral fluoroscopic view. Am J Sports Med. 2015;43(9):2228-32. https://doi.org/10.1177/0363546515591265.

[3] Nguyen CV, Farrow LD, Liu RW, Gilmore A. Safe drilling paths in the distal femoral epiphysis for pediatric medial patellofemoral ligament reconstruction. Am J Sports Med. 2017;45(5):1085-9. https://doi. org/10.1177/0363546516677795.

[4] Nelitz M, Dreyhaupt J, Reichel H, Woelfle J, Lippacher S. Anatomic reconstruction of the medial patellofemoral ligament in children and adolescents with open growth plates: surgical technique and clinical outcome. Am J Sports Med. 2013;41(1):58-63. https://doi.org/10.1177/0363546512463683.

[5] Ladenhauf HN, Berkes MB, Green DW. Medial patellofemoral ligament reconstruction using hamstring autograft in children and adolescents. Arthrosc Tech. 2013;2:e151-4. https://doi. org/10.1016/j. eats.2013.01.006.

[6] Andrish J. Surgical options for patellar stabilization in the skeletally immature patient. Sports Med Arthrosc. 2017;25(2): 100-4. https://doi.org/10.1097/JSA.0000000000000145.

[7] Andrish J. Recurrent patellar dislocation. In: Fulkerson JP, editor. AAOS Monograph: Common Patellofemoral Problems. American Academy of Orthopaedic Surgeons; 2005. p. 43-55.

[8] Andrish J. Surgical options for patellar stabilization in the skeletally immature patient. Sports Med Arthrosc. 2007;15(2):82-8. https://doi.org/10.1097/ JSA.0b013e31805752d0.

[9] Sanchis-Alfonso V, Montesinos-Berry E, Monllau JC, Andrish J. Deep transverse lateral retinaculum reconstruction for medial patellar instability. Arthrosc Tech. 2015;4(3):e245-9. https://doi. org/10.1016/j. eats.2015.02.003.

[10] Askenberger M, Janarv PM, Finnbogason T, Arendt EA. Morphology and anatomic patellar instability risk factors in first-time traumatic lateral patellar dislocations. Am J Sports Med. 2017; https://doi. org/10.1177/0363546516663498.

[11] Arendt EA, Askenberger M, Agel J, Tompkins MA. Risk of Redislocation after primary patellar dislocation: a clinical prediction model based on magnetic resonance imaging variables. Am J Sports Med. 2018; https://doi.org/10.1177/0363546518803936.

[12] Parikh SN, Nathan ST, Wall EJ, Eismann EA. Complications of medial patellofemoral ligament reconstruction in young patients. Am J Sports Med. 2013; https://doi.org/10.1177/0363546513482085.

[13] Nelitz M, Williams RS, Lippacher S, Reichel H, Dornacher D. Analysis of failure and clinical outcome after unsuccessful medial patellofemoral ligament reconstruction in young patients. Int Orthop. 2014; https://doi.org/10.1007/s00264-014- 2437-4.

[14] Fink C, Veselko M, Herbort M, Hoser C. MPFL reconstruction using a quadriceps tendon graft. Knee. 2014;21(6):1175-9. https://doi.org/10.1016/j. knee.2014.05.006.

[15] Peter G, Hoser C, Runer A, Abermann E, Wierer G, Fink C. Medial patellofemoral ligament (MPFL) reconstruction using quadriceps tendon autograft provides good clinical, functional and patient-reported outcome measurements (PROM): a 2-year prospective study. Knee Surg Sport Traumatol Arthrosc. 2019; https://doi.org/10.1007/s00167-018-5226-6.

[16] Herbort M, Hoser C, Domnick C, et al. MPFL reconstruction using a quadriceps tendon graft. Part 1: Biomechanical properties of quadriceps tendon MPFL reconstruction in comparison to the Intact MPFL. A human cadaveric study. Knee. 2014; https://doi. org/10.1016/j.knee.2014.07.026.

[17] Nelitz M, Dreyhaupt J, Williams SRM. Anatomic reconstruction of the medial patellofemoral ligament in children and adolescents using a pedicled quadriceps tendon graft shows favourable results at a minimum of 2-year follow-up. Knee Surg Sport Traumatol Arthrosc. 2018;26(4):1210-5. https://doi. org/10.1007/s00167-017-4597-4.

[18] Lewallen L, Mcintosh A, Dahm D. Firsttime patellofemoral dislocation: risk factors for recurrent instability special focus section 303. J Knee Surg. 2015;28:303-10. https://doi. org/10.1055/s-0034-1398373.

[19] Christensen TC, Sanders TL, Pareek A, Mohan R, Dahm DL, Krych AJ. Risk factors and time to recurrent ipsilateral and contralateral patellar dislocations. Am J Sports Med. 2017; 45(9):2105-10. https://doi. org/10.1177/0363546517704178.

[20] Lewallen LW, McIntosh AL, Dahm DL. Predictors of recurrent instability after acute patellofemoral dislocation in pediatric and adolescent patients. Am J Sports Med. 2013; https://doi. org/10.1177/0363546512472873.

[21] Balcarek P, Oberthür S, Hopfensitz S, et al. Which patellae are likely to redislocate? Knee Surg Sport Traumatol Arthrosc. 2014; https://doi.org/10.1007/ s00167-013-2650-5.

[22] Sanders TL, Pareek A, Hewett TE, Stuart MJ, Dahm DL, Krych AJ. High rate of recurrent patellar dislocation in skeletally immature patients: a long-term population-based study. Knee Surg Sport Traumatol Arthrosc. 2018; https://doi.org/10.1007/ s00167-017-4505-y.

[23] Matsushita T, Kuroda R, Oka S, Matsumoto T, Takayama K, Kurosaka M. Clinical outcomes of medial patellofemoral ligament reconstruction in patients with an increased tibial tuberosity-trochlear groove distance. Knee Surg Sport Traumatol Arthrosc. 2014; https://doi.org/10.1007/s00167-014-2919-3.

[24] Zhang ZJ, Zhang H, Song GY, Zheng T, Feng H. A pre-operative grade 3 J-sign adversely affects short-term clinical outcome and is more likely to yield MPFL residual graft laxity in recurrent patellar dislocation. Knee Surg Sport Traumatol Arthrosc. 2019; https://doi.org/10.1007/s00167-019-05736-4.

[25] Schöttle PB, Schmeling A, Rosenstiel N, Weiler A. Radiographic landmarks for femoral tunnel placement in medial patellofemoral ligament reconstruction. Am J Sports Med. 2007;

https://doi. org/10.1177/0363546506296415.

[26] Matsushita T, Araki D, Hoshino Y, et al. Analysis of graft length change patterns in medial patellofemoral ligament reconstruction via a fluoroscopic guidance method. Am J Sports Med. 2018; https://doi. org/10.1177/0363546517752667.

[27] Nelitz M, Dornacher D, Dreyhaupt J, Reichel H, Lippacher S. The relation of the distal femoral physis and the medial patellofemoral ligament. Knee Surg Sport Traumatol Arthrosc. 2011; https://doi. org/10.1007/s00167-011-1548-3.

[28] Kepler CK, Bogner EA, Hammoud S, Malcolmson G, Potter HG, Green DW. Zone of injury of the medial patellofemoral ligament after acute patellar dislocation in children and adolescents. Am J Sports Med. 2011; https://doi.org/10.1177/0363546510397174.

[29] Thaunat M, Erasmus PJ. The favourable anisometry: an original concept for medial patellofemoral ligament reconstruction. Knee. 2007; https://doi. org/10.1016/j.knee.2007.08.008.

[30] Lind M, Jakobsen BW, Lund B, Christiansen SE. Reconstruction of the medial patellofemoral ligament for treatment of patellar instability. Acta Orthop. 2008; https://doi.org/10.1080/17453670710015256.

[31] Nietosvaara Y. The femoral sulcus in children: an ultrasonographic study. J Bone Jt Surg Ser B. 1994; https://doi.org/10.1302/0301-620x. 76b5.8083274.

[32] Seeley M, Bowman KF, Walsh C, Sabb BJ, Vanderhave KL. Magnetic resonance imaging of acute patellar dislocation in children: patterns of injury and risk factors for recurrence. J Pediatr Orthop. 2012; https://doi.org/10.1097/BPO.0b013e3182471ac2.

[33] Remvig L, Jensen DV, Ward RC. Are diagnostic criteria for general joint hypermobility and benign joint hypermobility syndrome based on reproducible and valid tests? A review of the literature. J Rheumatol. 2007; 34(4): 798-803.

[34] Chotel F, Peltier A, Kohler RBJ. What should we think about or look at, in case of patella dislocation in children. La Patella. 2012;15:33-40.

[35] Tanner SM, Garth WP, Soileau R, Lemons JE. A modified test for patellar instability: the biomechanical basis. Clin J Sport Med. 2003; https://doi. org/10.1097/00042752-200311000-00001.

[36] Ellera Gomes JL, Stigler Marczyk LR, De César PC, Jungblut CF. Medial patellofemoral ligament reconstruction with semitendinosus autograft for chronic patellar instability: a follow-up study. Arthrosc J Arthrosc Relat Surg. 2004; https://doi.org/10.1016/j.arthro.2003.11.006.

[37] Chassaing V, Trémoulet J. Medial patellofemoral ligament reconstruction with gracilis autograft for patellar instability. Rev Chir Orthop Reparatrice Appar Mot. 2005; https://doi.org/10.1016/ S0035-1040(05)84331-4.

第8章 儿童期复发性髌骨脱位

A 12-Year-Old Girl with Recurrent Patellar Dislocation and Multiple Risk Factors Including Genu Valgum

Shital N. Parikh   Jacob R. Carl   Andrew Pennock   Javier Masquijo   Franck Chotel   著

李 彤 译

一、病例介绍

患者女性，12岁，未月经初潮，出现左膝复发性髌骨脱位。在过去一年中，她曾有过2次非创伤性髌骨脱位经历。患者在家跳舞时失去平衡摔倒，发生第一次髌骨脱位，在急诊室镇静下进行复位。第一次脱位后7个月，患者走路时意外撞到行人后摔倒，发生了第二次髌骨脱位，此次髌骨脱位后自发复位。在第二次髌骨脱位前，患者已经完成了28次正式的物理治疗并且佩戴了护膝。患者7年级时参加过舞蹈竞技，既往的内科和外科病史，以及家族史均为阴性。

患者身高163cm，体重51.5kg，BMI 19.3kg/m²。在第二次髌骨脱位前，临床物理检查显示双侧膝关节过伸5°，屈曲130°，双侧J字征轻度阳性，左膝关节腔轻度积液。左侧膝关节髌骨恐惧试验阳性，髌骨外侧半脱位，内侧髌股韧带（MPFL）止点薄弱，膝关节伸展应力测试时3/4髌骨发生半脱位。右侧膝关节髌骨恐惧试验阳性，髌骨外侧半脱位，内侧髌股韧带止点固定，膝关节伸展应力测试时2/4髌骨发生半脱位。患者无生理性过度松弛，Beighton评分为5分（满分9分），

无膝过伸。患者步态正常，脚板前进线夹角为15°，轻度膝外翻，俯卧位时髋关节旋转活动范围正常，内旋55°，外旋40°。

第二次髌骨脱位后进行X线检查评估（图8-1和图8-2），提示骨骺开放、高位髌骨，侧位片交叉征阳性。Caton-Deschamp指数为1.4。左髌骨内侧可见一骨碎片，符合髌骨外侧脱位伴撕脱骨折。站立位X线片（显示双下肢自臀部至足踝全长的负重位X线片）提示轻度膝外翻，无肢体长度差异（图8-3）。膝外翻角为股骨和胫骨干解剖轴形成的夹角，测量值为10°。股骨远端外侧角为80°，胫骨近端内侧角为89°。自股骨头中心至踝关节中心的机械轴线通过膝关节胫股外侧室（+2象限）。根据Greulich和Pyle的图谱，患者左手和左腕X线片显示骨龄为12岁（图8-4）。

MRI（图8-5至图8-7）轴位视图显示平坦滑车沟，提示滑车发育不良。矢状位视图显示胫股关节线上方3cm处滑车隆起（Dejour B型）。TT-TG值为12.6mm，髌骨倾斜角为25°。髌骨内侧及股骨外侧未见骨髓水肿，但髌骨侧可见内侧髌股韧带撕裂，与髌骨脱位方向一致。髌骨内侧可见关节软骨轻度磨损，未见全层软骨缺损。

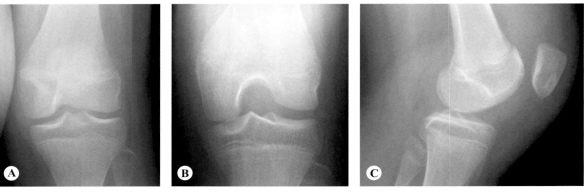

▲ 图 8-1　左膝前后位、屈膝位、侧位 X 线片。骨骺开放、侧位片交叉征提示滑车发育不良和轻度高位髌骨

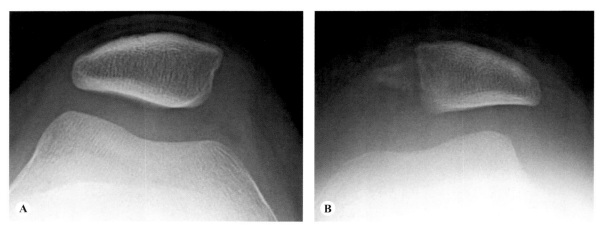

▲ 图 8-2　髌骨轴位片提示左髌骨内侧撕脱骨折、髌骨倾斜和半脱位

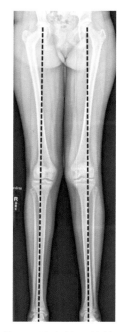

▲ 图 8-3　站立位双下肢全长 X 线片显示下肢机械轴线（虚线）穿过膝关节外侧间室

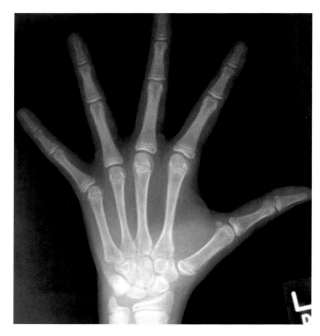

▲ 图 8-4　评估骨龄的左手 X 线片

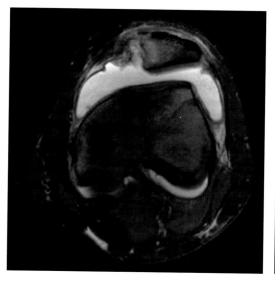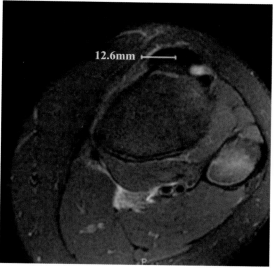

▲ 图 8-5　轴位 **T₂** 加权 **MRI** 显示关节腔积液、内侧髌骨撕脱、扁平滑车和 **TT-TG** 值

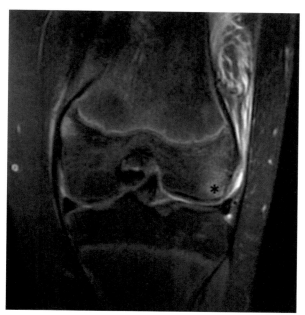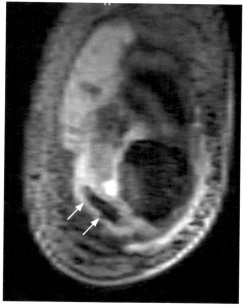

▲ 图 8-6　冠状位 **T₂** 加权 **MRI** 显示股骨外侧髁挫伤（＊）、骨骺开放和髌骨内侧撕脱骨折（白箭）

二、治疗（SNP、JRC）

由于复发性髌股脱位、骨骼发育不成熟、多种解剖危险因素（滑车发育不良、高位髌骨、髌骨倾斜、膝外翻），以及尝试保守治疗失败，患者具有手术指征。对于骨骼发育不成熟患者，骨骺内侧髌股韧带重建是复发性髌骨不稳定的治疗

基础，也是我们首选的手术方式（框 8-1）。相比于手术矫正，如高位髌骨、滑车发育不良等其他解剖危险因素，行同期股骨远端内侧半骺骨干固定术（也称引导生长或生长调节）矫正轻度膝外翻的痛苦最小[1, 2]。

术中麻醉后检查，膝关节屈曲 0°～30° 时，髌骨可发生脱位。髌骨可翻至中立位使髌骨倾斜

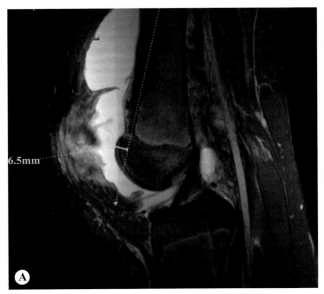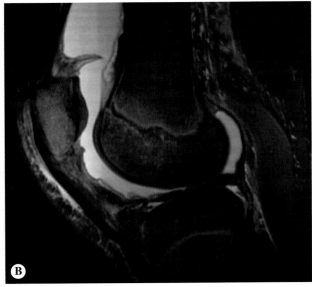

▲ 图 8-7　矢状位 T_2 加权 MRI 显示滑车隆起的测量、关节腔积液和髌股关节面对合关系

得到纠正，因此未进行股外侧支持带松解或延长。采用标准入口关节镜检查清除髌骨内侧松散的软骨瓣（图 8-8）。然后使用 Metaizeau 技术行股骨远端内侧半骨骺固定手术。经皮从近端外侧至远端内侧方向经骨骺插入 6.5mm 空心松质骨螺钉，以暂时停止股骨内侧的生长（图 8-9）。在膝关节前后位视图上，螺钉应穿过股骨骨骺内侧 1/3、外侧 2/3 交界处，在侧位视图上应位于中线处。在内侧髌股韧带重建之前放置螺钉，避免后期螺钉放置对内侧髌股韧带移植物造成意外损害。骨骺内侧髌股韧带重建步骤包括：①后内侧切口获取股薄肌肌腱；②在不使用移植物的前提下经 3.5mm 骨隧道固定髌骨；③使用界面挤压螺钉对股骨远端骨骺水平以下的股骨进行固定。在透视引导下通过平行且略低于股骨远端骨骺放置一个 Beath 针建立股骨隧道。在侧位视图上，Beath 针略向前倾，位于经髁螺钉与髁间切迹之间。Beath 针钻通后通过拉穿技术将移植物拉入股骨隧道。此联合手术技术和早期研究结果已经发表。

三、术后过程和结果

患者术后即刻佩戴膝关节固定器并借助拐杖进行负重训练，在家中采取低温疗法。术后第 3 天开始进行关节活动度内的物理治疗，激活股四头肌。术后 3～4 周停止使用膝关节固定器和拐杖。完成力量体能训练计划和等速评估后，患者术后 6 个月恢复无限制的正常活动。

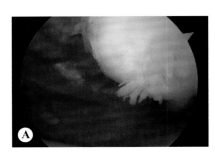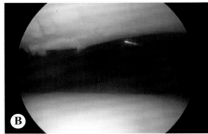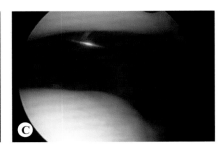

▲ 图 8-8　关节镜显示髌股关节的髌骨内侧面
A. 软骨磨损；B. 滑车沟平坦；C. 髌骨外侧半脱位，但髌骨外侧面无软骨损伤

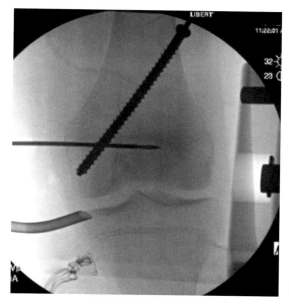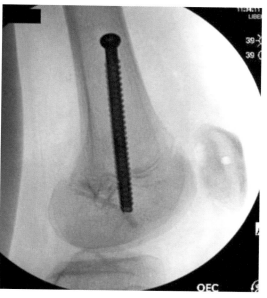

▲ 图 8-9 在透视引导下置入一个 **6.5mm** 经髁螺钉，它穿过骨骺位于前后位视图上的内侧 1/3、外侧 2/3 交界处和侧视图上的中心处。前后位视图上（**A**），内侧髌股韧带导针插入股骨远端骨骺水平以下；侧位视图上（**B**），股骨隧道位于股骨后皮质线的前方和经髁螺钉的后方。在侧位视图上可见髌骨隧道

框 8-1　骨骺内侧髌股韧带重建

优点

- 从后内侧切口获取股薄肌肌腱移植物是一种美容方法，可避免隐神经失用
- 股薄肌肌腱可维持髌骨隧道尺寸最小
- 髌骨侧不使用任何植入物，隧道尺寸限制在 3.5mm，以避免髌骨骨折
- 移植物位于股骨远端生长板下方的股骨隧道，实现解剖重建
- 拉穿技术用于将移植物最终固定在股骨侧
- 允许早期关节活动度内训练和负重
- 经髁螺钉是一种可接受的生长调节方法，其不会干扰骨骺内侧髌股韧带重建

缺点

- 术中透视是必要的
- Beath 针位于股骨远端骨骺下方、经髁螺钉后方，需要精确定位
- 尽管在透视下建立股骨隧道，但仍有小概率风险损伤股骨远端骨骺
- 为避免在生长调节过程中过度矫正外翻畸形，需要使用双下肢全长 X 线片进行系列随访
- 如果外翻畸形的矫正与生长完成无法同步，可能需要二次手术移除经髁螺

患者术后 6 个月矫正膝外翻畸形并出现轻度过度矫形（图 8-10），手术取出经髁螺钉，随后患者对侧膝关节出现复发性髌骨不稳并接受了单纯内侧髌股韧带重建手术。术后 3 年最后一次随访时，患者一般状况良好，膝关节未出现疼痛或不稳表现，手术后未再发生髌骨脱位或半脱位。

患者已经可以跳舞，且在参与足球和篮球运动时膝关节活动也不会受到限制。临床查体时，患者双侧膝关节有轻度 J 字征，髌骨居中，内侧髌股韧带止点位置良好。双侧膝关节可进行全程活动（−5°～130°），无肿胀迹象，双侧髌骨恐惧试验阳性。膝关节 X 线片未见异常骨化，髌股关节对

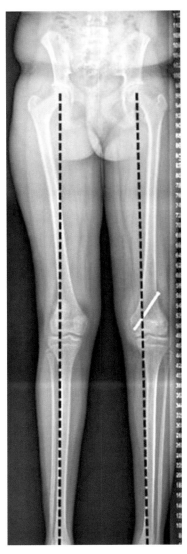

▲ 图 8-10　经骺螺钉置入 6 个月后的站立位双下肢全长 X 线片显示左下肢机械轴线（虚线）通过膝关节内侧间室

合满意（图 8-11）。由站立位双下肢全长 X 线片显示左下肢机械轴线位于正中（相比较于移除经骺螺钉前的轻微过度矫正）且未出现腿长差异（图 8-12）。

四、美国的观点和治疗建议（Pennock）

本病例强调了许多合并髌骨不稳的骨骼发育不成熟患者的治疗挑战。一般而言，此类年轻患者具有多种髌骨不稳的危险因素，本病例合并了滑车发育不良、高位髌骨、膝外翻畸形、TT-TG 值横向偏移量轻度增加（正常值为 10～12mm）、股内侧肌萎缩，以及股骨颈扭转角增加（股骨颈扭转角正常值为 30°～40°）。适用于生长板闭合患者的诸多手术治疗无法用于骨骺开放患者，这是此类年轻患者的主要治疗挑战之一。例如，不能对这些年轻患者进行胫骨结节截骨以干预病理性 TT-TG 值或矫正明显的高位髌骨。在过去几十年中，外科手术技术不断进步，确保外科医生可以解决此类问题。

保留骨骺的内侧髌股韧带重建手术不断发展并且在稳定髌骨和避免生长板损伤方面已经取得了可靠的疗效。目前，理想的移植物选择尚未明确。许多外科医生更倾向于使用自体腘绳肌肌腱

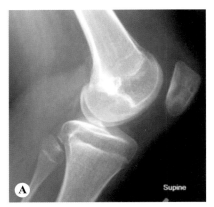
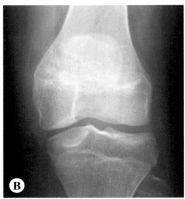
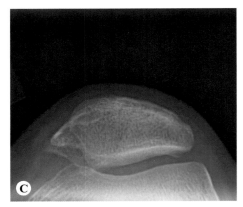

▲ 图 8-11　复查 X 线片可见内侧髌股韧带隧道位置良好，经骺螺钉已移除，髌骨位置良好，未发生退行性改变及髌骨撕脱骨折后遗症

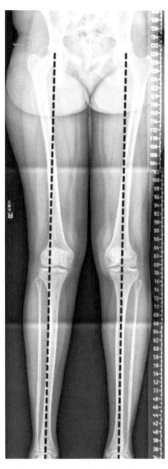

▲ 图 8-12 术后 3 年的站立位双下肢全长 X 线片显示左下肢膝外翻持续矫正。右侧轻度膝外翻无改变，患者手术时已没有足够剩余生长量，因此行内侧髌股韧带重建时未进行生长调节

最终固定移植物前，在膝关节过屈位时"拉紧"或将松弛部分拉出移植物是一个避免此并发症的简单方法。将松弛部分拉出移植物后，膝关节伸至 30°～60° 屈曲并固定移植物，但需要注意不可进一步收紧移植物。

对于外科医生而言，认识到单纯内侧髌股韧带重建并不适用于所有合并髌骨不稳的骨骼发育不完全患者是同样重要的。幸运的是，我们可以也应该选择其他伴随措施用于骨骺开放患者。本病例强调了对合并外翻畸形的患者使用生长调节。本病例通过 Metaizeau 技术实现了肢体对线矫正，一种替代选择是将引导生长板小心置于移植物近端或表面。一些年龄稍大的患者生长板仍然开放，但生长能力剩余较少，此类患者可以选择合适的时间进行内侧髌股韧带重建联合半髌骨干固定术，或者使股骨螺钉穿过内侧骨骺。对于此类患者而言，髌骨相对于滑车凹槽的位置是另一重要考量因素。对于轻度高位髌骨患者（如本病例），移植物远端牵拉会轻度缓解患者的高位髌骨，因此内侧髌股韧带重建是一个较好的手术选择。重度高位髌骨的骨骺开放患者可将髌腱顶部折叠并缝合在一起。TT-TG 值明显增大的患者同样存在手术治疗方式。包括 Roux-Goldthwait 在内的传统手术方式将部分髌腱转移至胫骨近端更靠内侧的位置。一些骨骼发育不成熟患者（<12 岁）存在可以与其他软组织手术同期进行的严重髌骨轨道不正，近期报道对此类患者实施了全髌腱转移手术。另一重要考量因素是股骨颈扭转角对髌骨结构力学的影响。针对核心和近端肌肉组织的物理治疗可用于轻度的旋转畸形（如本病例），严重旋转畸形的患者则需要考虑股骨去旋转截骨术。在此类病例中，外科医生可能会选择进行分期手术，首先处理骨性畸形，二期移除移植物并处理软组织畸形。

为此类患者和他们的家庭建立切合实际的术后预期是非常重要的。本病例需移除一侧膝关节经髌螺钉并重建另一侧内侧髌股韧带，必须对同侧或对侧膝关节行二期手术的情况是不常见的。

（如本病例）作为移植物，但另一些外科医生倾向于软组织的异体移植，该方式节省手术时间且更为美观，同时避免了移植物获取部位的病变可能。与年轻患者的前交叉韧带重建手术不同，使用异体移植组织进行内侧髌股韧带重建的移植失败率不高，其原因可能是移植物位于关节腔外。对于生长板开放的患者而言，如何将移植物固定于股骨是另一重要考量因素。在上述病例中已明确，平行于骨骺置入股骨远端螺钉时需要小心操作。与将移植物置于解剖位置 Schottle 点相比，在此轻度"非解剖"位置上，移植物等距性较低。外科医生必须意识到，将移植物置于股骨远端时容易将其过度拉伸，导致膝关节屈曲范围减少。

特别是当患者骨骼发育成熟时，重度滑车发育不良患者需要采取如胫骨结节截骨甚至滑车成形等手术。同时，此类患者的家庭需要认识到，患者未来发生关节炎的风险较高，这可能是初次不稳定事件或手术过度约束导致软骨损伤的结果。影像学显示的关节炎是单纯髌骨不稳后 20～30 年发生的一种常见并发症。因此对于这些年轻患者而言，他们可能在 30 岁或 40 岁时才开始出现髌股关节炎的症状。

对于此特殊病例，笔者的治疗方法可能与其存在轻微差别。首先，笔者不会实施股神经阻滞。根据笔者的经验，这些患者可能存在股内侧肌严重萎缩导致的股四头肌显著肌力减弱。笔者担心股神经阻滞可能会增大患者医源性股神经损伤的风险，这将会进一步削弱肌肉已经萎缩的下肢。麻醉后完成体格检查，我会实施类似的膝关节镜检查来处理软骨病变和游离体。其次，使用异体软组织移植物进行成人手术式的内侧髌股韧带重建，从内侧髌骨一个 5mm 的汇聚式骨隧道将该移植物拉出并用生物复合材料干扰螺钉固定至股骨。最后，采取此方案的理由是，骨龄为 12 岁的女孩 MRI 显示骨骺已经很薄，剩余生长空间较小，在固定移植物后，与将螺钉置于"保留骨骺"的位置相比，将螺钉置于更等距和更符合解剖的位置可使髌骨的感觉和轨迹更佳。此外，医源性生长障碍的风险很小，即便在少数情况下发生，随之而来的进行性内翻生长实际上将有助于矫正机械轴线的外翻畸形。如果当前患者的骨龄再小 1～2 岁，笔者会实施保留骨骺的内侧髌股韧带重建手术，即将螺钉置于骨骺远端平行于骨骺的位置。我的方法也会有所不同，我将不使用生长调节技术。原因包括：①患者仅有轻度的机械轴线畸形；②患者剩余生长空间较小，因此矫正的潜力有限；③用于调节生长的移植物多数需要通过二次手术取出，这显著增加了看护患者的花销；④移植物需放置在内侧髌股韧带附近，这可能会影响股骨隧道的建立。如果当前患者为骨龄 12

岁的男孩或骨龄 10 岁的女孩，我将增加生长调节操作。在患者滑车发育不良、TT-TG 值升高、高位髌骨，以及股骨颈扭转角增大方面，笔者将不会进行手术干预，这些异常都相对较轻（除滑车发育不良较重以外）。笔者会明确告知家属，如果在患者骨骼未成熟时对这些残留的危险因素进行干预，则未来可能需要进行截骨手术。

五、阿根廷的观点和治疗建议（Masquijo）

骨骼未成熟患者的复发性髌骨不稳是一个具有挑战性的难题。髌骨在滑车沟的正常运动是由几个解剖结构之间的复杂相互作用决定的。本病例中患者存在多种解剖危险因素，包括了膝外翻、高位髌骨，以及滑车发育不良。引导生长的方法在合并明显膝外翻和髌股关节不稳的骨骼未成熟患者中具有明确作用。我倾向于先在股骨远端内侧放置单钛板张力带固定来引导生长，在移除内植物后再进行内侧髌股关节复合体（MPFC）重建。相比于经骺螺钉，我更喜欢钛板，因其不会破坏骨骺，可最大限度降低过早生长停滞的可能性，且其易于移除。在进行生长引导后，一般每 3 个月对患者进行一次随访，当患者的机械轴线恢复正常后移除内植物。最近一项研究表明，矫正前腿机械轴线与内侧胫骨结节对 Q 角的作用相似，这对于该患者的临界 TT-TG 值是有益的[3]。

笔者倾向于对青少年复发性髌股不稳患者实施内侧髌股关节复合体重建。该技术可以重建内侧股四头肌肌腱股骨韧带（MQTFL）和内侧髌股韧带，并且可以避免经髌股钻孔锚定可能导致的骨折，因此我倾向于使用此项技术[4, 5]。采用标准入路的膝关节镜可以解决相关的软骨损伤问题。笔者使用自体腘绳肌肌腱或异体移植物来进行内侧髌股关节复合体重建。使用 Whipstitch 技术在远端实现移植物的双束重建，重建内侧股四头肌肌腱股骨韧带／内侧髌股韧带的移植物长度为 50～60mm，其中置入股骨套内的移植物长度为 15～20mm。近端束应略长于远端束，以便其到达股四头肌肌腱。在后前位 X 线片上，一根导线位于股骨远端内侧生长板的远端，在侧位 X 线片上其与后方股骨皮质对齐。在股骨远端骨骺的远端建立一个 15mm 长的股骨套。移植物通过干扰张力螺钉固定于股骨，然后穿过筋膜与滑膜之间的软组织间隙到达髌骨上半部。膝关节屈曲 30°～40° 时将髌骨置于滑车正中，调整移植物的长度维持髌骨在滑车沟中间。使用一个 3.5mm 的固定锚钉将髌骨束固定在髌骨内侧近端 1/3 与远端 1/2 交界处。四头肌束穿过股直肌上的孔后，使用不可吸收缝线在合适的张力下将其固定于自身。最终在膝关节伸直时评估髌骨滑动情况。将移植物固定于适当位置时，髌骨可移位 1/4 髌骨宽的距离，这样可在不过度约束髌骨的同时避免其轨迹异常[6]。对于复发性髌骨脱位的患者，笔者很少同期行外侧支持带延长术。如果麻醉下髌骨可翻至正中，我会避免此额外步骤。根据笔者的实践经验，外侧支持带延长术多用于习惯性或不可复位的髌骨脱位患者。

长期以来，外科医生们认为高位髌骨是复发性髌骨不稳的危险因素。高位髌骨意味着髌骨在膝关节屈曲晚期才与滑车啮合，导致髌骨在膝关节屈曲早期更易发生侧向脱位。研究[7, 8]表明，内侧髌股韧带重建可以降低髌骨高度、纠正高位髌骨。虽然报道称纠正程度有限（CD 指数下降为 11%～16%），但其足以纠正包括本病例在内的临界性高位髌骨。

滑车发育不良包括滑车沟的形状异常和深度异常，常见于复发性髌股关节不稳定者。已报道几种不同类型的成人凹槽加深滑车成形术疗效可靠[9]。但对于骨骼未成熟患者而言，滑车成形具有潜在损伤股骨远端生长板，导致生长障碍的风险。此外，也有一些近期证据表明髌骨重塑可能适用于非常年轻的髌骨不稳患者[10]。因此，我避免对此类患者实施滑车成形手术。

此病例中的患者无韧带过度松弛（Beighton

评分 5/9）。笔者在临床实践中发现广泛性韧带松弛也是一个手术决策的重要因素。如果一名患者具有与本病例患者相似的特征且 Beighton 评分较高（＞6/9），笔者会更积极地干预危险因素。对此类患者，笔者会实施远端重建（胫骨结节骨膜移植）联合内侧髌股关节复合体重建，为移植物创造最有利的条件。

六、法国的观点和治疗建议（Chotel）

该女孩骨骼接近成熟，同时具有间歇性髌骨不稳。女孩的骨骼成熟一般与月经初潮相伴随，发生于骨龄 13.5 岁。因此，骨龄 12 岁的女孩应该在未来 16～20 个月骨骼发育成熟。在这种情况下，应谨慎解读 Beighton 评分，儿童诊断广泛性韧带过度松弛的临界值为 6 分（满分 9 分），成人为 4 分（满分 9 分）。一位 12 岁的女孩评分为 5 分（满分 9 分），即考虑为广泛性韧带过度松弛。这是关节不稳术后复发的危险因素，因此需要考虑包括截骨的 "àla carte" 手术步骤组合。

分析该患者髌骨不稳的主要因素，包括 Dejour B 型滑车发育不良（膝关节侧位 X 线片可见明显肿块）、高位髌骨、内侧髌股韧带功能不全（J 字征和伸展时髌骨倾斜）。作者报道 TT-TG 值正常，临床体格检查外侧支持带无紧绷感。我们对该患者的治疗方法包含 Dejour 加深滑车成形和胫骨结节截骨远端移位联合内侧髌股韧带重建。为充分纠正不稳定的主要危险因素，此治疗方式需推迟至骨骼成熟（几个月）后。

不合并 TT-TG 值增加或旋转异常的下肢膝外翻只是髌骨不稳的次要危险因素。当合并下肢旋转畸形时，通过 X 线片角度测量分析膝外翻是容易被误导的。本病例术后第一次 X 线片提示过度矫正至膝内翻（图 8-10），而之后的第二次 X 线片提示恢复完美的下肢轴线（图 8-12），这是令人惊讶的。对于 BMI 正常的患者，只有当踝间距＞8～10cm 时才需要进行膝外翻的半髓骨干固定术。如果需要矫正膝外翻（骨龄 12.5—13 岁时），可以考虑行股骨远端内侧骨骺刮除术（Bowen 的步骤），但手术时间不能过早。本病例中，第一位作者选择了单侧膝外翻矫正联合内侧髌股韧带重建。如果不轻微过度矫正至骨骺固定一侧膝内翻，单侧膝外翻畸形矫正无法在末次随访时获得完美的机械轴线。

实施双侧膝外翻矫形也是一种选择（在髌骨不稳患者中滑车发育不良多为双侧）。通过骨骺刮除实现确切的髓骨干固定的优势在于可以避免二次手术移除内植物。本病例中患者膝外翻程度较轻，因此不考虑行半髓骨干固定术，该术式存在过度矫正的风险，机械性股骨远端外侧角的正常值是 85°～90°。

第一位作者的策略是在骨骺成熟前实施简单软组织手术联合单侧半髓骨干固定，这与我们的策略不同。尽管在术后 3 年随访期内显示功能结果优异，我们仍然担心术后 J 字征，以及髌骨恐惧试验阳性。这些与内侧髌股韧带功能不全有关。伸膝时滑车啮合不良的原因是高位髌骨。我们相信完美的髌骨稳定性将表现为髌骨恐惧试验阴性。

单独内侧髌股韧带重建可以减少髌骨高度，但 Caton-Deschamps 指数为 1.4 是过高的，其矫正需要截骨操作。对高位髌骨患者进行内侧髌股韧带重建会增加伸膝时韧带不等长的风险。尽管患者的髌腱可以在骨骼成熟前缩短，但如果可以等待几个月，届时骨性结构远移会更为准确。第二个观点是加深滑车成形需等待患者骨骼成熟后。因为存在股骨远端前部骨骺损伤，以及随之产生反折畸形的风险，不应对骨骼未成熟患者实施加深滑车成形术。此术式适用于 Dejour B 型和 D 型滑车发育不良的患者。本病例为单面、单斜坡髌骨，因此主要操作是去除骨赘，而不是重塑两个滑车关节面。

手术操作顺序，首先从内侧打开关节腔，检查内侧髌骨撕脱骨折碎片，如有必要则将其移除。第二步行胫骨粗隆截骨以便于实施加深滑车成形术。此后使用 2 枚前路螺钉进行胫骨结节远端移位，使术后 CD 指数达到 1.1。接下来进行内侧髌股韧带重建。我们采用腘绳肌肌腱进行成人 Fithian 手术（双股、股骨和髌骨隧道）和儿童 Die 手术（第三束内侧副韧带作为重建的反射性滑车）结合的内侧髌股韧带重建[11]。移植物张力是关键点，在本病例中调节移植物张力使伸膝时平移试验达到 0%（而不是对于没有广泛性韧带松弛的患者达到 10% 侧方残留移位）。该技术的优势在于双股重建形成锥形的强力移植物，且没有可能导致继发性隧道扩大来源的股骨隧道。最后，无须松解外侧支持带，内侧表面支持带成形即可。手术最后检查确认髌骨轨迹（伸膝完全时轻度髌骨内翻抵抗 J 字征）良好。

七、讨论

根据文献报道，股骨和胫骨解剖轴线之间外翻角的正常值＜6°[12]。该角度因患者的年龄、性别、身高和种族而异，因此对于区分生理性膝外翻与病理性膝外翻的绝对值尚无共识。膝外翻与外侧胫股关节、髌股关节的生物力学受力改变有关，它可以增加 Q 角与穿过膝关节的外侧合力矢量，引起髌骨外侧平移，导致髌股关节外侧接触压力和髌骨外侧不稳定性增加。因此，在治疗髌骨不稳时需要矫正膝外翻。对于骨骺开放的髌骨不稳患者而言，实施股骨远端生长调节的的指征是外翻角达到 10°，机械轴线位于外侧间室（正常应位于膝关节中心内侧）且股骨远端外侧角≤84°[1, 2]。

Metaizeau 等首先描述了用于临时性半骨骺干固定术的经骺螺钉技术[13]。该技术操作简单，位于关节囊外，而且微创易于快速功能恢复。与永久性消融骺板相比，该技术的优势在于不需要精准预测剩余生长量，矫正畸形后去除螺钉即可恢复正常生长。一种生长调节方法是 Stevens 推广的张力带钛板技术[14]。张力带钛板的优势在于植入物不需要像经骺螺钉一样穿过骨骺。然而，位于股骨远端骨骺内侧的钛板会干扰内侧髌股韧带的股骨端附着，因此不是植入物的理想选择[15]。

对于髌骨不稳而言，矫正膝外翻是否足够呢？Kearney和Mosca报道了15例合并膝外翻的髌骨不稳患者（26个膝关节）通过单独半骨骺干固定术使机械轴线恢复正常，多数患者的髌骨不稳症状得到了缓解[16]。然而，这15例患者中只有7例术前有髌骨脱位记录，7例患者中有4例在矫正膝外翻后仍有髌骨不稳症状。因此，单独生长调节可能是有作用的，但选择适合的患者则是困难的。此外，在逐渐矫正畸形的过程中应尽量避免持续发生髌骨不稳事件，此类事件增多会加重髌股关节的永久性损坏，导致更多功能丧失。

已有研究评估了骨骼未成熟患者进行内侧髌股韧带重建的安全性和疗效[17]。近期对7项研究的系统评价和Meta分析涉及了132例骨骼未成熟的内侧髌股韧带重建（126例患者），平均年龄为13.2岁（6—17岁），平均术后随访时间为4.8年（1.4～10年），患者报告的结果和再脱位发生率均显著改善。所有移植物均为自体移植物，其中最常见的是股薄肌肌腱（60.6%）。股骨固定的方法包括干扰螺钉（39.4%）、锚钉（38.6%），以及内侧副韧带或内收肌肌腱周围的软组织滑车（21.9%）。完成内侧髌股韧带重建后，混合Kujala评分由59.1分改善为84.6分。报告总并发症发生率为25%，包括5次再脱位（3.8%）和15次半脱位事件（11.4%）。无患者出现骺板过早闭合，3例患者出现移植物供区疼痛。自体移植物的选择和股骨固定方法均不会影响复发性不稳定或总体并发症的发生率。

1994年发表的里程碑式的文章确定了髌骨不稳的4个主要危险因素[18]。它们包括滑车发育不良、高位髌骨（CDI＞1.2）、髌骨倾斜＞20°，以及TT-TG值＞20mm。我们的患者存在这4个主要危险因素中的3个，但未进行手术干预。在髌骨不稳的所有解剖危险因素中，滑车发育不良被认为是最重要的危险因素。在骨骼发育未成熟患者中可见成人滑车发育不良的侧位X线片上的全部征象（交叉征、滑车上肿块和双轮廓征）[19]。滑车发育不良出生即存在，一般认为其形状主要由遗传因素决定。然而，股骨远端初级、次级骨骺与滑车的接近引发了一些如髌骨在滑车发育不良发生发展中的角色和贡献问题[20]。10—11岁的髌骨不稳患者接受治疗后滑车重塑支持了这一观点[10]。从治疗的角度来看，股骨远端骨骺前部与滑车的密切关系决定了骨骼未成熟患者无法行凹槽加深滑车成形术。近期一项研究报道了接近骨骼生长完成的青少年患者接受滑车成形术治疗的安全性[21]。对于骨骼未成熟患者，凹槽加深滑车成形术的替代术式为侧面提升滑车成形术，目前尚无研究证据支持此类人群接受该手术的疗效。因此，骨骼未成熟患者的滑车发育不良具有评估预后的价值，但未对其进行手术干预。

高位髌骨是髌骨不稳的危险因素，膝关节屈曲早期高位髌骨无法与滑车啮合，此时髌骨处于无约束的不稳定状态，因此需要对高位髌骨进行矫正。髌骨的高度通常在X线侧位片上进行评估，测量髌骨高度的方法有几种，2种最常见的方法包括Insall-Salvati比值和Caton-Deschamps指数。在MRI上可以获得髌骨滑车重叠指数。骨骼未成熟患者需要考虑的关键点是从近端至远端的髌骨骨化。因此，髌骨最远端未骨化部分在X线片上不可见。这将减少髌骨长度的测量值，增加髌骨下端与胫骨距离的测量值。这将会导致儿童髌骨高度测量值虚假升高。因此应考虑儿童的标准适龄Caton-Deschamps指数。如果成人出现高位髌骨，手术矫正方式为胫骨结节截骨和远端移位。骨骺损伤可能导致膝关节过伸，因此胫骨结节骨骺开放的骨骼未成熟患者禁忌行此类手术。髌腱缩短或转位是胫骨结节截骨的替代手术方式，它可以消除骨骼未成熟患者生长障碍的风险。然而在过去10年中，一些研究显示单独内侧髌股韧带重可以降低髌骨高度，在一定程度上矫正高位髌骨[7]。这主要是因为内侧髌股韧带从髌骨插入股骨的矢量是向内下方的，髌骨位置越高，内侧髌股韧带用于降低髌骨高度的矢量就越大。此原因与髌骨高度降低手术的并发症共同导致了外科医生处理骨骼未成熟患者高位髌骨的热情减低[22]。

病理性髌骨倾斜为＞20°，且不能被动矫正的髌骨倾斜。它提示包括外侧支持带在内的外侧结构紧张。病理性髌骨倾斜可以采取外侧支持带松解或外侧支持带延长的手术方式。虽然 MRI 提示我们的患者髌骨倾斜＞20°，但在手术室中可被动矫正至几乎中立的位置，因此无须行外侧支持带松解或外侧支持带延长手术。不符合适应证或操作不当的外侧支持带松解会导致医源性内侧关节不稳，应避免此类情况出现。

八、总结

本章重点介绍了骨骼未成熟患者复发性髌骨不稳的各种注意事项。来自世界各地的医生均认为该患者应该接受包括内侧髌股韧带重建在内的手术治疗。内侧髌股韧带重建的方式多种多样，包括移植物选择、髌骨固定、股骨固定，以及移植物张力。然而，主要争议在于对解剖性危险因素的手术决策。应同期矫正因素的范围分别是全部不干预、仅干预膝外翻和干预全部的主要危险因素。本章节知识包含解剖性危险因素的评估，解剖性危险因素对髌骨不稳的相对影响程度，以及矫正解剖性危险因素的手术技术。

参考文献

[1] Parikh SN, Redman C, Gopinathan NR. Simultaneous treatment for patellar instability and genu valgum in skeletally immature patients: a preliminary study. J Pediatr Orthop B. 2019 Mar;28(2):132-8.

[2] Shah A, Parikh SN. Medial patellofemoral ligament reconstruction with growth modulation in children with patellar instability and genu Valgum. Arthrosc Tech. 2020 Mar 31;9(4):e565-74.

[3] Flury A, Jud L, Hoch A, Camenzind RS, Fucentese SF. Linear influence of distal femur osteotomy on the Q-angle: one degree of varization alters the Q-angle by one degree. Knee Surg Sports Traumatol Arthrosc. 2020;9.

[4] Parikh SN, Wall EJ. Patellar fracture after medial patellofemoral ligament surgery: a report of five cases. J Bone Joint Surg Am. 2011;93(17):e97(1-8).

[5] Spang RC, Tepolt FA, Paschos NK, Redler LH, Davis EA, Kocher MS. Combined reconstruction of the medial patellofemoral ligament (MPFL) and medial quadriceps tendon-femoral ligament (MQTFL) for patellar instability in children and adolescents: surgical technique and outcomes. J Pediatr Orthop. 2019 Jan;39(1):e54-61.

[6] Elias JJ, Jones KC, Lalonde MK, Gabra JN, Rezvanifar SC, Cosgarea AJ. Allowing one quadrant of patellar lateral translation during medial patellofemoral ligament reconstruction successfully limits maltracking without overconstraining the patella. Knee Surg Sports Traumatol Arthrosc. 2018 Oct;26(10):2883-90.

[7] Lykissas MG, Li T, Eismann EA, Parikh SN. Does medial patellofemoral ligament reconstruction decrease patellar height? A preliminary report. J Pediatr Orthop. 2014 Jan;34(1):78-85.

[8] Fabricant PD, Ladenhauf HN, Salvati EA, Green DW. Medial patellofemoral ligament reconstruction improves radiographic measures of patella alta in children. Knee. 2014 Dec;21(6):1180-4.

[9] Longo UG, Vincenzo C, Mannering N, et al. Trochleoplasty techniques provide good clinical results in patients with trochlear dysplasia. Knee Surg Sports Traumatol Arthrosc. 2018;26(9):2640-58.

[10] Rajdev NR, Parikh SN. Femoral trochlea does not remodel after patellar stabilization in children older than 10 years of age. J Pediatr Orthop B. 2019;28(2):139-43.

[11] Chotel F, Bérard J, Raux S. Patellar instability in children and adolescents. Orthop Traumatol Surg Res. 2014;100(1 Suppl):S125-37.

[12] Heath CH, Staheli LT. Normal limits of knee angle in white children--genu varum and genu valgum. J Pediatr Orthop. 1993;13(2):259-62.

[13] Métaizeau JP, Wong-Chung J, Bertrand H, Pasquier P. Percutaneous epiphysiodesis using transphyseal screws (PETS). J Pediatr Orthop. 1998;18(3):363-9.

[14] Stevens PM. Guided growth for angular correction: a preliminary series using a tension band plate. J Pediatr Orthop. 2007;27(3):253-9.

[15] Bachmann M, Rutz E, Brunner R, Gaston MS, Hirschmann MT, Camathias C. Temporary hemiepiphysiodesis of the distal medial femur: MPFL in danger. Arch Orthop Trauma Surg. 2014;134(8):1059-64.

[16] Kearney SP, Mosca VS. Selective hemiepiphyseodesis for patellar instability with associated genu valgum. J Orthop. 2015;12(1):17-22.

[17] Shamrock AG, Day MA, Duchman KR, Glass N, Westermann RW. Medial patellofemoral ligament reconstruction in skeletally immature patients: a systematic review and meta-analysis. Orthop J Sports Med. 2019;7(7):2325967119855023.

[18] Dejour H, Walch G, Nove-Josserand L, Guier C. Factors of patellar instability: an anatomic radiographic study. Knee Surg Sports Traumatol Arthrosc. 1994;2(1):19-26.

[19] Lippacher S, Reichel H, Nelitz M. Radiological criteria for trochlear dysplasia in children and adolescents. J Pediatr Orthop B. 2011 Sep;20(5):341-4.

[20] Parikh SN, Rajdev N. Trochlear dysplasia and its relationship to the anterior distal femoral Physis. J Pediatr Orthop. 2019 Mar;39(3):e177-84.

[21] Nelitz M, Dreyhaupt J, Williams SRM. No growth disturbance after Trochleoplasty for recurrent patellar dislocation in adolescents with open growth plates. Am J Sports Med. 2018 Nov;46(13):3209-16.

[22] Bartsch A, Lubberts B, Mumme M, Egloff C, Pagenstert G. Does patella alta lead to worse clinical outcome in patients who undergo isolated medial patellofemoral ligament reconstruction? A systematic review. Arch Orthop Trauma Surg. 2018Nov; 138(11):1563-73.

第9章　滑车发育正常的初次髌骨脱位

Patellofemoral Instability in the Young Male Soccer Player with First-Time Dislocation, Closed Physes, Normal Trochlea: 17-Year-Old

Petri Sillanpää　Julian Feller　Laurie A. Hiemstra　著

高福强　王卫国　译

一、病例介绍

（一）病史

患者男性，17岁，运动活跃，高水平足球运动员，骨骺自然闭合，既往无膝关节不适，接触性暴力损伤导致跌倒和膝关节明显扭伤。他感到右膝突然疼痛，不得不立即离开球场。除膝关节急性疼痛外，他无法准确描述自己的感受，只能拄拐行走，膝关节肿胀。

（二）体格检查

膝关节内侧有明显的疼痛和压痛，膝关节明显肿胀，关节穿刺抽吸50ml血性液体。不能主动完全伸直，主动屈曲80°，被动ROM为0°～110°，能够用受伤的腿站立。膝关节内翻和外翻应力试验正常，前后抽屉试验无明显异常，但因疼痛导致肌肉紧张，上述体征难以确定。活动髌骨时会导致髌骨内侧显著疼痛，考虑急性髌骨外侧脱位，伴随损伤难以查明。

（三）影像学检查

阅读右膝受伤后当日的X线片，尽管在侧位片上怀疑有微小骨软骨损伤，但没有明确的骨折。髌骨位于中央，髌骨高度正常。需要MRI检查对疑似骨软骨损伤的位置做进一步确诊（图9-1至图9-3）。

（四）治疗建议

考虑到骨折块显著影响股骨外侧髁关节面，需要手术对骨软骨骨折进行固定。如果初次髌骨脱位没有适合固定的骨软骨骨折，可选择非手术治疗。对本例患者进行关节镜探查，用2个可吸收螺钉固定骨软骨骨折。由于髌骨明显不稳定，同时进行了内侧髌股韧带（MPFL）重建。取自体股薄肌肌腱，将移植物的游离端置于髌骨内侧直径3.5mm的盲端骨隧道中。移植物置于膝关节内侧第2层和第3层之间，移植物的反折端固定在股骨直径5mm的骨隧道内。通过标准侧位透视确认隧道位于解剖位置，并且在股骨侧固定前检查MPFL移植物的走行是否符合解剖学要求，在膝关节任何屈曲角度移植物都没有过紧。股骨侧固定采用直径5mm可吸收挤压螺钉。

二、康复和结果

手术后，在患者疼痛耐受的情况下进行膝关节自由活动康复训练，不使用支具制动。伸膝时

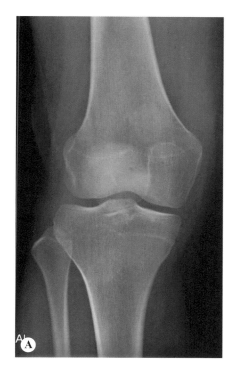 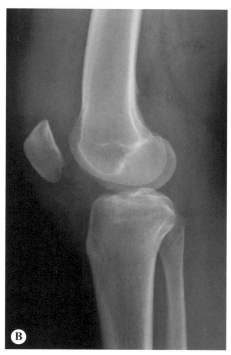

◀ 图 9-1　受伤当日的 X 线片

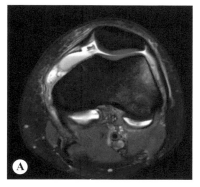 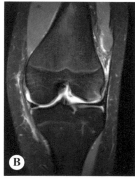 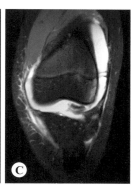 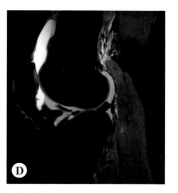

▲ 图 9-2　伤后第 2 天的 MRI 检查明确髌骨外侧脱位的诊断（内侧髌股韧带股骨附着点的断裂和股骨外侧髁骨挫伤）并显示股骨外侧髁处的骨软骨骨折。未见滑车发育不良或高位髌骨
A. 轴位；B 和 C. 冠状位；D. 矢状位

允许完全负重，2 周内屈膝部分负重。拐杖使用 4 周，直到疼痛缓解和肌肉力量恢复能够维持正常步态。应尽快达到完全伸膝，并在 3 周时屈曲达到 90°。患者可以在 4～5 周时正常行走，并在 6～8 周时恢复接近正常的日常活动，包括爬楼梯。该患者在 3 个月时可以跑步，并在 5 个月时返回体育场踢足球。随访发现，股骨侧骨软骨骨折愈合，术后 6 个月患者主诉无不适、无疼痛或不稳症状。

（一）关键要点

初次髌骨脱位发生时，内侧稳定结构（MPFL 是最重要的）具有有限但确切的自愈能力。因此，如果不存在明显的伴随损伤或复发性不稳定的危险因素，非手术治疗是一种可行的选择。当承重关节骨软骨骨折时，应尽可能固定骨折以重建关节面，同时进行髌骨的稳定手术（MPFL 重建）。

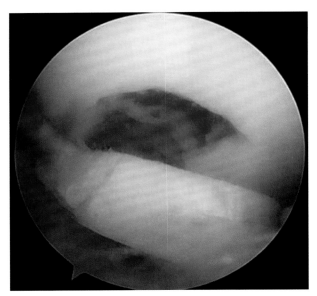

▲ 图 9-3 关节镜下可见股骨外侧髁骨软骨骨折并移位，碎片大小 9mm×18mm

（二）要点

- 初次髌骨脱位，常伴有 MPFL 损伤和骨软骨骨折。
- MRI 是确诊和评估是否合并骨软骨骨折所必需的检查。
- 手术指征是初次髌骨脱位合并需要固定的骨软骨骨折。

三、点评 1（Julian Feller，jfeller@osv.com.au）

初次髌骨脱位伴骨软骨骨折

这是一个有趣的病例，不仅仅是因为它凸显了影响决策的重要因素，还因为有一些不常见的情况。影响决策的重要因素包括患者的年龄、损伤的应力机制、有无复发性髌骨脱位的危险因素，以及是否存在移位的骨软骨骨折。

该患者有明确的损伤应力机制，而且没有脱位的危险因素，决定了他发生复发性髌骨不稳的风险较低。根据最近的一项系统性综述[1]，该风险<15%。

由于存在移位的骨软骨骨折碎片，这就涉及手术干预的问题。考虑到该碎片在 MRI 上的位置（前外侧），很可能会产生症状，因此需要手术干预。然而，骨软骨碎片贴敷在股骨外髁关节面而不引起任何症状的情况也不少见。在对一些复发性髌骨不稳进行髌骨稳定手术时，关节镜下可以看到这种骨软骨碎片。

一旦决定进行关节镜检查，就需要考虑骨软骨碎片是否适合复位和固定。在这个病例中，关节镜下看到骨软骨损伤发生在一个不常见的位置，它似乎位于股骨外侧髁的中心位置（内外平面）。一般情况下，这种病变往往是累及外侧髁的外侧边缘。

术中需要对这种碎片的愈合潜力进行评估，以决定是保留还是清除。积极的一面是该患者相对年轻，但碎片以软骨为主，底面没有或仅有少量骨组织，至少在前部是这样，这降低了愈合的机会。碎片的大小可能会影响术中是否修复的决策，笔者并不会因为它小得多就会清除它。

在关节镜下评估这些病变具有挑战性，越靠前就越困难。损伤的部位反映了髌骨脱位 / 复位时膝关节屈曲的程度，膝关节屈曲越大，所导致的病变位置就越靠后。令笔者印象深刻的是，这个患者的骨软骨碎片可以在关节镜下复位和固定，很多时候需要在关节前外侧做一个有限的切口来实现这一操作。固定的方式与笔者所用方法类似，尽管目标可能是使用 3 枚螺钉。

然后就是内侧髌股韧带（MPFL）修复或重建是否必要的问题。即使是急性损伤时 MPFL 的处理，重建的结果要优于修复或紧缩。对于这个患者，医生决定进行 MPFL 重建，但笔者认为无论是否重建都有合理的理由。

一方面，患者年轻，骨软骨碎片需要手术处理，因此再增加一个 MPFL 重建对术后恢复的影响相对较小。如此一来，MPFL 重建使脱位的复发风险进一步大大降低，据估算<15%。

另一方面，15% 的复发风险已经是相当低了，特别是当损伤机制是接触性暴力时，这与不存在复发危险因素的情况相一致。换言之，如果没有接触性暴力，髌骨一开始就不太可能脱位。如果没有骨软骨损伤，这个患者很可能会接受非手术治疗。因此，笔者强烈建议将手术限定在骨软骨碎片处理上。

四、点评 2 （Laurie A. Hiemstra）

Sillanpää 博士展示了一个病情相对简单的患者，该患者是一名年轻运动员，发生髌股关节初次脱位，没有明显的病理解剖学的危险因素。这个病例提出了几个有趣的问题，这与照护路径相关性较大，与这名运动员的最终治疗方法关系不大。膝关节损伤的早期评估，必要时早期进行影像学检查，是实现最佳患者康复效果的关键步骤，尤其是那些可能具有时间依赖性的可修复性骨软骨损伤的患者。

对这个患者，主要问题是对这名年轻患者进行早期诊断和影像学检查，以便通过固定骨软骨损伤和恢复膝关节稳定性取得最佳的手术治疗效果。这位年轻的运动员在受伤后的第 2 天接受了评估，这是急性膝关节损伤良好康复路径的一个例子。在许多国家，与能够提供明确诊断的运动医学医师或骨科医生等合适的从业者取得联系可能需要数周至数月的时间。这种延迟降低了潜在可固定的骨软骨碎片仍可固定的机会，还给运动员带来了显著的影响，延长了缺席比赛的时间，推迟了重返运动赛场的时间。

早期 MRI 检查是治疗成功的一个关键因素。

早期 MRI 检查能够除外前交叉韧带（anterior cruciate ligament，ACL）损伤，这是最常见的一个鉴别诊断。MRI 检查可以明确骨软骨骨折的存在、位置和大小，为尽快手术治疗提供了客观依据。MRI 对检查髌股关节脱位后的骨软骨损伤具有高度敏感性，在儿童和青少年中，34%～62% 的患者出现这些损伤[2, 3]。早期 MRI 使所有相关的骨软骨损伤能够得到及时处理，避免因忽视或漏诊这类骨折引发的不必要的问题。MRI 检查的一个优势在于可以评估髌股关节脱位的病理解剖学危险因素，这可能会改变手术治疗策略[4]。在许多国家，MRI 可能无法及时检查，或者并非所有患者都能负担得起。深入研究急诊 MRI 检查在初次髌股关节脱位中发现可修复的软骨病变的成本和临床效益，可能为推动该患者群体的早期影像学检查提供证据。

Silanpää 博士的治疗方案非常适合这个患者。治疗这位年轻运动员的主要目标是让他恢复全部运动功能，防止出现复发性脱位，并且将未来的膝关节问题降至最低。众所周知，髌股关节脱位与晚年的骨关节炎有关[5]。骨软骨骨折的一期修复和愈合将获得最佳的治疗结果，可以避免因出现软骨病变伴发疼痛症状或进展为骨关节炎导致的一些手术。尽早恢复运动并尽量减少适应时间将优化患者的运动状态和运动水平。当解剖结构相对正常，不存在可修复的骨软骨骨折的情况下，大多数专家会同意对首次髌股关节脱位选择非手术治疗。个别情况可能会影响更早的稳定。如果患者已经接受了麻醉、手术和康复治疗来处理骨软骨骨折，那么联合 MPFL 重建的效果会更佳，可以将伤害降到最低。

参考文献

[1] Huntington LS, Webster KE, Devitt BM, Scanlon JP, Feller JA. Factors associated with an increased risk of recurrence after a first-time patellar dislocation: a systematic review and meta-

analysis. Am J Sports Med. 2020;14(10):2552-62.

[2] Seeley MA, Knesek M, Vanderhave KL. Osteochondral injury after acute patellar dislocation in children and adolescents. J

Pediatr Orthop. 2013;33(5):511-8.

[3] Zaidi A, Babyn P, Astori I, et al. MRI of traumatic patellar dislocation in children. Pediatr Radiol. 2006;36(11):1163-70.

[4] Balcarek P, Ammon J, Frosch S, et al. Magnetic resonance imaging characteristics of the medial patellofemoral ligament lesion in acute lateral patellar dislocations considering trochlear dysplasia, patella alta, and tibial tuberosity-trochlear groove distance. Arthroscopy. 2010;26(7):926-35.

[5] Sanders TL, Pareek A, Johnson NR, et al. Patellofemoral arthritis after lateral patellar dislocation: a matched population-based analysis. Am J Sports Med. 2017;45(5):1012-7.

第 10 章 轻度滑车发育不良的髌骨脱位

The Patellofemoral Joint: A Case-Based Approach

Ashraf Abdelkafy　John P. Fulkerson　Ryosuke Kuroda　著

王　淇　王卫国　译

急性髌骨脱位的发病率为 5.8/100 000，在 10—17 岁年龄组高达 29.0/100 000[1, 2]。髌骨脱位非手术治疗的复发率为 15%～44%[2]，58% 的患者在首次脱位后会持续存在疼痛和机械性症状，55% 的患者无法恢复到脱位前的运动水平[3]。

一、病史和体格检查

髌骨稳定性的检查有数种方法，其中最重要的有：①髌骨外推试验，一般认为正常情况下髌骨的横向移动距离应少于髌骨横径的 1/2，若平移 ≥ 1/2 则表明髌骨内侧约束装置存在松弛，当这种松弛双侧不对称且有急性外伤史，通常代表着 MPFL 的损伤[4]。②髌骨恐惧试验，患者膝关节完全伸直，对髌骨施加力量外推，当患者诉恐惧和疼痛或股四头肌收缩以抵抗髌骨外移即为阳性。在上述两个检查中，无论是否存在硬或软的终点，以及是否存在恐惧反应，比绝对移动距离更重要的是与健侧膝关节的对比[5]。

患者男性，21 岁，冰球运动员，5 个月前发生右侧髌骨外伤性脱位，髌骨在伤后 15min 自动复位。在经过 5 天的休息、冰敷和强化物理治疗后，膝关节仍然肿胀，无法恢复比赛。在尝试恢复剧烈运动时，即便是穿戴了支具，患者仍有明显的髌骨不稳定感，伴有咔嗒声和错动。患者对侧膝关节既往曾接受胫骨结节前内移位截骨术，术后成功恢复运动。

二、影像学检查

常规 X 线片包括膝关节标准前后位、屈曲 30° 侧位和轴位相[6]。前后位必须为站立位相，这样能清晰显示髌骨与股骨的相对位置关系，同时能显示内外侧关节间隙是否狭窄[7]。拍摄侧位片时取侧卧位或站立位并保持膝关节屈曲 30°，以保证髌腱处于紧张状态，同时股骨后髁能够重叠。侧位片可以对髌骨的形态、厚度、高度［Caton-Deschamps（CD）指数和 Insall-Salvati（IS）指数］和滑车发育不良情况进行评估。

轴位片是膝关节屈曲 30° 的切线位片。在轴位片中，可以通过测量髌骨适合角（congruence angle），发现髌骨外侧半脱位和髌骨倾斜[8]。CT 检查非常重要，因为它对患者拍摄体位要求不高，可以获得髌股关节（PFJ）真实的轴位相。我们借助 CT 可以测量胫骨结节 – 股骨滑车值（TT-TG 值）、外侧髌骨倾斜角和滑车发育不良程度。MRI 则是评估髌股关节内侧软组织约束、内侧髌股复合体（MPFC），以及髌股关节软骨情况的必要手段。

患者膝关节屈曲 30° 轴位片提示右髌骨向外侧移位，但无骨性损伤（图 10-1）。MRI 显示髌骨远端内侧关节软骨 3 级损伤伴外侧半脱位，外侧滑车的关节边缘也存在着 3 级软骨损伤。测量 TT-TG 值为 18mm，Caton-Deschamps 指数为 1.2，近端滑车为 Dejour B 型，但无法获得正交视图（图 10-1 膝关节屈曲 30° 轴位片远端滑车显露的更多）。

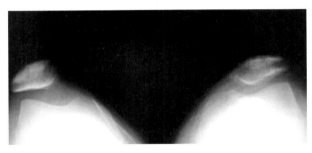

▲ 图 10-1　右侧髌骨向外侧移位

三、诊断性关节镜检查

患者在康复失败后（反复出现不稳定感，但未再发生髌骨完全性脱位）接受了膝关节镜检查，显示髌骨远端内侧和股骨外侧滑车损伤、髌骨外移和髌股内侧复合体间质性损伤（图 10-2）。

四、供选治疗方式

1. 病灶清理后恢复性康复和非手术治疗。

2. 单纯 MPFC 重建［内侧髌骨韧带（MPFL）或内侧股四头肌肌腱股骨韧带（MQTFL）重建］。

3. MPFC 重建加外侧支持带松解或延长。

4. 内移胫骨结节截骨术（tibial tuberosity osteotomy，TTO）和 MPFC 重建。

5. 自体骨软骨移植（osteochondral autograft transp-lantation，OAT）或自体软骨细胞移植（autologous chondrocyte implantation，ACI）关节面重建加 MPFC 重建。

6. 单纯胫骨结节前内移位截骨。

7. 胫骨结节前内移位截骨加 MPFC 重建。

8. 胫骨结节前内移位截骨加 ACI。

9. 单纯股骨滑车成形术。

10. 股骨滑车成形术加 MPFC 重建。

11. 股骨滑车成形术加胫骨结节前内移位截骨及 ACI。

五、本病例情况小结

- MPFL 撕裂。
- 髌骨远端内侧关节面损伤。
- 股骨外侧滑车损伤。

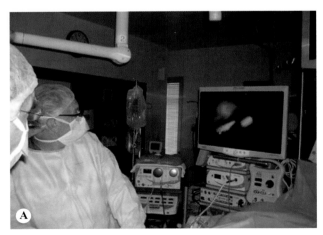

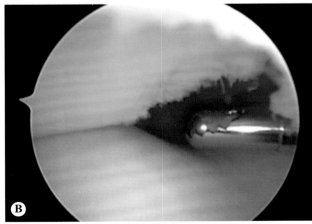

▲ 图 10-2　A. 诊断性膝关节镜手术；B. 髌骨远端内侧软骨损伤

- 髌骨外侧移位。
- TT-TG 值为 18mm。
- CD 指数 1.2。
- Dejour B 型滑车发育不良。

六、终选治疗方案"1"（Abdelkafy 和 Fulkerson）

选择治疗方式 7：胫骨结节前内移位截骨加 MPFC 重建（或胫骨结节前内移位加 MPFL 重建）（图 10-3）。

七、终选治疗方案"2"（Kuroda）

选择治疗方式 2：单纯 MPFC（MPFL 或 MQTFL）重建。

八、关于终选治疗方案"1"的讨论（Abdelkafy 和 Fulkerson）

胫骨结节的内移使髌骨的接触压力随之内移。因此对于髌骨轨迹外移的情况，这一术式提高了整体的一致性，在减轻外侧不稳定性的同时平衡了整体接触压力。然而对于髌骨轨迹正常的情况，或者胫骨结节过度内移，则会打破关节的一致性，从而增加整体接触压力和局部负荷，最终造成医源性的膝关节内侧间室压力增加。此外，胫骨结节前移可降低关节反作用力。前移 10～15mm 即可使 PFJ 应力降低 20%，前移 20mm 可减少 50% 的髌股压力。大多数患者只需要 ≤ 10mm 的前移，这通过前内移位（anteromedialization，AMZ）手术可以轻松实现。

对于胫骨结节偏外（TT-TG 值 >20mm）+ PFJ 不稳 + 外侧或远端软骨损伤的患者，AMZ 通过将接触区域移向近侧和内侧，以及改善髌股关节运动轨迹来减少外侧关节面的压力，降低髌股关节的整体接触应力。AMZ 还可以将髌骨下极上翘，使髌骨远端的软骨损伤免于受力。

AMZ 完成后，术者需考虑是否通过 MPFL 或 MQTFL 重建来修复 MPFC[8]。在恢复关节运动轨迹平衡和损伤区域免于受力后，不再需要常规行 ACI。因为 AMZ 手术使髌骨在屈曲时能够提前接触滑车，从而更快地进入滑车沟深处，因此滑车成形术一般也是不需要的。

单纯的 MPFC 重建是个小手术，可以防止髌骨再脱位，或许是多数外科医生的首选。然而是否加行 AMZ，在很大程度上取决于医生对关

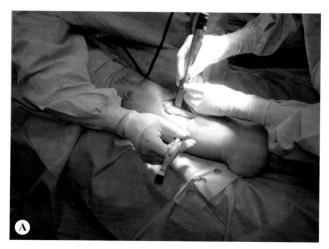
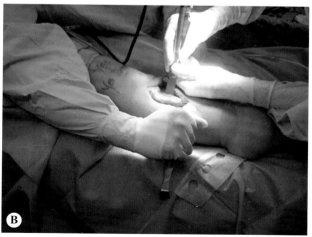

▲ 图 10-3　**A.** 胫骨结节前内移位；**B.** 胫骨结节前内移位。注意骨刀的倾斜方向

节病变的评估，以及这些病变部位免于受力是否会带来更好的疗效。考虑到该患者的 TT-TG 值为 18mm（＜20mm），这种治疗方式的选择是合理的。对侧膝关节的检查和基线运动轨迹模式的建立也有助于治疗方式的选择，若对侧膝关节存在 J 字征阳性或有明确的髌骨轨迹外移，将增加 AMZ 手术的必要性。在这种情况下，明智的做法是同时做好 MPFC 重建和 AMZ 的术前准备，以便于医生通过术中评估来决定最终的手术方式。

九、关于终选治疗方案 "2" 的讨论（Kuroda）

既往研究表明，与成年患者相比，年轻患者复发髌骨脱位的风险更高[9, 10]。特别是合并滑车发育不良、高位髌骨和 TT-TG 值增大等其他危险因素的年轻患者，在首次脱位后发生再脱位的比值显著升高（如这名患者）[11, 12]。在本名患者的术前评估中，需要考虑的危险或不利因素是其 Dejour B 型股骨滑车和 18mm 的 TT-TG 值。其他骨性异常，如肢体旋转对线不良和外翻的情况未知。

考虑到手术的损伤程度，MPFL 重建将是最合理的选择。虽然近端滑车的形状是扁平的，但在屈曲时其远端部分仍为沟槽状。因此，如果进行 MPFL 重建，滑车发育不良的程度似乎影响不大。此外，即使是 TT-TG 值＞20mm 的患者，我们行单纯 MFPL 重建也获得了满意的结果[13]。因此，至少对该例患者来说，在进行 MPFL 重建同时，18mm 的 TT-TG 值并不是胫骨结节内移截骨的指征。因此，我推荐单纯的 MPFL 重建。术中应检查髌骨轨迹和髌骨紧张度，必要时增加外侧松解。

十、关键要点（框 10-1 至框 10-4）

- 急性外伤性髌骨脱位保守治疗后复发率较

高，半数以上患者持续疼痛，无法恢复到脱位前的运动水平。

- X 线片、CT 和 MRI 检查对每个髌骨不稳患者的术前评估都是十分必要的。

- 髌骨和屈戍关节软骨损伤的准确诊断非常重要，因为这将影响治疗计划的制订和最终的治疗结果。

- 对于外侧或远端软骨损伤的患者，AMZ 手术通过向近端和内侧转移接触区域来降低髌骨外侧压力和髌股关节整体接触应力。AMZ 手术还将髌骨下极向上翘起，使远端的髌软骨损伤区域免于受力。

- 对于 TT-TG 值＜20mm、无或有轻度滑车发育不良、肢体对线正常、髌骨高度正常且无外侧支持带紧张的病例，单纯 MPFL 重建是一个合理的选择。

框 10-1
对于胫骨结节偏外（TT-TG 值＞20mm）+PFJ 不稳定＋外侧或远端软骨损伤的患者，胫骨结节前内移位（AMZ）通过把接触区域向近端和内侧转移，以及改善 PF 轨迹降低外侧压力和髌股关节的整体接触应力，可缓解疼痛

框 10-2
AMZ 将髌骨下端向上翘起，使远端髌软骨损伤免于受力

框 10-3
10～15mm 的胫骨结节前移可将 PFJ 应力降低20%，而 20mm 的前移可将髌股关节压力降低 50%

框 10-4
当 TT-TG 值的增大在 20mm 以内、无或有轻度滑车发育不良、肢体对线正常、髌骨高度正常且无外侧支持带紧张时，单纯的 MPFL 重建是一个合理的选择

参考文献

[1] Fithian DC, Paxton EW, Stone ML, Silva P, Davis DK, Elias DA, et al. Epidemiology and natural history of acute patellar dislocation. Am J Sports Med. 2004;32:1114-21.

[2] Hawkins RJ, Bell RH, Anisette G. Acute patellar dislocations. The natural history. Am J Sports Med. 1986;14:117-20.

[3] Atkin DM, Fithian DC, Marangi KS, Stone ML, Dobson BE, Mendelsohn C. Characteristics of patients with primary acute lateral patellar dislocation and their recovery within the first 6 months of injury. Am J Sports Med. 2000;28:472-9.

[4] Kolowich PA, Paulos LE, Rosenberg TD. Lateral release of the patella: indications and contraindications. Am J Sports Med. 1990;18:359-65.

[5] Zaffagnini S, Dejour D, Arendt E. Patellofemoral pain, instability and arthritis: clinical presentation, imaging, and treatment. Berlin: Springer; 2010.

[6] Tjoumakaris F, Forsythe B, Bradley JP. Patellofemoral instability in athletes: treatment via modified fulkerson osteotomy and lateral release. Am J Sports Med. 2010;38(5):992-9.

[7] Endo Y, Shubin Stein BE, Potter HG. Radiologic assessment of patellofemoral pain in the athlete. Sports Health. 2011;3(2):195-210.

[8] Tanaka MJ, Tompkins MA, Fulkerson JP. Radiographic landmarks for the anterior attachment of the medial patellofemoral complex.

Arthroscopy. 2019;35(4):1141-6. https://doi. org/10.1016/j.arthro.2018.08.052. Epub 2019 Jan 3.

[9] Lewallen L, McIntosh A, Dahm D. First-time patellofemoral dislocation: risk factors for recurrent instability. J Knee Surg. 2015;28(4):303-9.

[10] Christensen TC, Sanders TL, Pareek A, Mohan R, Dahm DL, Krych AJ. Risk factors and time to recurrent ipsilateral and contralateral patellar dislocations. Am J Sports Med. 2017; 45(9):2105-10.

[11] Arendt EA, Askenberger M, Agel J, Tompkins MA. Risk of redislocation after primary patellar dislocation: a clinical prediction model based on magnetic resonance imaging variables. Am J Sports Med. 2018;46(14):3385-90.

[12] Sanders TL, Pareek A, Hewett TE, Stuart MJ, Dahm DL, Krych AJ. High rate of recurrent patellar dislocation in skeletally immature patients: a long-term population-based study. Knee Surg Sports Traumatol Arthrosc. 2018;26(4):1037-43.

[13] Matsushita T, Kuroda R, Oka S, Matsumoto T, Takayama K, Kurosaka M. Clinical outcomes of medial patellofemoral ligament reconstruction in patients with an increased tibial tuberosity-trochlear groove distance. Knee Surg Sports Traumatol Arthrosc. 2014;22(10):2438-44.

第 11 章　滑车发育不良合并胫骨结节外移和高位髌骨的复发性髌骨脱位

Patellofemoral Case Study: Patella Instability, High TT-TG, Patella Alta + Trochlear Dysplasia in a Skeletally Mature Female

Jason L. Koh　Andrew Cosgarea　Phillippe Neyret　Elizabeth A. Arendt　著

王佰亮　译

一、病例介绍（Jason L. Koh）

患者女性，16 岁，在去工作途中，出现了双侧膝关节不稳并导致肢体功能障碍。其脱位在日常生活活动中发生，导致患者无法跑跳，只能侧身下楼。查体可见：患者为外表健康、容貌正常、智商超常的年轻女性。其拇指掌屈可与前臂平行，示指过伸可与前臂伸成 80°，肘关节无过伸。膝关节活动度为 –3°～145°。

患者行走时需微屈膝，以限制髌骨的侧方移动。

左膝关节伸直时有明显的外移 / 脱位，并有明显的 J 字征，外侧脱位时无终点限制。伸膝时，髌骨不能很容易地向内平移。髌骨恐惧试验阳性。胫骨结节外移明显。膝关节屈曲时可固定髌骨，但屈曲至 90° 后易于外侧移位。移位过程中无骨擦音。右膝检查同左膝。

其既往治疗包括髌骨支具，医生建议待骺板闭合后再进行治疗。

引起注意的是，她有非常明确的家族史。其母亲、阿姨和表亲都患有反复发作的髌股关节不稳定。

侧位 X 线片显示交叉征和显著的高位髌骨，Insall-Salvati 指数和 Caton-Deschamps 指数比值均为 1 : 2。滑车近端隆起。轴位 X 线片（图 11–1）显示滑车严重发育不良，骺板已闭。

CT 显示明显的发育不良和高位髌骨（图 11–2）。

MRI 显示 MPFL 功能不全且有明显的滑车发育不良和局部隆起（图 11–3）。胫骨结节 – 股骨滑车的水平距离（TT-TG 值）为 25mm。

鉴于患者目前肢体活动障碍，且有反复发作和非手术治疗失败的病史，建议其接受手术治疗。最初，手术方案包括外侧支持带延长，双侧髌股内侧支持带重建，以及胫骨结节向远端及内侧分别移位 1cm[1]。术后患者功能有所改善，但仍有明显的 J 字征和疼痛。

考虑到患者有持续的不适，决定为其进行滑车成形术。术前规划时，以 CT 数据制作 3D 打印模型（图 11–4）。然后在模型上行虚拟手术，

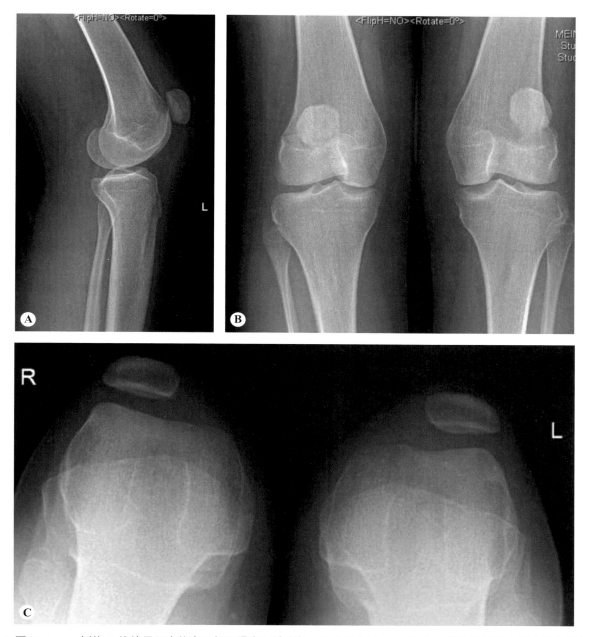

▲ 图 11-1　**A.** 侧位 X 线片显示高位交叉征和滑车近端隆起；**B.** 骺板闭合；**C.** 轴位 X 线片显示滑车严重发育不良

按照计划电锯截骨，并在骨瓣下切除部分股骨远端，加深滑车沟，使其与髌骨轮廓匹配。

患者行滑车成形术[2]。显露滑车近端，锯片抬起近端较厚的骨软骨片。使用锯和钻去除近端隆起，并加深骨片下的滑车沟（图 11-5）。确定其与滑车对齐，并使用 10 号刀片劈开骨软骨片。最后用无头金属螺钉固定骨片。

术后立即开始锻炼活动范围，4 周内膝关节伸直位部分负重，然后逐步完全负重。术后恢复过程顺利，J 字征消失。术后 X 线片（图 11-6）显示滑车改善，隆起消失，无交叉征。残留部分高位髌骨（1∶1.3）。

2 个月后关节镜复查显示截骨处愈合，中央缺损处与纤维软骨愈合良好（图 11-7）。

患者无特殊主诉，并可以进行体育活动。

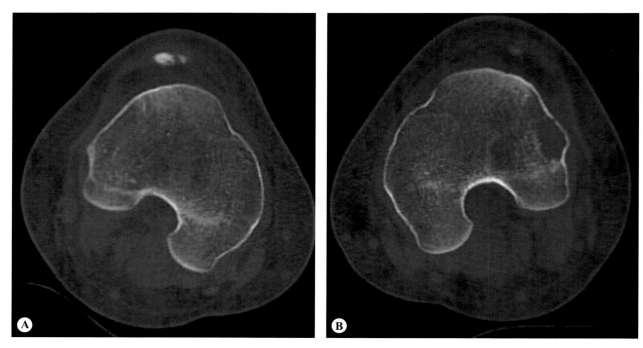

▲ 图 11-2 双膝 CT 检查

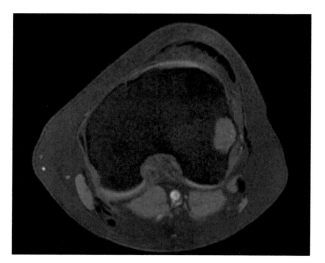

▲ 图 11-3 MRI

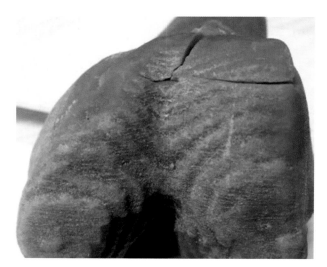

▲ 图 11-4 左膝 3D 打印模型

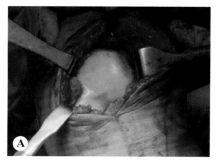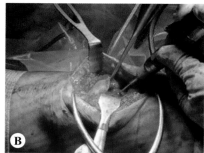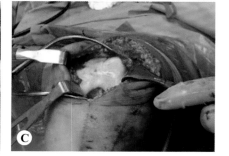

▲ 图 11-5 A. 显露滑车。注意可见明显的发育不良。B. 骨软骨片抬高，滑车沟加深。C. 骨软骨片复位后的滑车沟

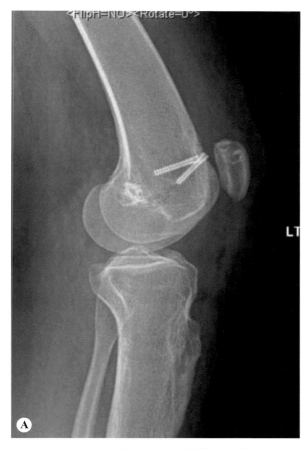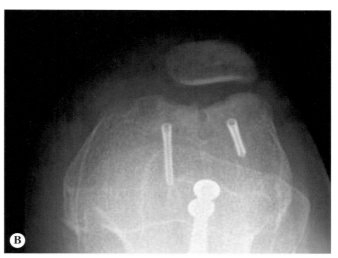

▲ 图 11-6　A. 侧位 X 线片显示隆起消失，滑车加深；B. 轴位 X 线片显示滑车加深

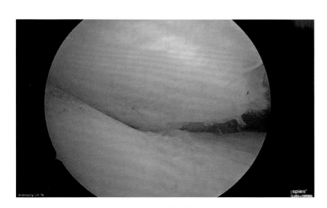

▲ 图 11-7　关节镜下滑车图

二、Andrew Cosgarea 的点评

在回顾病例特点和影像资料后，笔者会采取同样的治疗方法，首先尝试用内侧髌股韧带重建术（medial patellofemoral ligament reconstruction，MPFLR）和胫骨结节截骨术（TTO）。笔者使用

的技术可能会略有不同，但并没有太大区别。

根据她的病史、体格检查和 X 线检查，其主要临床问题如下。

- 髌股关节对线不良（TT-TG 值为 25mm）。
- 高位髌骨。
- 滑车发育不良（交叉征、滑车隆起）。
- 内侧功能不全（反复不稳、髌骨恐惧试验阳性、软终点内移）。
- 过度松弛（上肢关节检查）。

在保守治疗失败后，笔者建议行恢复髌股稳定性的手术，包括胫骨结节截骨术和内侧髌股韧带重建术（MPFLR）。

- 胫骨结节前内侧远端截骨术，为了将 TT-TG 值校正到 15mm，笔者将胫骨结节向内侧矫正 12~13mm。笔者发现由于内移后胫骨会轻微向外侧移位，因此需轻微的过度矫正。

笔者还会将胫骨结节远置，将 CD 指数从 2.0 调整到 1.2。远置的距离大概是 20mm，但这个距离在这些图像上不能直接测量。最后，笔者将以 30° 倾斜度截骨，以抵消螺钉加压造成的压缩，以及截骨面远端移位时出现的相对后移影响。虽然这种截骨术不能直接解决滑车发育不良相关的病理解剖问题，但足以对病理解剖问题做出弥补，并能防止髌股不稳的进一步发作。笔者也会在截骨时对外侧支持带行适度的松解，但笔者不反对延长外侧支持带。

- 在完成 TTO 后，笔者将使用单根同种异体半腱肌肌腱对 MPFL 进行重建。由于她的韧带过度松弛，笔者认为在该患者中异体移植比自体移植更可取。

如果她在髌骨高度和 TT-TG 值正常的情况下仍出现复发性不稳定，笔者建议将滑车成形术作为一种补救措施。笔者发现，大多数情况下 J 字征是轻微或无症状，无须特殊治疗，除非它与不稳定发作有关。在她这个特殊患者中，虽然需要同时进行胫骨结节前内侧远端截骨术和 MPFL 重建，但有理由相信滑车成形术仍是主要手术。

三、Phillippe Neyret 的点评

有严重的 PFJ 不稳定伴有数次髌骨脱位（偶然性髌骨脱位）。

侧位 X 线片显示，有双轮廓征和交叉征，并有突起（隆起）。交叉征位于远端，这意味着滑车"远端"呈扁平或凸形。此外，你可以看到高位髌骨，笔者无法测量 CD 指数。但是 CT 图片，在罗马拱层面上看不到髌骨（髌骨在上面），这意味着高位髌骨。

由于膝关节外旋增加，当髌骨位于滑车外侧时，TT-TG 值的测量并不可靠。

TT-TG 值不仅反映了 ATT 的外侧止点情况，还反映了股胫关节的外旋程度。

在这种情况下，由于这些形态解剖异常，笔

者建议在第一次手术中进行滑车成形术。

3D 打印模型很有趣，但笔者认为矫正不可能极尽远端，滑车远端没有矫正。我们仍然在术后侧位片中看到交叉征。

笔者还会根据 CD 指数将胫骨结节向远端调整。如果考虑到，当髌骨处于更好的位置时膝关节的外旋会减少，并且滑车沟的位置通过滑车成形术进一步改变，我们也会将胫骨结节内移，但不会过多调整。

笔者觉得需要排除旋转异常或力线异常，这对评估至关重要。

笔者还会评估髌腱的长度，以了解髌腱功能性缩短是否是僵直性的。如果肌腱长度>52mm，笔者建议行肌腱固定术，将肌腱固定在近端截骨位置。

四、Elizabeth Arendt 的点评

当医生试图对无法进行查体的患者给出治疗建议时，总是具有挑战性的。

但是，在这种情况下重点如下。

- 患者有严重的滑车发育不良（trochlear dysplasia, TD）并伴有 J 字征，这可致残。基于她习惯性的下蹲步态，以防止膝盖完全伸展时脱位，以及她恐惧下楼。

尽管我们还不能清晰地描述 J 字征的特征（虽然有些人正在对此进行调查，并且逐渐趋近一个统一的系统），但笔者根据检查特征将 J 字征分为硬型或软型。

当髌骨真正跳入滑车沟时，表现为硬 J 字征，这通常在深度屈曲时发生。当患者较年轻时，可能没有骨摩擦音，但即使在年轻患者中也可能与骨摩擦音阳性有关，然后它变得难以忍受，意味着软骨磨损。

当髌骨平滑到滑车沟时，表现为软 J 字征，这通常在屈曲初期移位，通常没有骨摩擦音。这种软 J 字征往往更容易被患者耐受。

- 根据她的上肢检查，患者确实有过度松弛表现；她确实有轻微的膝过伸表现，但是程度

未达到过度松弛量表纳入要求。尽管如此，随着膝关节过伸和股四头肌收缩，她的高位髌骨可能会逐渐加重，导致髌骨进一步向上移位。由于她已有蹲行步态，笔者认为这和她的疾病无关。

- 根据膝关节站立位检查图像（滑车沟的壁不在 AP 方向），某些断层影像及她的病史，笔者觉得可能存在与这一系列特征相关的肢体变异。这应该涵盖在体格检查中，至少包括髋关节活动度。可能在 J 字征中起重要作用的肢体变异是股骨前弓增加。在做出具体的手术决定之前，笔者会通过影像学（目前笔者所在的医院进行 CT 检查）对其进行评估。

- 笔者认为 TT-TG 值与该患者无关。由于她存在 TD，她的滑车沟极度内移，并且她的近端滑车沟位置较胫骨结节外侧偏移量更大，因此 TT-TG 值升高。过去可使用 TT-PCL[3]，但如果笔者是术者，会向远侧移动，会将胫骨结节向内侧移动，使结节沟角度为 0°，即将她的胫骨结节定位在膝关节屈曲 90° 时股骨中线上。根据测量距离试图将 25mm 调整为 <15mm，这可能导致她的胫骨结节过度内移，导致内侧胫骨和内侧髌股受力增加。

- 对于高位髌骨，笔者将远置胫骨结节，最大可达 15mm。她有明显的高位髌骨，但一旦滑车沟建立，滑车沟也有一定深度。整个滑车轨道并不浅，因此任何程度的髌骨 - 滑车接触都可能是足够的。

- 笔者通常提倡对患者进行一种骨性手术，理想情况下是行滑车成形术或胫骨结节截骨术。如果笔者觉得不具备滑车成形术的能力

或不愿意做，可能会将胫骨结节远端移位 15mm，向内侧调整胫骨结节使结节沟角度为 0°，并使用同种异体组织进行 MPFL 重建。笔者会在术中评估侧方松解度并根据需要延长，她可能需要侧方延长或松解。

- 如果不行滑车成形术，笔者会考虑行滑车沟成型术，并去除滑车表面凸起。术者必须小心，因为滑车沟成型术缩短了滑车沟，这对于不能完全矫正高位髌骨指数的人来说，可能是不利的。

- 综上所述，对于该患者，如果股骨前倾 <35°，笔者建议行滑车成形术，并根据上述参数行胫骨结节远端截骨术，术中决定是否需要行 MPFL 重建和外侧延长术。

五、关键要点

在严重骨异常的情况下尝试稳定髌骨时，需要考虑多种因素（框 11-1）。某些病例，在严重滑车发育不良的情况下，包括滑车成形术在内的重要骨性工程可能是必要或合适的。由于此类手术较为少见，因此使用 3D 打印来帮助可视化和模拟手术可能会降低医源性损伤的风险。

框 11-1
- 滑车发育不良是术后复发性不稳定的重要危险因素
- 高位髌骨是术后复发性不稳定的重要危险因素
- 滑车成形术可以成为解决严重滑车发育不良的成功技术
- 3D 打印可以辅助严重滑车发育不良的可视化

参考文献

[1] Koh JL, Stewart C. Patellar instability. Orthop Clin North Am. 2015;46(1):147–57.

[2] Dejour D, Saggin P. The sulcus deepening trochleoplasty-the Lyon's procedure. Int Orthop. 2010;34(2):311–6.

[3] Heidenreich MJ, Camp CL, Dahm DL, Stuart MJ, Levy BA, Krych AJ. The contribution of the tibial tubercle to patellar instability: analysis of tibial tubercle-trochlear groove (TT-TG) and tibial tubercle-posterior cruciate ligament (TT-PCL) distances. Knee Surg Sports Traumatol Arthrosc. 2017;25(8):2347–51.

第 12 章　合并软骨缺损高位髌骨和胫骨结节外移的髌股关节不稳

Patellofemoral Instability in a Young Patient with a Chondral Defect, Patella Alta and a Lateralized Tuberosity

Jack Farr　Jason L. Koh　Christian Lattermann　Julian Feller　Andrew Gudeman　著

高嘉翔　译

一、病例介绍

患者女性，23 岁，诊断为髌股关节不稳，同时合并大片髌骨软骨损伤、胫骨结节 - 股骨滑车值（TT-TG 值）增宽、静态髌骨半脱位，以及 Caton-Deschamps 指数升高。

最初就诊时，患者是一名 21 岁的运动员。某日患者正在进行冰球运动，滑冰争球时扭伤右膝，当即感到右膝移位但髌骨并未脱位。急诊予以患者制动、支具保护处理后准许出院，并嘱咐 2 天后复查。患者描述右膝内侧隐痛，日常活动时间断锐痛；否认皮肤红肿、积液、关节不稳或感觉障碍。

（一）体格检查 / 原始影像学检查

患膝活动度为 0°/5°/120°，对侧 0°/0°/150°。患者在充分保护下进行了 Lachman 试验。其髌骨外推为 1+，伴有恐惧感；髌骨内推可达 1+，同时合并髌骨倾斜。髋关节活动度在可接受范围内轻度受限。MRI 检查仅发现髌骨外侧关节面软骨轻度损伤（图 12-1）。

（二）非手术治疗

计划为患者进行为期 6 周的标准物理治疗和支具保护。在后续随访过程中，患者自觉膝关节疼痛较前改善，关节不稳情况并未进一步加重。期间嘱患者尽量避免体育运动，主动活动时需佩戴支具。在 6 个月随访时，考虑到患者的恢复情况，我们鼓励患者居家进行运动康复，并且在支具保护的前提下恢复运动，过程非常顺利。直到 4 个月前，她开始出现膝关节弹响，同时有髌骨滑脱甚至是扭转的感觉。患者目前已经毕业，并且在一所高中担任排球教练。日常执教过程中，患者在支具保护下可以顺利地沿直线跑步。体格检查发现膝前痛阳性，双侧膝关节活动度均为 0°/0°/150°。患者目前髌骨外推可达 2+，伴恐惧感；髌骨内推仍为 1+。结合她的当前病情，我们计划为患者行进一步的影像学检查。

（三）随访影像学检查

新的 MRI 再次提示髌骨外侧关节面软骨病变，目前可见 13mm×5mm 的非移位软骨层裂，伴有髌骨嵴区域软骨下骨应力性改变。滑车中

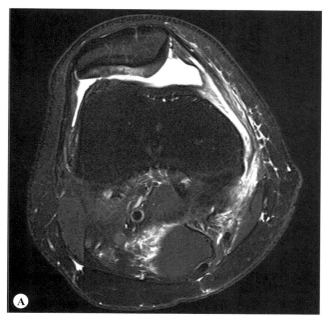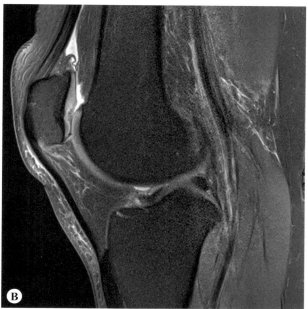

▲ 图 12-1　轴位、矢状位 T$_2$ 加权 MRI 显示髌骨外侧关节面软骨轻度损伤，未发现游离体

心呈现轻度软骨病变，其近端扁平（Dejour B 型滑车发育不良）。CD 指数高达 1.4，提示高位髌骨，此外合并髌骨外倾。半月板、交叉韧带结构完好，股四头肌肌腱轻度炎性改变，未见明显撕裂。她的 TT-TG 值为 22mm，胫骨结节 – 后交叉韧带间距为 24mm（图 12-2）。

（四）二次诊断意见

基于 MRI 复查的结果，进一步的诊疗计划包括关节镜检查术 + 软骨下注射骨髓浓缩物和脱钙骨基质，根据术中情况有可能重建内侧髌股韧带（MPFL），还可能行胫骨结节截骨术。然而，FN

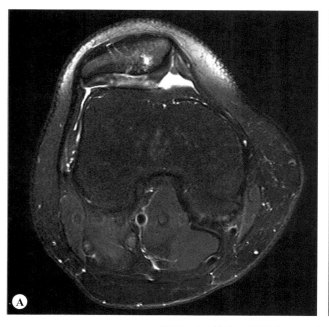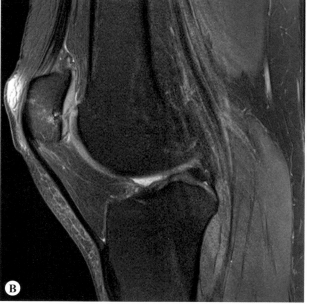

▲ 图 12-2　轴位、矢状位 MRI 显示髌骨的软骨层裂和应力性改变

医生对患者进行评估后推荐另一个诊疗方案，旋转 MRI 检查和关节镜检查术 + 常规 MPFL 重建。旋转剖面结果见表 12-1。

（五）一期关节镜检查

患者运动时持续出现髌股关节疼痛，伴数次髌骨半脱位发作，MRI 结果显示外侧关节软骨层裂。因此，她后续接受了诊断性关节镜检查、软骨成形术，以及基质诱导的自体软骨细胞移植（MACI）的活检，以便日后二次手术修复软骨缺损。关节镜检查结果发现外侧关节面存在大小范围为 20mm×15mm，程度为 3A、3B、3C 级不等的软骨病变，并且已初步得到控制。半月板、交叉韧带完好无损。麻醉后查体发现髌骨被动移位达 3 个象限，但并不会完全脱位。

（六）最终手术

患者 4 个月后重返手术室将 MACI 植入髌骨软骨缺损处（图 12-3）。此外，为恢复正常 CD 指数，术中将胫骨结节适当内移并向远端下移。患者同时接受了内侧股四头肌肌腱股骨韧带（MQTFL）和 MPFL 的双束重建，以及侧方延长。

（七）术后随访

患者术后恢复顺利，术后 2 周可在耐受情况下负重并开始接受物理治疗（图 12-4）。术后 6 周患者关节活动度恢复正常，并且继续巩固四联强化物理治疗。术后 3 个月时患者疼痛基本消失，查体发现髌骨内推和外推均为 1+。此时允许患者规律进行上下楼梯训练，但避免蹲起动作（图 12-5）。

二、病例点评

（一）Julian Feller

最初进行病例分析时，切忌漏诊前交叉韧带（ACL）撕裂。虽然患者膝关节并没有明显积液，

表 12-1　旋转 MRI 的结果

测量指标	右膝（患侧）	左　膝
股骨颈轴线与水平线夹角	4.5°	7.5°
后髁连线与水平线夹角	19°	18.5°
股骨前倾角	23.5°	26°
膝关节扭转	14.5°	9.5°
外侧胫骨扭转 / 胫骨外旋	28.5°	17°
TT-TG 值	22mm	22mm

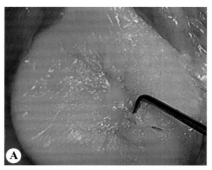 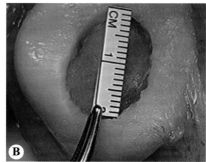 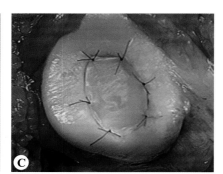

▲ 图 12-3　术中照片显示 MACI 植入髌骨软骨缺损处的过程

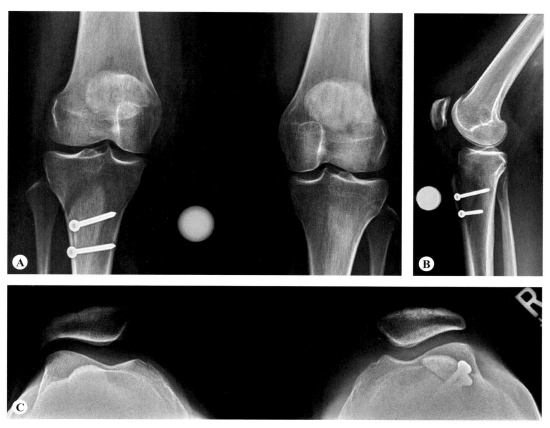

▲ 图 12-4 第一次术后 X 线片显示高位髌骨和髌骨外倾得到了改善

但仅凭这点并不能完全除外该诊断。考虑到患者膝关节内侧持续性疼痛伴髌骨不稳，笔者会沿着 MPFL 的走行区域仔细进行触诊，特别是股骨内上髁的部位。

本病例强调了鉴别诊断疼痛和关节不稳病因的重要性。髌股关节不稳定和软骨损伤均可导致疼痛和关节不稳定感，但后者很可能是疼痛引发的股四头肌功能受限所导致的。

病例中提到的几种关节软骨和软骨下骨之间、伴有积液的全层软骨损伤通常难以愈合，特别是髌股关节间室的软骨损伤[1]。

早期非手术治疗是非常适合的。笔者并不经常使用支具。早期使用固定支具可以起到缓解疼痛、防止跌倒的作用，但并不适合长期使用，笔者希望患者能尽快脱掉支具。如果患者正在被髌骨不稳的问题所困扰，使用特制的髌骨稳定性支具有利于早期回归正常生活和体育运动[2]。

根据保守治疗的随访结果，外科手术干预似乎是不可或缺的。在初次进行手术的关键节点，我们必须做出选择，究竟是同时修复软骨损伤并稳定髌骨，还是仅修复软骨损伤？这个问题并没有标准答案。保守观点建议一期修复软骨损伤，如果术后仍合并持续性髌骨不稳，再行二期手术。笔者更倾向于修复软骨损伤的同时兼顾髌骨稳定性，但总体而言，笔者的方法相较于本病例中的选择会更加保守一些。

但我们究竟该如何处理软骨损伤呢？

• 彻底修复软骨损伤？这点是很难成功的。

• 仅清理不稳定的软骨？笔者更倾向于选择该方法。根据临床经验，此方法的预后通常较好。

• 尝试利用修复组织填充缺损部位？考虑到受限的手术入路、坚硬并且难以穿透的软骨下骨，在该区域实施微骨折手术在技术上比较困难。即便勉强实施微骨折手术，损伤区都

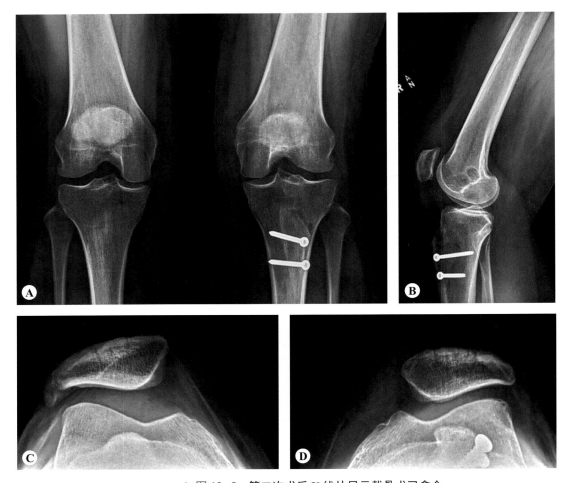

▲ 图 12-5　第二次术后 X 线片显示截骨术已愈合

不太可能产生大量的修复组织；并且会影响后续的 ACI 或 MACI 移植[3]。

- 一开始就进行 ACI 或 MACI 移植？个人观点认为此举过于激进，因为仅清理损伤的软骨就可以获得不错的疗效。

软骨成形术的几个技术要点如下。

- 与传统的全半径刨削刀相比，扇形的刨削刀头的损伤会更小，并且切缘更加光滑平整。
- 目前支持射频消融（有时又被称为"低温射频"或"可控低温射频"）的证据非常有限，而且该技术的成本比刨削刀更高[4]。

至于如何稳定髌骨，我们则需要把握好一个"度"。假如 MPFL 重建是最基本的，那么我们是否需要额外进行胫骨结节移位术或滑车成形术呢？本质上来讲，这是一个划定何时需要主动干预的尺度问题。就笔者而言，截骨的必要性取决于患者的髌骨是半脱位还是完全脱位，以及髌骨轨迹是否存在 J 字征。影像学的测量结果在制订手术方案的优先级方面暂列次要地位。

如果髌骨仅是半脱位，不论是否合并 J 字征，笔者都不会选择进行额外的截骨手术。然而，对于合并 J 字征的髌骨完全脱位，笔者则会相对积极地进行额外的截骨，通常是胫骨结节移位术。相比之下，不合并 J 字征的髌骨完全脱位是难以决断的中间情况。此时，是否额外进行截骨手术取决于影像学的测量结果。

总体来讲，笔者认为在不增加额外风险的前提下，教科书对于上述影像学测量值的规定范围可以适当放宽，这也是笔者目前的关注点之一。TT-TG 值取决于膝关节的屈曲角度[5]。在伸膝状态下，即便 TT-TG 值高达 24mm 就笔者而言也是非常乐意接受的。笔者可以接受伸膝状态下 TT-TG 值最高可以达到 24mm。在此标准下很少需要胫骨结节内移。髌骨高度方面，我们需要注意 CD 指数通常比 Insall-Salvati（IS）值小 0.1～0.2。如果 CD 指数 >1.2 或 IS 值 >1.4，笔者都不会选择胫骨结节下移[6]。

这就引出了胫骨结节移位术在治疗髌股关节软骨损伤中的作用问题。对于高位髌骨，软骨损伤通常好发于髌骨下极。这侧面反映了高位髌骨情况下，膝关节早期屈曲时髌股关节的接触面积较正常情况偏小，从而导致关节软骨承受更高的负载。胫骨结节下移术理论上能够通过增加髌股关节的接触面积降低上述软骨负载。笔者偶尔会采取这种方式，虽然也能够取得令人满意的效果，但是如果患者对侧髌股关节出现同样的病变，双侧均采取这种术式的效果往往会大打折扣。在这种特殊情况下，髌骨病变位于中心位置。除非胫骨结节下移导致髌骨位置过低，否则笔者不会担心髌骨接触部位的负载过大。考虑到胫骨结节内移可能会导致跪姿障碍，笔者并不会采取该操作。

（二）Christian Lattermann

最初进行病例分析时，首先需要为患者进行全面的膝关节查体，以除外其他外伤性疾病。

髌骨半脱位、弹出感，有时甚至患者自诉"髌骨向内侧移位"，这些情况都很常见。有趣的是，这些患者有时候并不是真正看到髌骨内侧移位，而是他们发现股骨内侧髁／滑车的内侧轮廓突出，误认为髌骨"向内侧移位"。

不伴积液的膝关节内侧疼痛很可能提示内侧副韧带（MCL）损伤，我们可以通过沿着 MPFL 走行方向触诊和外翻应力试验进一步协助诊断。MPFL 和 MCL 在关节内的解剖走行非常接近，但是可以通过仔细触诊进行甄别，如果"疼痛轨迹"大致沿 MPFL 走行提示 MPFL 损伤，而沿着 MCL 走行时则提示 MCL 损伤。

不伴积液的髌骨脱位多见于习惯性髌股关节不稳的患者，特别是合并有高位髌骨等力线异常的情况时更需要引起高度怀疑。此时应当对这些患者进行 Beighton 评分。

对于髌股关节不稳的患者，通常笔者会首先选择非手术治疗，除非明确合并游离体或大量的软组织损伤（如 MPFL、MCL 和内侧关节囊损伤）。此外，综合评估复发的危险因素也非常重要。

为了进一步评估非手术治疗的疾病复发风险及其预后，我们至少要计算 RIP 分值作为参考[7]。

后续随访

患者目前正在努力克服髌股关节不稳，但是仍伴有反复发作的疼痛和积液。这点非常令人担忧，因为软骨表面分泌的炎性滑液中富含大量的细胞因子，而细胞因子之间的相互作用又会蔓延到其他区域的软骨表面，继而造成炎症损伤。复查 MRI 提示软骨损伤与之前 13mm×5mm 的大小相比有继续扩大并加重的趋势，损伤区域似乎已经超过髌骨嵴中线，并且已经不是简单的外侧关节面损伤。如何测量髌骨高度成为困扰笔者的难题。根据影像学报告 CD 指数是 1.4，但我们并没有做 X 线检查，根据 MRI 影像所测量的 CD 指数没有这么高。矢状面髌骨对合指数（sagittal patella engagement）正常（>40%）。这提示患者可能在功能上没有高位髌骨。她的 TT-TG 值很高，TT-PCL 间距则处于临界值。

下面根据笔者的个人经验总结了胫骨结节截骨术（TTO）治疗髌股关节不稳的手术规划过程。

胫骨结节的侧位评估如下。

- 如果 TT-TG 值和 TT-PCL 间距都偏大：需要胫骨结节内移。
- 如果 TT-TG 值和 TT-PCL 间距都正常或处于正常高限：无须胫骨结节内移。
- 如果 TT-TG 值和 TT-PCL 间距的大小关系相反：重新评估并检查旋转畸形，大概率不需要胫骨结节内移。

本病例中 TT-TG 值为临界高值，TT-PCL 间距为正常高限；两者的大小关系相同，但都处于临界值。除非合并 TTO 的其他手术指征，否则我们不需要进行胫骨结节内移。后续笔者会将其矫正至正常值，并进行术中测量。

髌骨评估如下。

- 如果 CD 指数＞1.4 且 SPE＜30%：高位髌骨，需要胫骨结节下移。
- 如果 CD 指数＜1.2 且 SPE＞40%：无高位髌骨，无须胫骨结节下移。
- 如果 CD 指数＞1.4 且 SPE＞40%：利用 IS 值进行评估，如果结果依然难以解释，无须胫骨结节下移。

本病例的 CD 指数为 1.4（仍不确定），SPE 正常，没有充足的证据表明患者有高位髌骨，笔者需要 CD 指数和 SPE 两者都具有明确的指向性才可以做出诊断。除非合并 TTO 的其他手术指征，否则我们不需要进行胫骨结节下移。本病例我们考虑将 CD 指数按照影像学精确到厘米的测量结果矫正至正常。

处理软骨损伤。

- 是否合并阳性的临床症状：是，因此需要处理软骨损伤。
- 关节镜下清理术的优先级高于软骨重建术。笔者会在关节镜下清理软骨损伤，并且尽力恢复膝关节功能。接下来问题在于选择 MACI 活检，还是微骨折手术。考虑到没有数据支持微骨折手术的有效性，笔者已经多年没有进行该手术。对于髌骨或滑车部位存在软骨损伤的患者，笔者都会取活检，许多患者会持续有阳性症状 [8, 9]。
- 如果患者接受了 MACI 移植，笔者相信胫骨结节前移术也是必要的。该方法操作相对简单，生物力学优势明显；可以有效降低髌股关节中下部的接触应力，最高可达 25%[10]。正如胫骨高位截骨术（high tibial osteotomy，HTO）治疗胫股关节软骨损伤，笔者选择 TTO 的适应证比较宽泛。如果决定进行 TTO 手术，笔者会充分评估其他力线参数，然后通过 Fulkerson 截骨术将其恢复至解剖学的正常高值。

- 对于本病例，关节镜下软骨成形术和后续康复治疗均以失败而告终后，笔者下一步会计划畸形 MACI 移植和 TTO 手术，具体的参数为胫骨结节前移 1cm，内移 6～8mm，下移使 CD 指数为 1.2。
- MPFL：本病例中患者存在慢性髌骨外侧半脱位，MPFL 延长而外侧支持带短缩。笔者通常会在 TTO 术中松解外侧支持带，使其适当延长的同时又不会造成髌骨不稳[11]。至于 MPFL，笔者并不认为多余的 MPFL 会缩短，因此个人会选择双束 MPFL 重建术。在检查移植物长度变化时，笔者会全范围屈伸活动膝关节（本病例中因为 TTO 可能范围会相对减小且固定），最终在屈膝 40° 时确定移植物的长度。

最终本病例的治疗方案。

- 关节镜下软骨清理术，同时进行 MACI 活检。术后康复 8～12 周后再次评估，如果手术失败，继续进行以下操作。
- TTO：胫骨结节前移 10mm，内移 8mm，下移使 CD 指数为 1.2。
- MPFL 重建。
- 外侧支持带松解。
- MACI 移植。

（三）Joson Koh

在刚开始接触到该患者时，尽管并没有明确记录髌骨脱位事件，但患者存在膝关节"移位"并且曾导致跌倒，因此我们需要警惕韧带损伤和髌骨不稳。查体发现膝关节内侧疼痛，这提示可能发生内侧副韧带扭伤、内侧髌股韧带撕裂、半月板或软骨损伤。进行 Lachman 试验时患者并未完全放松，因此诊断价值有限。然而外推髌骨时患者伴有明显的恐惧感，该表现在多数情况下与髌骨不稳有关。

辅助检查方面笔者首选 X 线，但是考虑到患者是年轻的运动员，并且急性外伤后有明显的症状，所以笔者会选择 MRI 进一步评估病情。

MRI 结果提示 MPFL 撕裂、积液、部分软骨损伤，以及高位髌骨，笔者会推荐患者先尝试进行非手术治疗。尽管 MPFL 损伤和高位髌骨会增加患者二次受伤的风险，但考虑到患者病史中仅出现一次髌骨不稳，目前处于骨骺成熟的年龄，并且大学毕业后不会从事先前的高强度运动，我们认为非手术治疗的成功率将会很高。

非手术治疗的计划，早期物理治疗以恢复关节活动度为主，随后加强力量训练和指导性的姿势训练，规避髌骨脱位的高危动作和姿势。具体包括强化髋关节外旋肌群力量，避免落地或外旋动作下膝关节过度外翻、关节面塌陷。轻质加压护膝，或者具有外侧支撑功能的膝关节护具某种程度上能够起到激活股四头肌、改善膝关节功能的效果，但笔者并不认为这些防护措施会降低髌骨脱位的风险[12]。

伤后 10 个月患者出现髌骨不稳伴步行时疼痛。复查 MRI 提示外侧关节面软骨层裂、骨髓水肿，TT-TG 值增加并且髌骨显著高位。

笔者比较担心软骨层裂，这很难愈合，而且会影响邻近软骨的稳定性。

鉴于患者症状进行性加重，以及不稳定的软骨病变，笔者建议初步进行关节镜探查，同时清理层裂的软骨，进一步评估髌股关节稳定性和髌骨轨迹。结合后续和患者交流的内容，笔者认为如果患者症状依旧显著，那么很可能需要进一步手术祛除并修复损伤的软骨。早期关节镜检查有利于定位软骨损伤并进行分期，通过屈伸活动膝关节评估髌骨负载情况，并有助于定量评估髌骨不稳。在某些情况下，单纯清理分层的软骨能够有效缓解临床症状。对于骨囊肿，笔者会用针头或钻头刺激骨髓以促进该部位愈合。术后需要配合相应的康复治疗。

如果患者接受关节镜清理术后依然存在髌骨不稳、疼痛等症状，笔者建议进一步恢复力线、修复软骨、重建 MPFL。笔者的方案是进行胫骨结节截骨，考虑到软骨损伤位置居中，因此需要增加胫骨结节前移和部分内移[13]。MRI 结果并没有提示特别显著的高位髌骨，基于我们的研究结果，对胫骨结节下移持保留态度，因为这会增加屈膝时髌股关节的接触应力。

在对该年龄段患者进行软骨修复时，笔者倾向于选择 MACI 移植，因为它是自体组织[14]。为了恢复髌骨稳定性，单束或双束的 MPFL 重建都是不错的选择。如果髌骨松弛度较高，笔者推荐进行双束重建；如果松弛度尚可，单束重建也是有效的[15]。当髌骨在位、膝关节屈曲 20° 时方可固定移植物；为避免移植物过于紧张，适度保留空间并且使得髌骨外推可达到 1+。常规的外侧松解并不是必需的。

三、关键要点

临床上髌骨软骨病的治疗非常棘手，非手术治疗往往难以自愈；因此，大多数情况下需要进行软骨稳定成形术。如果术后症状仍然反复，则需要进一步修复软骨并且恢复髌股关节稳定性。根据上述评论内容，胫骨结节前内侧移位和（或）下移的手术指征仍存在争议（框 12-1）。然而，通常情况下 MPFL 重建术是必需的。但是究竟选择单束还是双束重建？是否需要松解外侧支持结构？这些问题的答案同样尚无定论。

框 12-1

- 初次发生的髌骨不稳常规选择保守治疗。不稳定的髌骨软骨病通常需要软骨成形术和相应的术后康复治疗。如果疼痛症状依旧没有改善，则需要进一步修复软骨并且恢复髌股关节稳定性。MACI 移植术在治疗大面积软骨缺损方面似乎相较于微骨折手术更具优势
- 胫骨结节截骨术的适应证存在争议。通常情况下，CD 指数>1.4 是胫骨结节下移的指征，而且并不会额外增加软骨缺损处的应力。TT-TG 值和（或）TT-PCL 间距增加时需要进行胫骨结节内移，但具体的截断值尚不明确。MPFL 重建术是必需的，但究竟选择单束还是双束重建？是否需要松解外侧支持结构？这些问题同样存在争议

参考文献

[1] Dalal S, Setia P, Debnath A, Guro R, Kotwal R, Chandratreya A. Recurrent patellar dislocations with patellar cartilage defects: a pain in the knee? [published online ahead of print, 2021 Feb 8]. Knee. 2021;29:55–62. https://doi.org/10.1016/j.knee.2021.01.019.

[2] Becher C, Schumacher T, Fleischer B, Ettinger M, Smith T, Ostermeier S. The effects of a dynamic patellar realignment brace on disease determinants for patellofemoral instability in the upright weight-bearing condition. J Orthop Surg Res. 2015;10:126. Published 2015 Aug 19. https://doi.org/10.1186/s13018-015-0265-x.

[3] Schuette HB, Kraeutler MJ, Schrock JB, McCarty EC. Primary autologous chondrocyte implantation of the knee versus autologous chondrocyte implantation after failed marrow stimulation: a systematic review [published online ahead of print, 2020 Nov 6]. Am J Sports Med. 2021;49(9):2536–41. https://doi.org/10.1177/0363546520968284.

[4] Kosy JD, Schranz PJ, Toms AD, Eyres KS, Mandalia VI. The use of radiofrequency energy for arthroscopic chondroplasty in the knee. Arthroscopy. 2011;27(5):695–703. https://doi.org/10.1016/j. arthro.2010.11.058.

[5] Camathias C, Pagenstert G, Stutz U, Barg A, Müller-Gerbl M, Nowakowski AM. The effect of knee flexion and rotation on the tibial tuberosity-trochlear groove distance. Knee Surg Sports Traumatol Arthrosc. 2016;24(9):2811–7. https://doi.org/10.1007/s00167-015-3508-9.

[6] Leite CBG, Santos TP, Giglio PN, Pécora JR, Camanho GL, Gobbi RG. Tibial tubercle osteotomy with distalization is a safe and effective procedure for patients with patella alta and patellar instability. Orthop J Sports Med. 2021;9(1):2325967120975101. Published 2021 Jan 21. https://doi.org/10.1177/2325967120975101.

[7] Hevesi M, Heidenreich MJ, Camp CL, et al. The recurrent instability of the patella score: a statistically based model for prediction of long-term recurrence risk after first-time dislocation. Arthroscopy. 2019;35(2):537–43. https://doi.org/10.1016/j.arthro.2018.09.017.

[8] Meyerkort D, Ebert JR, Ackland TR, Robertson WB, Fallon M, Zheng MH, Wood DJ. Matrix-induced autologous chondrocyte implantation (MACI) for chondral defects in the patellofemoral joint. Knee Surg Sports Traumatol Arthrosc. 2014;22(10):2522–30. https://doi.org/10.1007/s00167-014-3046-x.

[9] Ebert JR, Fallon M, Smith A, Janes GC, Wood DJ. Prospective clinical and radiologic evaluation of patellofemoral matrix-induced autologous chondrocyte implantation. Am J Sports Med. 2015;43(6):1362–72. https://doi.org/10.1177/0363546515574063.

[10] Beck PR, Thomas AL, Farr J, Lewis PB, Cole BJ. Trochlear contact pressures after anteromedialization of the tibial tubercle. Am J Sports Med. 2005;33(11):1710–5. https://doi.org/10.1177/0363546505278300.

[11] Hinckel BB, Yanke AB, Lattermann C. When to add lateral soft tissue balancing? Sports Med Arthrosc Rev. 2019;27(4):e25–31. https://doi.org/10.1097/JSA.0000000000000268.

[12] Dixit S, Deu RS. Nonoperative treatment of patellar instability. Sports Med Arthrosc Rev. 2017;25(2):72–7. https://doi.org/10.1097/JSA.0000000000000149.

[13] Ferrari MB, Sanchez G, Kennedy NI, Sanchez A, Schantz K, Provencher MT. Osteotomy of the tibial tubercle for anteromedialization. Arthrosc Tech. 2017;6(4):e1341–6. Published 2017 Aug 21. https://doi.org/10.1016/j.eats.2017. 05.012.

[14] Stephen JM, Lumpaopong P, Dodds AL, Williams A, Amis AA. The effect of tibial tuberosity medialization and lateralization on patellofemoral joint kinematics, contact mechanics, and stability. Am J Sports Med. 2015;43(1):186–94. https://doi.org/10.1177/0363546514554553.

[15] Kang H, Zheng R, Dai Y, Lu J, Wang F. Singleand doublebundle medial patellofemoral ligament reconstruction procedures result in similar recurrent dislocation rates and improvements in knee function: a systematic review. Knee Surg Sports Traumatol Arthrosc. 2019;27(3):827–36. https://doi.org/10.1007/s00167-018-5112-2.

第三篇　髌股关节疼痛、软骨病和关节炎：基于病例的评估与治疗

Patellofemoral Pain. Chondrosis, and Arthritis: Case-Based Evaluation and Treatment

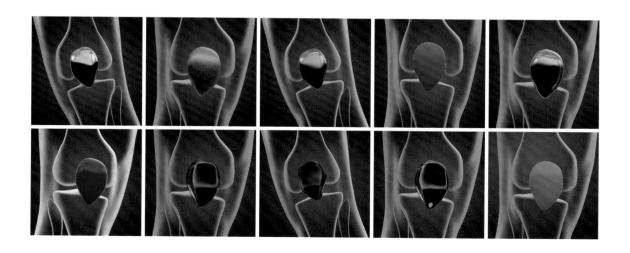

第13章 髌股关节不稳定：成年女性的复发性不稳定、髌骨与滑车软骨病

Patellofemoral Instability in the Adult Female with Recurrent Instability, Chondrosis of Patella and Trochlea

Kanto Nagai　Ryosuke Kuroda　Stefano Zafagnini　Mauro Núñez　著

冯　辉　李子剑　译

一、病例介绍

患者女性，40 岁，她的左膝存在复发性髌骨脱位，主诉是左膝不稳和疼痛。她从 20 岁起就有过多次非创伤性髌骨脱位史。39 岁时，她在上一家医院接受了"关节镜下外侧松解术"，然而症状并没有改善，因此她被转诊到本院。既往有抑郁症，通过药物治疗控制良好；38 岁时因脊髓型颈椎病接受了"颈椎管成形术"和"颈椎前路融合术"；在 39 岁时因腰椎管狭窄症接受了"腰椎开窗术"，此外没有家族史报告。

临床检查显示双膝过伸 5°、屈曲 135°、轻度积液、无肿胀或局部发热。她的左膝 J 字征（＋）、髌骨恐惧试验（＋）、膝前有轻微疼痛；右膝髌骨恐惧试验（＋）；患者身高 160cm，体重 62kg，BMI 24.2kg/m²；没有关节松弛。在影像学评估中，膝关节前后位 X 线片没有显示膝关节畸形或胫股关节骨关节炎的证据。侧位 X 线片显示髌骨增厚，髌骨宽度比为 0.67[1]（图 13-1）。髌骨轴位 X 线片显示在屈膝 30° 时，左膝沟角（又称滑车面角）为 140.0°，适应角为 37.0°，髌股

关节（PFJ）外侧关节面关节间隙变窄。在左髌骨内侧附近的软组织中可见一小片骨质（图 13-2）。在磁共振成像（MRI）上，可观察到髌骨及滑车软骨病，以及轻微的髌骨软骨下水肿（图 13-3）。计算机体层摄影（CT）显示胫骨结节 – 股骨滑车值（TT-TG 值）[2]为 22.4mm，髌骨外侧倾斜角为 27.1°（图 13-4）。即使在保守治疗和关节镜下行外侧松解术后，患者仍有症状明显的髌骨不稳定。根据临床评估，我们认为她的主要症状是髌骨不稳定引起的。因此，如前所述，采用自体双股腘绳肌肌腱移植进行内侧髌股韧带（MPFL）重建和外侧松解[3, 4]（图 13-5）。关于髌股关节（PFJ）的软骨状态，关节镜检查时可在髌骨外侧面（20mm×10mm）和滑车外侧面（15mm×10mm）观察到双极软骨损伤，根据国际软骨修复协会软骨损伤分级（international cartilage repair society，ICRS），这些病变为 3～4 级[5]。我们同时进行软骨清理成形术，术后病程良好，无任何并发症。术后髌骨恐惧试验（－），患者主观感觉髌骨不稳症状改善。然而在内侧髌股韧带（MPFL）重建 1 年后的日常生活中，她

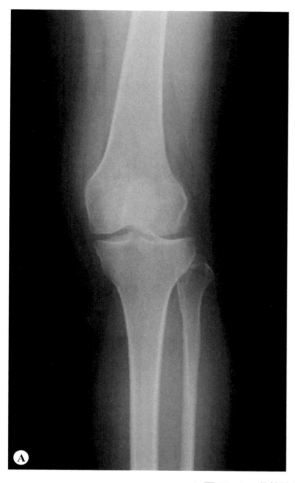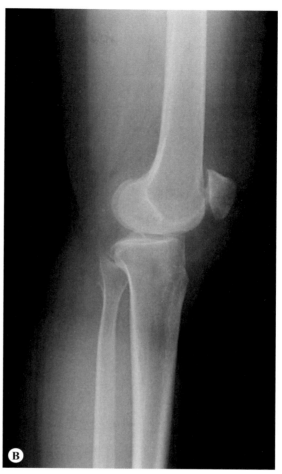

▲ 图 13-1　术前膝关节前后位和侧位 X 线片

仍有膝关节前疼痛和异响，MRI 显示双极软骨损伤仍然存在，髌骨高度在正常范围内。

TT-TG 值为 22.4mm，当她被转诊到笔者医院时，左膝髌骨外侧倾斜角为 27.1°。

二、主管医师的评估与治疗（Ryosuke Kuroda）

尽管患者的髌骨不稳定性有所改善，但在 MPFL 重建、外侧松解和软骨清理成形术后 1 年的日常活动中，患者仍有膝前疼痛和异响。经过我们的评估，膝前疼痛和异响可归因于双极髌股关节（PFJ）软骨损伤。她的 TT-TG 值稍大（22.4mm），我们之前报道了以下良好的临床结果，即使 TT-TG 值较大［（22.7±2.6）mm］的患者，也只进行 MPFL 重建，而不需进行胫骨结节内移 [3]。该研究表明，TT-TG 值＞20mm 可能不是进行 MPFL 重建时胫骨结节内移的绝对指征。然而，尽管 MPFL 重建后髌骨不稳定性有所改善，患者目前仍有症状明显的双极全层软骨病变，同时轻度髌骨轨迹不良仍然存在。

髌股关节软骨损伤的最佳治疗方法尚不明确 [6, 7]，双极 / 对吻损伤增加了治疗难度，然而最近的几项研究报道了自体软骨细胞移植髌股关节后的良好临床结果 [8-11]。Ogura 等的研究显示自体软骨细胞移植应用于髌股关节的双极软骨损伤治疗，在术后 5 年、10 年时有较高的成功率（分别为 83% 和 79%）；其中自体软骨细胞移植结合胫骨结节转移截骨术的成功率最

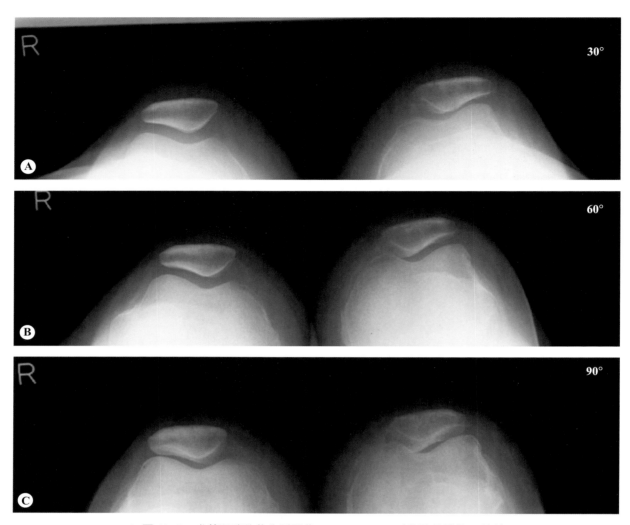

▲ 图 13-2　术前双膝关节分别屈曲 30°、60°、90° 时的髌骨轴位 X 线片

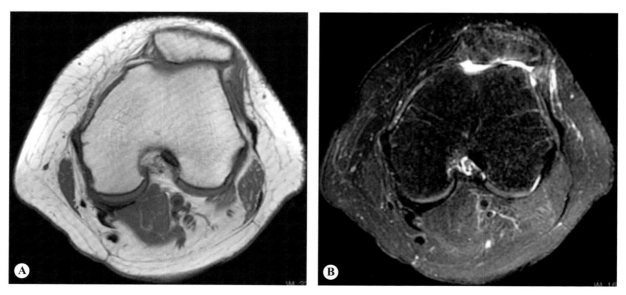

▲ 图 13-3　术前膝关节磁共振图像

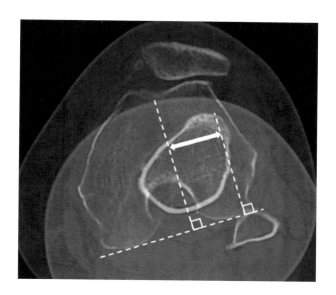

◀ 图 13-4 通过 CT 测量胫骨结节 - 股骨滑车值（TT-TG 值为 22.4mm）

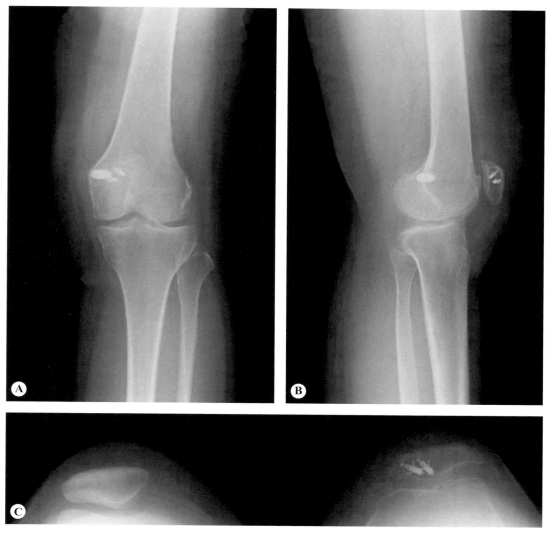

▲ 图 13-5 **MPFL 重建和外侧松解术后的 X 线片**

A. 前后位片；B. 侧位片；C. 双膝日出位片

高[11]。因此，自体软骨细胞移植和胫骨结节前内侧移位适用于此例患者。自体软骨细胞移植是根据已经报道的技术进行的，该技术最初由 Ochi 等开发[12]。患者接受了两个阶段的手术，其中包括软骨获取，以及随后进行的将自体软骨细胞移植去端肽胶原凝胶（ACC-01; Japan Tissue Engineering, Gamagori, Japan）[12-14]。此患者在关节镜下取自体软骨4周后，进行胫骨结节前内侧移位，以及自体软骨细胞移植。手术中观察到双极全层软骨病变，病变部位及大小分别为髌骨 25mm×15mm、滑车 15mm×10mm（图 13-6）。病变范围被清理至正常软骨边缘，直至软骨下骨可见。有自体软骨细胞移植的去端肽胶原凝胶的形状与软骨缺损病灶形状一致。然后在每个软骨缺损处放置有

自体软骨细胞移植的去端肽胶原凝胶，并用骨膜瓣缝合覆盖缺损，骨膜瓣取自胫骨近端内侧（图 13-7）；施行胫骨结节前内侧移位的技术则依据 Fulkerson 等的描述[15, 16]。胫骨结节向前内侧方向移位 4mm，并用两枚松质骨螺钉固定。

三、Stefano Zaffagnini 博士的点评和治疗建议

在当前病例中，这名40岁女性出现了复发性髌骨不稳定和膝前疼痛。治疗策略应旨在解决不稳定性及软骨缺损。

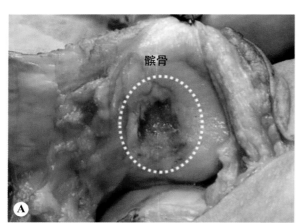
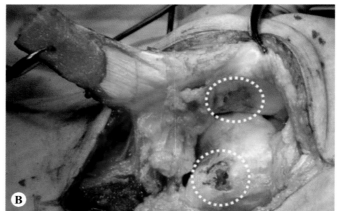

▲ 图 13-6　髌骨及滑车部位的全层软骨缺损
A. 髌骨软骨缺损；B. 髌骨及滑车软骨缺损

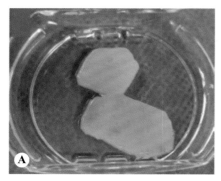
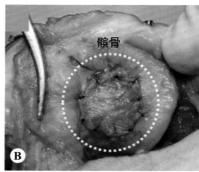
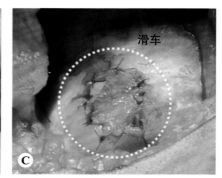

▲ 图 13-7　自体软骨细胞移植
A. 自体软骨细胞移植的去端肽胶原凝胶；B 和 C. 在髌骨、滑车软骨缺损处置入有自体软骨细胞移植的去端肽胶原凝胶，并用骨膜瓣缝合覆盖

（一）髌股关节不稳定的矫正

放射学检查轴位 X 线片提示髌股关节面狭窄，CT 图像显示 TT-TG 值较大（＞20mm），髌骨外侧倾斜角达到 27.1°。

考虑到患者的年龄、病史，以及解剖学不稳定等风险因素，笔者不会在第一次手术时选择 MPFL 重建，但会进行胫骨结节内侧移位，同时进行外侧松解和内侧髌胫韧带（MPTL）重建，以解决髌骨不稳定问题，在动态评估下检查髌骨轨迹，并尽力避免髌骨内移及内侧应力过度。

在这种情况下，笔者使用前方入路，从髌骨上缘到胫骨结节进行前正中皮肤切口。为了评估髌骨的内侧面，笔者从胫骨结节到止点水平进行了广泛的侧方松解，并切开了股内侧斜肌。随后对胫骨结节进行截骨，将分离的胫骨结节骨块置于更远端并且更靠内侧的位置，并用克氏针固定。此时笔者对髌骨轨迹进行了评估，尤其是在 0°～30° 屈曲时检查髌骨的稳定性，最后用 2 枚皮质骨螺钉固定胫骨结节。为了调整内侧张力，结合胫骨结节内移，笔者通常进行内侧髌胫韧带（MPTL）重建。从远端分离髌腱内侧 1/3，然后将该束韧带内移并施加张力，并试图寻找靠近内侧副韧带前缘的内侧锚定位置。该位置是通过对髌骨轨迹的反复动态测试确定的，该测试使我们能够找到实现髌骨稳定的新锚定点，尤其是在膝关节接近伸直时，因为此时不会像在膝关节屈曲时那样，使韧带束产生过度的张力。最后，笔者用一枚螺钉将髌腱内侧 1/3 束固定到胫骨上（图13-8）。

从文献来看，胫骨结节内移联合内侧髌胫韧带（MPTL）重建治疗复发性髌骨脱位有良好的临床结果。在诸多研究中，复发性髌骨脱位患者在接受了胫骨结节内移联合髌腱内侧 1/3 束内移后，术后没有发生复发性髌骨脱位，平均随访 5 年的临床结果良好[17]。

在另一项研究中，有 29 例髌骨脱位患者接受了内侧髌胫韧带（MPTL）重建，其中髌腱内侧

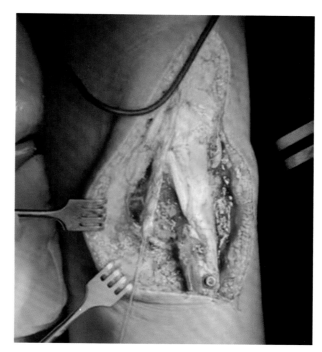

▲ 图 13-8　内侧髌胫韧带（MPTL）重建联合胫骨结节内移

1/3 束内移，在未施行胫骨结节截骨或内侧髌股韧带（MPFL）重建的情况下，仍获得了膝关节功能改善、疼痛减轻、放射学评估满意的结果[18]。

（二）软骨损伤的治疗

关于软骨损伤的治疗，笔者完全同意前述方法。自体软骨细胞移植是治疗此患者双极软骨病变的适宜方法。

四、Mauro Nunez 博士的点评和治疗建议

针对这个病例有几点需要强调。第一点，关节软骨病变根据其病因分为局灶性病变和退行性病变，前者是创伤、剥脱性骨软骨炎或骨坏死的结果，通常表现为局灶性病变；后者是弥漫、界限不清的，其病因是继发于关节不稳定或下肢力线不良，通常表现为退行性病变[19]。

如果我们发现下肢力线不良和（或）关节不

稳定，就必须在治疗关节软骨损伤之前或同时解决这些问题。通过胫骨结节移位（前内侧化）改善髌骨轨迹不良[20]和髌股关节高压综合征是本病例成功的关键步骤[21]。

第二点，需要考虑的因素是髌股关节的退行性病变，通常表现为镜像病变，即髌骨关节面和滑车部分均在同一水平受累。为了减轻疼痛及关节积液等症状，同时治疗这两处病变很重要。

第三点，关节软骨损伤必须根据损伤的大小和深度来设计治疗方案。手术治疗有很多种选择，通常分为关节软骨修复，如关节软骨清理术、软骨下骨钻孔和微骨折；还有关节软骨再生，如同种异体骨软骨移植或自体移植、镶嵌成形术和自体软骨细胞移植[22]。

对面积>2～4cm^{2}的病变，自体软骨细胞移植是一种可行的方案。对于上述面积的病变，其他治疗方法还包括植入骨软骨同种异体移植物，这种技术在受体和同种异体移植物之间进行详尽配对上可能存在困难，此外固定所需的无头螺钉

在技术上也存在一定挑战性。

与在股骨髁获得的结果相比，自体软骨细胞移植在髌股关节获得的结果较差[23]。然而在对比术后功能评分相较于术前的改善时，自体软骨细胞移植已被证明有助于改善髌股关节软骨损伤的疼痛及不适症状[24]。

对于范围较小的病变，使用自体骨软骨移植已被不同的结果证明是可行的（图13-9），并且自体骨软骨移植物可以从预先确定的非承重供区或近端腓骨－胫骨关节获取[25]。

第四点，患者的年龄。许多研究者提示患者的年龄是关节软骨修复的一个限制因素。50岁似乎是预设上限[26]，然而作为临床医生，我们越来越多地基于患者的生理年龄而非实际年龄，因此年龄因素需要随着外科技术的不断发展而重新进行考量。同样重要的因素是，患者的生活方式应总体是健康的。

第五点，患者需要有合理的术后长期预期，有66%～68%的患者相较受伤前活动水平仍是中

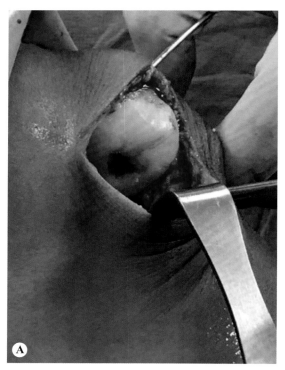 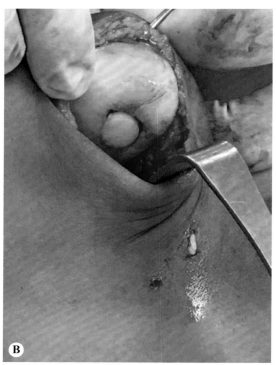

▲ 图 13-9　自体骨软骨移植治疗
A. 步骤 1；B. 步骤 2

等恢复程度[27]。

五、术后处理及临床结果（Ryosuke Kuroda）

术后将膝关节在支具固定下保持伸直位2周、非负重期为4周。术后3天开始物理治疗，术后2周开始关节活动度（ROM）训练，4周时允许部分负重，术后7周患者可以完全负重。术后病程良好，无并发症，患者的膝前疼痛及异响都得

到解决。术后X线片（图13-10）显示，与转诊时相比髌股关节的匹配度有所改善，关节间隙略增大。在自体软骨细胞移植及胫骨结节移位术后1年，她接受了内固定螺钉取出和再次关节镜检查，显示接受自体软骨细胞移植的髌股关节软骨病变愈合良好（图13-11）。在术后6年的最后一次随访中，患者对治疗效果感到满意，膝关节功能良好，没有疼痛或不稳定感，术后没有发生脱位或半脱位。她成功地恢复了工作和日常活动，左膝没有任何活动限制。在临床检查中，左膝髌骨恐惧试验（－），无异响；内侧髌股韧带（MPFL）

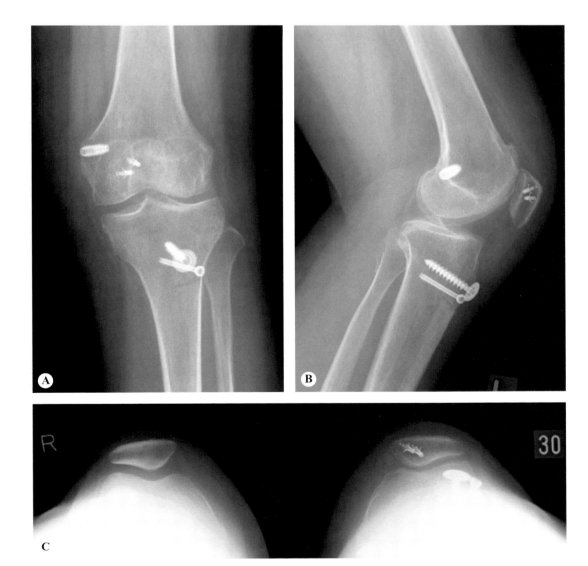

▲ 图 13-10　自体软骨细胞移植及胫骨结节前内侧移位术后 X 线片

A. 前后位片；B. 侧位片；C. 双膝日出位片

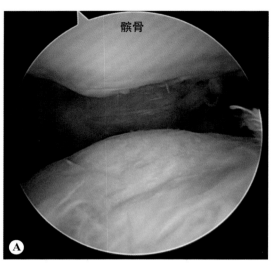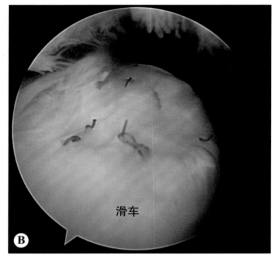

▲ 图 13-11　自体软骨细胞移植后 1 年的关节镜下检查结果

止点位置良好，膝关节活动度 0°～125°，无肿胀、积液。

六、关键要点

- 在临床和影像学检查中，应充分评估患者特异性的髌股关节不稳定风险因素。

- 对于客观上存在髌骨不稳且 TT-TG 值＞20mm 的患者，应考虑胫骨结节内移手术。
- 当内侧软组织约束功能不全时应尽量避免矫枉过正，导致髌骨内侧过度约束。
- 自体软骨细胞移植是治疗软骨双极 / 对吻损伤的可选方案。

参考文献

[1] Kuroda R, Nagai K, Matsushita T, et al. A new quantitative radiographic measurement of patella for patellar instability using the lateral plain radiograph: 'patellar width ratio'. Knee Surg Sports Traumatol Arthrosc. 2017;25(1):123-8.

[2] Dejour H, Walch G, Nove-Josserand L, et al. Factors of patellar instability: an anatomic radiographic study. Knee Surg Sports Traumatol Arthrosc. 1994;2(1):19-26.

[3] Matsushita T, Kuroda R, Oka S, et al. Clinical outcomes of medial patellofemoral ligament reconstruction in patients with an increased tibial tuberosity-trochlear groove distance. Knee Surg Sports Traumatol Arthrosc. 2014;22(10):2438-44.

[4] Matsushita T, Kuroda R, Araki D, et al. Medial patellofemoral ligament reconstruction with lateral soft tissue release in adult patients with habitual patellar dislocation. Knee Surg Sports Traumatol Arthrosc. 2013;21(3):726-30.

[5] Brittberg M, Winalski CS. Evaluation of cartilage injuries and repair. J Bone Joint Surg Am. 2003;85-A Suppl(Suppl 1):58-69.

[6] Mouzopoulos G, Borbon C, Siebold R. Patellar chondral defects: a review of a challenging entity. Knee Surg Sports Traumatol Arthrosc. 2011;19(12):1990-2001.

[7] Noyes FR, Barber-Westin SD. Advanced patellofemoral cartilage lesions in patients younger than 50 years of age: is there an ideal operative option? Arthroscopy. 2013;29(8):1423-36.

[8] Mandelbaum B, Browne JE, Fu F, et al. Treatment outcomes of autologous chondrocyte implantation for full-thickness articular cartilage defects of the trochlea. Am J Sports Med. 2007;35(6):915-21.

[9] Gomoll AH, Gillogly SD, Cole BJ, et al. Autologous chondrocyte implantation in the patella: a multicenter experience. Am J Sports Med. 2014;42(5):1074-81.

[10] Kon E, Filardo G, Gobbi A, et al. Long-term results after hyaluronan-based MACT for the treatment of cartilage lesions of the patellofemoral joint. Am J Sports Med. 2016;44(3):602-8.

[11] Ogura T, Bryant T, Merkely G, et al. Autologous chondrocyte implantation for bipolar chondral lesions in the patellofemoral compartment: clinical outcomes at a mean 9 years' follow-up. Am J Sports Med. 2019;47(4):837-46.

[12] Ochi M, Uchio Y, Kawasaki K, et al. Transplantation of cartilage-like tissue made by tissue engineering in the treatment of cartilage defects of the knee. J Bone Joint Surg Br. 2002;

84(4):571-8.

[13] Ochi M, Uchio Y, Tobita M, et al. Current concepts in tissue engineering technique for repair of cartilage defect. Artif Organs. 2001;25(3):172-9.

[14] Tohyama H, Yasuda K, Minami A, et al. Atelocollagen-associated autologous chondrocyte implantation for the repair of chondral defects of the knee: a prospective multicenter clinical trial in Japan. J Orthop Sci. 2009;14(5):579-88.

[15] Fulkerson JP, Becker GJ, Meaney JA, et al. Anteromedial tibial tubercle transfer without bone graft. Am J Sports Med. 1990;18(5):490-7.

[16] Fulkerson JP. Anteromedial tibial tubercle transfer. In: Gobbi A, Espregueira-Mendes J, Nakamura N, editors. The patellofemoral joint. Springer: Berlin; 2014. p. 151-3.

[17] Marcacci M, Zaffagnini S, Lo Presti M, et al. Treatment of chronic patellar dislocation with a modified Elmslie-Trillat procedure. Arch Orthop Trauma Surg. 2004;124(4):250-7.

[18] Zaffagnini S, Grassi A, Marcheggiani Muccioli GM, et al. Medial patellotibial ligament (MPTL) reconstruction for patellar instability. Knee Surg Sports Traumatol Arthrosc. 2014;22(10):2491-8.

[19] Willers C, Wood DJ, Zheng MH. A current review on the biology and treatment of articular cartilage defects (part I & part II). J Musculoskelet Res. 2003;7(3-4):157-81.

[20] Hamby TS, Gillogly SD, Peterson L. Treatment of patellofemoral articular cartilage injuries with autologous chondrocyte implantation. Oper Tech Sports Med. 2002; 10(3): 129-35.

[21] Falah M, Nierenberg G, Soudry M, et al. Treatment of articular cartilage lesions of the knee. Int Orthop. 2010;34(5):621-30.

[22] Gudas R, Kalesinskas RJ, Kimtys V, et al. A prospective randomized clinical study of mosaic osteochondral autologous transplantation versus microfracture for the treatment of osteochondral defects in the knee joint in young athletes. Arthroscopy. 2005;21(9):1066-75.

[23] D'Anchise R, Manta N, Prospero E, et al. Autologous implantation of chondrocytes on a solid collagen scaffold: clinical and histological outcomes after two years of follow-up. J Orthop Traumatol. 2005;6(1):36-43.

[24] Handl M, Trc T, Hanus M, et al. [Therapy of severe chondral defects of the patella by autologous chondrocyte implantation]. Acta Chir Orthop Traumatol Cechoslov. 2006;73(6):373-379.

[25] Espregueira-Mendes J, Andrade R, Monteiro A, et al. Mosaicplasty using grafts from the upper tibiofibular joint. Arthrosc Tech. 2017;6(5):e1979-87.

[26] Paletta GA, Manning T, Snell E, et al. The effect of aiiograft meniscal replacement on intraarticular contact area and pressures in the human knee: a biomechanical study. Am J Sports Med. 1997;25(5):692-8.

[27] Harris JD, Brophy RH, Siston RA, et al. Treatment of chondral defects in the athlete's knee. Arthroscopy. 2010;26(6):841-52.

第 14 章　髌骨及滑车外侧面软骨病变

Patellofemoral Pain, Chondrosis, and Arthritis in the Young to
Middle-Aged Patient: A 32-Year-Old Woman with Lateral Patella
and Trochlear Chondrosis

Sabrina M. Strickland　Francesca De Caro　Robert A. Magnussen　著
安桢杞　李　锋　译

一、病例介绍

（一）病史

患者女性，32 岁，职业为体育教师兼救生员，中度软骨病变，右膝关节疼痛 10 年。患者否认明确脱位史，但在 1 年前报告示 1 次半脱位。2 年前患者行膝关节软骨成形术，但症状无缓解。之后患者行长期理疗，包括麦康奈尔胶带（McConnell taping）、加强股四头肌、加强髋关节外展肌群、加强核心肌群。患者疼痛自评为 5 分。患者曾接受多次的膝关节透明质酸注射，注射后症状暂时缓解。

（二）体格检查

- 髋关节活动度 90°/40°/30°。
- 膝关节活动度 0°～135°。
- 髌骨恐惧试验：阴性。
- J 字征：阴性。
- 骨摩擦音：阳性。
- 髌骨外侧触诊有压痛。
- 内侧髌骨平移试验（Medial patellar translation）：2 象限。

- 外侧髌骨平移试验（Lateral patellar translation）：2 象限。
- Lachman 试验：1a。

二、影像结果

见图 14-1 至图 14-3。

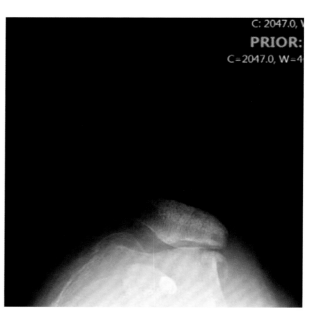

▲ 图 14-1　术前轴位髌骨 X 线片

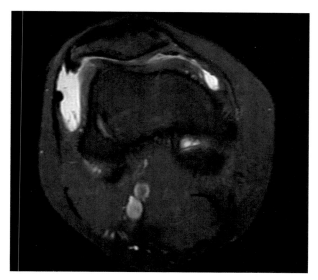

▲ 图 14-2　术前轴位 MRI

胫骨结节 – 股骨滑车值（TT-TG 值）为 18m，Caton-Deschamps
指数为 1.2

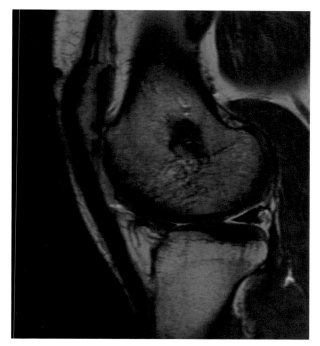

▲ 图 14-3　术前矢状位 MRI

外侧髌骨骨赘，外侧关节面 2cm × 2cm 软骨完全磨损，外侧滑车
上有 3cm × 1cm 软骨损伤

三、治疗计划

关节镜下评估，外侧支持带延长术及外侧髌

骨骨赘切除术，外侧髌股关节面细胞基质软骨表
面修复，外侧滑车同种异体骨软骨植入，胫骨结
节前置内移截骨术。

四、术中照片

见图 14-4 和图 14-5。

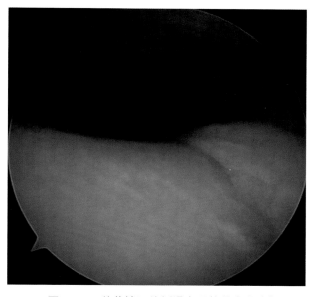

▲ 图 14-4　关节镜下外侧滑车面软骨完全磨损

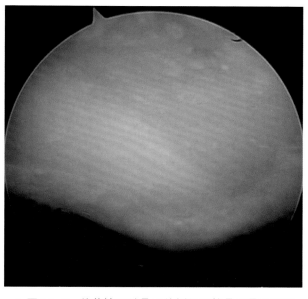

▲ 图 14-5　关节镜下髌骨下外侧显示软骨下骨面显露

五、治疗结果

剧烈运动时疼痛评分为 1 分（满分 10 分）。膝关节活动度正常，无积液。髌骨恐惧试验阴性。膝关节伸展及单腿下蹲时有轻微骨摩擦音（图 14-6 至图 14-8）。

六、Francesca De Caro 的观点

膝前痛是一种很常见的疾病，常与髌股关节软骨损伤有关。在常规关节镜检查中，近 44% 的患者发现有髌股关节软骨病变。而职业运动员中，髌股关节的膝关节软骨病变高达 37%[1, 2]。大部分的病变是无症状的，但出现症状时，患者往往伴有严重的髌股关节软骨损伤，并因此生活质量低下[3]。治疗髌股关节软骨损伤并不容易，外科医生应始终牢记这类病变常继发于髌骨不稳、轨迹不良、力线不良、急性创伤或反复创伤，必须考虑联合治疗[4]。

鉴于我们的临床病例报告，一种全新的非手术的注射治疗能很好地替代透明质酸注射。富血小板血浆（platelet rich plasma，PRP）注射应用于骨关节炎治疗的证据还很少，而 Filardo 等最近的一项研究报告显示，早期骨关节炎患者接受多次 PRP 注射后，恢复运动的比例很低[5]。但在这些新兴的注射治疗方案中，自体蛋白溶液（autologous protein solution，APS），作为一种为生物活性因子和抗炎因子创造环境的血制品，在骨关节炎治疗中，尤其是在髌股关节高压症治疗中，为患者提供了希望。一项研究显示，髌股关节软骨损伤患者注射 APS 后在 12 个月随访时 KOOS 评分提高了 30.5 分[6]。对于既往有外科手术治疗失败且年轻好动的患者，APS 单次注射可能是一种可以替代透明质酸注射的有效的非手术治疗。

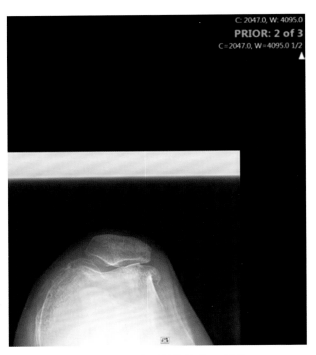

▲ 图 14-6　术后轴位髌骨 X 线片

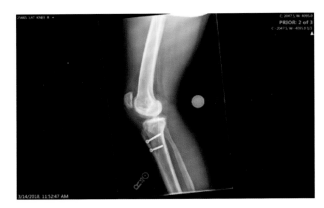

▲ 图 14-7　术后侧位 X 线片

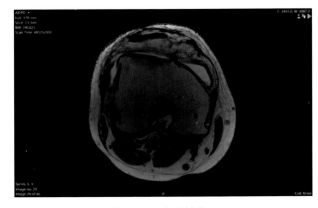

▲ 图 14-8　术后轴位 MRI

至于手术治疗，在笔者看来，胫骨结节前置内移截骨术是第一步手术。

这也是笔者与作者治疗策略的相似之处。

如果髌骨外侧和远端有损伤，利用 Fulkerson 截骨术，松解髌骨的远端和外侧有 87% 的可能减少进一步软骨治疗的需求[7]。

在欧洲，由于监管严格导致自体软骨细胞移植（ACI）难以开展，只有少量的随机临床试验，且缺乏高质量研究。但一些新的治疗方案，如使用脂肪间充质干细胞或骨髓干细胞，正越来越应用广泛[8]。手术操作中，通过简单地注射，这些细胞形成一个软骨修复膜。Sciarretta 和 Gobbi 等分别报道了脂肪间充质干细胞改良自体基质诱导软骨再生技术（LIPO-AMIC）[9]和骨髓浓缩细胞技术（BMAC）[10]，治疗大范围髌股软骨病变有良好的临床结果，并在一项随机临床试验中显示其治疗大范围髌股关节软骨病变效果与 ACI 相似。

考虑到滑车关节的两个软骨面对改良 AMIC 技术的反应不同，滑车损伤患者的治疗效果明显好，而髌骨软骨损伤的治疗效果不太理想，笔者想用改良 AMIC 技术来治疗报告中患者的滑车损伤[11]。此外，Dhollander 等报道了 AMIC 技术治疗单独髌骨或滑车软骨缺损的短期随访（平均 2 年），临床结果良好，但没有涉及同时有两种缺损的患者[12]。

当然，在软骨病变程度较低，且为单一病变的情况下，在欧洲最常用的治疗方法是植入骨软骨修复支架，这是一种"现成"的技术，采用不同的生物材料，一步替换整个受损的软骨单位[13]。一种仿造软骨单位的结构和组成的仿生支架，由不同浓度的 I 型胶原和羟基磷灰石制成，治疗髌骨软骨病的中期随访结果显示临床效果良好[14]。有研究显示一种新型的霰石碳酸钙支架，即使在早期骨关节炎和滑车弥漫性病变中，也能几乎完全重建软骨单位，但目前这种植入物还未用于髌骨病变[15]。

最后，在意大利，关节置换术应用越来越频繁，甚至用于更年轻的人群。这不仅由于软骨修复和重建手术的成本高，也因为新型假体效果越来越好。髌股关节置换术（patellofemoral arthroplasty，PFA）作为全膝关节置换术前的一种过渡手术，因其恢复快、存活率高而受到患者和骨科医生的青睐[16]。

笔者不会对这个 32 岁的患者行髌股关节置换术，因为她太年轻，这样一来她未来要进行多次翻修手术。假设患者不能负担修复膜和干细胞等更昂贵的治疗方式，笔者选择胫骨结节前置内移截骨术与关节内注射微脂肪颗粒（microfractured adipose tissue）[17]。

七、Robert Magnussen 的观点

年轻患者的髌股关节软骨损伤治疗具有挑战性，有多种可选的治疗方案。Strickland 医生所采用的综合治疗方案解决了该患者所有潜在的疼痛病因，并取得了良好的结果。虽然这种治疗方案对该患者很有效，但它需要进行一个复杂的大规模手术，使用了先进的软骨修复技术，患者需要较长的手术及恢复时间。许多患者可能无法接受如此大的手术，而这种软骨修复也不是全世界都能办到的。关键问题是这个过程中的哪些部分是最重要的，如何确定哪些患者需要哪些治疗。

在选择治疗时，患者的病史、体格检查和影像学等因素都应该纳入考虑。从患者的病史来看，重要的是要确定髌骨不稳定在患者的主诉中起了多大作用。虽然该患者主观上有髌骨半脱位的病史，但许多有这种表现的患者在过去会有一次或多次脱位的病史，这些脱位随着膝关节骨关节炎的加重而停止。有这种表现的一些患者有髌骨运动轨迹外移，但从未感到不稳定。在体格检查中，髌骨运动轨迹、髌骨恐惧试验和疼痛的位置是识别的关键。这个患者没有明显的 J 字

征，也没有明显的恐惧感。幸运的是，该患者的疼痛集中在髌骨外侧，与软骨损伤及骨赘的位置一致。影像学检查显示髌骨外侧骨赘伴随髌股关节外侧软骨缺失。轴位片显示外侧髌骨半脱位。

在笔者看来，患者的疼痛集中在髌骨外侧骨赘上。笔者将从这里开始治疗，并计划行外侧髌骨面切除术。如果感觉外侧支持带紧张（在这种情况下几乎总是如此），则在入路过程中进行外侧支持带延长。而如果不能将髌骨从向外倾斜的位置至少翻转到中立位，那么判断支持带是紧张的。该手术将去除持续刺激的骨赘，延长的支持带可能会使髌骨在滑车上稍微向中间一点。这个手术术后可以耐受负重，并发症也很少，不需要细胞注射或植入物。已发表的一系列文章已经证明了该方法在这种情况下效果良好，且效果相当持久[18, 19]。

下一个问题是是否要在手术中加入胫骨结节前置内移截骨术。截骨可能会改善髌骨轨迹，并可以去除外侧髌骨和滑车软骨。Fulkerson 博士小组的开创性工作表明，在髌股外侧软骨损伤的情况下，胫骨结节前置内移截骨术的效果良好[7]。这种额外手术的缺点是增加了与截骨术相关的并发症风险和手术恢复时间[20]。影响笔者做出此决定的因素有：①患者的康复意愿和可能的恢复时间；②髌骨不稳定病史；③检查髌骨运动轨迹和髌骨恐惧试验；④胫骨结节 – 股骨滑车值（TT-TG 值）。对于有真正髌骨脱位病史、反复出现髌骨恐惧或 J 字征病史，以及 TT-TG 值加大的患者，笔者强烈建议加做胫骨结节前置内移截骨术。这将减少术后不稳定的风险，同时改善软骨损伤。本名患者没有髌骨恐惧感或 J 字征，也从未脱位，但她确实有主观髌骨半脱位史。她在 MRI 上的 TT-TG 值略有升高，但有研究表明 MRI 相较于 CT 会低估测量的 TT-TG 值[21]。此外，最近一项使用骨关节炎基线数据的研究表明，随着时间的推移，TT-TG 值升高的患者更有可能出现外侧髌股关节炎的恶化[22]。对笔者来说，底线是这个患者可能会从截骨术中受益，继续手术的决定将取决于与患者关于手术风险及获益的讨论。笔者更倾向于在这种情况下增加截骨术去除外侧软骨，并希望在再次治疗之前多争取一些时间。

最后的问题是是否需要像 Strickland 医生所做的那样直接处理关节软骨损伤，还是仅仅增大外侧髌股关节间室就足够了。如前所述，Pidoriano 等的研究表明，在髌股外侧损伤的情况下，单纯增大髌股关节间室的效果相对较好[7]。然而，该研究中的大多数患者并没有这么严重的滑车病变。在确定关节软骨损伤的范围超出外侧时，增加软骨手术已被证明是有利的[23]。在这种情况下，笔者可能会推迟软骨手术，但这肯定是有争议的。具体的软骨修复方法也存在争议，但如果要进行软骨修复，Strickland 医生的方法是非常合理的。骨软骨同种异体移植对于滑车上的病变特别有吸引力（如本名患者）。

总之，笔者认为治疗该患者的首要任务是祛除令患者疼痛的骨赘，并加做外侧支持带延长和胫骨结节前置内移截骨术，直接的关节软骨治疗也在考虑当中。

八、关键要点

中青年中度髌股关节炎患者可以采用截骨、韧带稳定和软骨修复手术来联合治疗（框 14-1）。

框 14-1
- 双侧病变可采用表面治疗和同种异体骨软骨移植相结合的方法进行治疗。
- 截骨应根据具体解剖结构进行选择，如髌骨外移（TT-TG 值升高）、高位髌骨和某些情况下的髌骨倾斜。
- 对于髌骨外侧面突出者，可以考虑进行外侧面部分切除。

九、相关资源及网址

[1] www.patellofemoralfoundation.org

[2] www.orthoinfo.org

[3] Eliasberg C, Diduch D, Strickland S. Failure of patellofemoral joint preservation. Operative techniques in sports medicine. 2019.

[4] Wang D, Shubin Stein B, Strickland S. Patellofemoral issues. In: Farr J, Gomoll A, editors. Cartilage restoration: practical clinical applications, 2nd ed. Springer Science; 2018. p. 103–117.

[5] Strickland S, Pyne A, Connors K. Non-operative treatments for patellofemoral arthritis. In: ESSKA 2nd edition Patellofemoral pain, instability, and arthritis. To be published May 2020.

参考文献

[1] Flanigan DC, Harris JD, Trinh TQ, Siston RA, Brophy RH. Prevalence of chondral defects in athletes' knees: a systematic review. Med Sci Sports Exerc. 2010;42:1795-801.

[2] Andrade R, Vasta S, Papalia R, Pereira H, Oliveira JM, Reis RL, et al. Prevalence of articular cartilage lesions and surgical clinical outcomes in football (soccer) players' knees: a systematic review. Arthroscopy. 2016;32:1466-77.

[3] Hinman RS, Crossley KM. Patellofemoral joint osteoarthritis: an important subgroup of knee osteoarthritis. Rheumatology. 2007;46:1057-62.

[4] Andrade R, Nunes J, Hinckel BB, Gruskay J, Vasta S, Bastos R, Oliveira JM, Reis RL, Gomoll AH, Espregueira-Mendes J. Cartilage restoration of patellofemoral lesions: a systematic review. Cartilage. 2019;1947603519893076.

[5] Altamura SA, Di Martino A, Andriolo L, Boffa A, Zaffagnini S, Cenacchi A, Zagarella MS, Filardo G. Platelet-rich plasma for sport-active patients with knee osteoarthritis: limited return to sport. Biomed Res Int. 2020;2020:8243865. https://doi. org/10.1155/2020/8243865. eCollection 2020.

[6] Van Genechten W, Vuylstek K, Swinnen L, Martinez PR, Verdonk P. Autologous protein solution as a treatment option for symptomatic patellofemoral osteoarthritis in the middle-aged female patient: a prospective case series with one year follow-up. Knee Surg Sports Traumatol Arthrosc. 29:988-97.

[7] Pidoriano AJ, Weinstein RN, Buuck DA, Fulkerson JP. Correlation of patellar articular lesions with results from anteromedial tibial tubercle transfer. Am J Sports Med. 1997;25(4):533-7.

[8] Di Matteo B, Vandenbulcke F, Vitale ND, Iacono F, Ashmore K, Marcacci M, Kon E. Minimally manipulated mesenchymal stem cells for the treatment of knee osteoarthritis: a systematic review of clinical evidence. Stem Cells Int. 2019;2019:1735242. https://doi.org/10.1155/2019/1735242.

[9] Sciarretta FV, Ascani C, Fossati C, Campisi S. LIPOAMIC: technical description and eighteen pilot patients report on AMIC® technique modified by adipose tissue mesenchymal cells augmentation. GIOT. 2017;43:156-16.

[10] Gobbi A, Chaurasia S, Karnatzikos G, Nakamura N. Matrix-induced autologous chondrocyte implantation versus multipotent stem cells for the treatment of large patellofemoral chondral lesions: a nonrandomized prospective trial. Cartilage. 2015;6(2):82-97.

[11] Filardo G, Kon E, Andriolo L, Di Martino A, Zaffagnini S, Marcacci M. Treatment of "patellofemoral" cartilage lesions with matrix-assisted autologous chondrocyte transplantation. A comparison of patellar and trochlear lesions. Am J Sports Med. 2013;42(3):626-34. https://doi.org/10.1177/0363546513510884.

[12] Dhollander A, Moens K, Van der Maas J, Verdonk P, Almqvist KF, Victor J. Treatment of patellofemoral cartilage defects in the knee by autologous matrix-induced chondrogenesis (AMIC). Knee Surg Sports Traumatol Arthrosc. 2015;23(8):2208-12. https://doi. org/10.1007/s00167-014-2999-0. Epub 2014 Apr 22.

[13] Filardo G, Andriolo L, Angele P, Berruto M, Brittberg M, Condello V, Chubinskaya S, de Girolamo L, Di Martino A, Di Matteo B, Gille J, Gobbi A, Lattermann C, Nakamura N, Nehrer S, Peretti GM, Shabshin N, Verdonk P, Zaslav K, Kon E. Scaffolds for knee chondral and osteochondral defects: indications for different clinical scenarios. A consensus statement. Cartilage. 2020;1947603519894729. https://doi.org/10.1177/1947603519894729.

[14] Perdisa F, Filardo G, Sessa A, Busacca M, Zaffagnini S, Marcacci M, Kon E. One-step treatment for patellar cartilage defects with a cell-free osteochondral scaffold: a prospective clinical and MRI evaluation. Am J Sports Med. 2017; 45(7):1581-8. https://doi. org/10.1177/0363546517694159. Epub 2017 Mar 1.

[15] Kon E, Robinson D, Verdonk P, Drobnic M, Patrascu JM, Dulic O, Gavrilovic G, Filardo GA. Novel aragonite-based scaffold for osteochondral regeneration: early experience on human implants and technical developments. Injury. 2016;47 Suppl 6:S27-32. https://doi.org/10.1016/S0020-1383(16)30836-1.

[16] Strickland SM, Bird ML, Christ AB. Advances in patellofemoral arthroplasty. Curr Rev Musculoskelet Med. 2018;11:221-30.

[17] Russo A, Screpis D, Di Donato SL, Bonetti S, Piovan G, Zorzi C.

Autologous micro-fragmented adipose tissue for the treatment of diffuse degenerative knee osteoarthritis: an update at 3 year follow-up. J Exp Orthop. 2018;5:52.

[18] Wetzels T, Bellemans J. Patellofemoral osteoarthritis treated by partial lateral facetectomy: results at long-term follow up. Knee. 2012;19(4):411-5.

[19] Yercan HS, Ait Si Selmi T, Neyret P. The treatment of patellofemoral osteoarthritis with partial lateral facetectomy. Clin Orthop Relat Res. 2005;(436):14-19.

[20] Payne J, Rimmke N, Schmitt LC, Flanigan DC, Magnussen RA. The incidence of complications of tibial tubercle osteotomy: a systematic review. Arthroscopy. 2015;31(9):1819-25.

[21] Camp CL, Stuart MJ, Krych AJ, et al. CT and MRI measurements of tibial tubercle-trochlear groove distances are not equivalent in patients with patellar instability. Am J Sports Med. 2013; 41(8):1835-40.

[22] Haj-Mirzaian A, Guermazi A, Hakky M, et al. Tibial tuberosity to trochlear groove distance and its association with patellofemoral osteoarthritis-related structural damage worsening: data from the osteoarthritis initiative. Eur Radiol. 2018;28(11):4669-80.

[23] Gillogly SD, Arnold RM. Autologous chondrocyte implantation and anteromedialization for isolated patellar articular cartilage lesions: 5- to 11-year follow-up. Am J Sports Med. 2014; 42(4):912-20.

第 15 章　髌骨关节疼痛、软骨病和关节炎
Patellofemoral Pain, Chondrosis, and Arthritis: A 18-Year-Old with Anterior Knee Pain and Normal Articular Cartilage

Sheanna Maine　Stacey Compton　Ebenezer Francis Arthur　**著**

何宜蓁　李杨　译

一、病例介绍

患者女性，18 岁，橄榄球运动员，主诉右侧膝前疼痛 8 个月就诊。8 个月前患者右膝跪地铲球后出现右侧膝前痛，伤后能够立即负重，但自觉右膝僵硬，受伤当晚出现膝关节伸直受限。伤后 3 天僵硬感消失。3 个月后她再次跪地受伤，膝前痛的症状复发。

患者目前每周会出现一次膝前痛。疼痛局限于髌骨，并自觉行走、冲刺跑、爬楼梯时疼痛会加重。膝关节无明显肿胀及绞索等机械性症状。患者未行任何康复治疗，自觉右腿打软。

（一）体格检查

患者站立位下肢力线正常，骨盆水平。双侧扁平足，右侧股四头肌轻度萎缩，步态正常。右膝关节无明显积液，关节活动度（ROM）正常。右膝在完全伸直位时可见轻度 J 字征，屈曲 30° 时 Q 角正常。右膝髌骨内侧缘压痛，髂胫束（ITB）紧张，髌骨内移活动度下降。右膝关节稳定，内外侧关节间隙无明显压痛。她在直腿抬高（straight leg raising，SLR）时股内斜肌（VMO）的收缩力较差，在单足站立（single leg stance，SLS）时会出现膝关节外翻。根据 Beighton 评分，她的全身性韧带松弛症（generalized ligamentous laxity，GLL）评分为 7 分。

（二）影像学检查

膝关节 X 线检查完全正常，MRI 检查未见半月板撕裂，包括髌股关节在内的关节软骨表面均正常。

二、讨论

膝前痛（anterior knee pain，AKP）是儿童和青壮年患者中最常见的肌肉骨骼疾病之一。据报道，人群中髌股关节疼痛的年患病率为 22.7%，其中女性为 29.2%，男性为 15.5% [1]。AKP 通常与高强度的体育活动有关。在青少年运动员中，每 4 个人就会有 1 人会出现 AKP，其中 70% 发生在 16—25 岁 [2]。青春期女性 AKP 的发生率比男性高 2～10 倍 [3]。这种情况通常被认为是多因

素导致的，而不是单一病因。继发于髌股疼痛综合征（PFPS）的膝前痛的影响因素，可分为与关节本身功能相关的生物力学因素，以及与关节活动时对身体需求的相关因素。

三、生物力学因素

髌股关节的活动是骨与软组织之间相互作用的复杂结果的体现。不同关节的解剖结构会略有不同，施加在关节上的肌肉力量根据训练方式，以及受伤机制会有很大的个体差异。髌股关节四周的韧带对于维持其稳定性至关重要，既往研究已证实其与髌骨轨迹不良、关节不稳定有因果关系。

髌股关节疼痛（patellofemoral pain，PFP）是膝前痛最常见的病因。髌骨轨迹不良和髌股关节力线异常是 PFP 的主要原因[4]。冠状面上的膝关节外翻，会改变伸膝装置与股骨滑车的关系，进而改变通过髌股关节的力矢量。与男性运动员相比，女性运动员由于股骨和（或）胫骨内旋等原因，更易出现继发于膝外翻的髌骨轨迹异常[5]。

Q 角测量可用于评估髌骨 – 滑车对位不良，当高于正常值时被认为是 AKP 的危险因素，但其有效性在儿童群体中还尚未证实。高 Q 角最常见的原因是胫骨结节过度外偏。除此之外，Q 角和髌骨对线也受股骨与胫骨的旋转关系，以及滑车内偏（如滑车发育不良）等影响。当股骨滑车相对于髂前上棘和胫骨结节向内侧偏移时，股骨前倾角会增加，从而导致 Q 角相应增加[6]。此外，PFP 还与股骨过度内旋和髌骨外翻有关[7]。

胫骨外旋的增加可能导致胫骨结节的外移及更大的 Q 角，这会改变髌骨受力，从而导致 PFP 的发生。胫骨外旋增加通常伴随着股骨前倾，尽管它也可能独立存在[8]。此外，腓肠肌和比目鱼肌的紧张减小了踝关节的背屈范围，导致距下关节过度旋前和胫骨内旋，从而导致的股骨内旋也能使 Q 角增大[9]。

髂腰肌的力量不足会使骨盆不稳，患者会倾

向于通过骨盆前倾和股骨内旋来进行代偿，这也将导致 Q 角的增大，从而引起髌股关节应力增加[9]。胫骨外旋也可能会伴有扁平足畸形[10]。

外侧髌骨倾斜角（lateral patellar tilt angle，LPTA）是衡量髌骨倾斜度的指标，较小的 LPTA 可能导致髌股间室外侧压力增高从而出现 AKP[11]。较大的股骨滑车角也与 AKP 发生有关，尤其是在膝关节屈曲 30° 时[12]。在膝关节伸直位，髌骨异常得向外倾斜＞20° 时，外侧结构的紧张会妨碍髌骨重新进入滑车沟[13]。

髌股关节接触的应力会随着膝关节屈曲角度的增加而增大，直到股四头肌肌腱接触到了股骨滑车，力量发生了分散。高位髌骨时，这种接触会延迟发生，因为需要更大的屈膝角度。因此，随着髌骨高度的增加，髌股关节接触的应力和压力的最大值也会显著增加，从而导致 AKP 的发生[14]。

动态和静态条件下股四头肌的肌肉长度及收缩状态会影响髌骨的轨迹和位置。研究表明，髌骨向外侧移位与股四头肌的收缩有很强的相关性，短缩、紧绷的股四头肌在 PFP 的发展中起着重要作用[15, 16]。股四头肌无力，特别是股内斜肌（VMO）无力，可导致髌骨向外侧移位，从而导致关节压力位于外侧[13]。髂胫束的紧张度通过其与外侧支持带和髌骨的关系，将增加屈膝过程中髌骨上的侧向力矢量，从而增加外侧髌股关节应力[17]。最近的研究表明，股四头肌的轴向旋转也可能在 PFJ 的生物力学中发挥作用，包括引起跨 PFJ 的横向力矢量及其所导致的跨关节软骨的接触应力[18]。

全身性韧带松弛症（GLL）可增加髌骨总体的活动度，这将改变髌骨轨迹并导致疼痛症状出现[19]。

四、外在因素

临床超负荷与 AKP 之间已经被证实有明确的关系[20]。髌股关节的功能可以通过负荷／频率分布来表示，该分布定义了与关节组织稳态相容的无痛负重范围。如果在关节上施加过大的负重，可能会失去组织稳定性，造成疼痛和功能障碍[21, 22]。这种过度负荷可能是单次性的（过载）或重复性（过度使用）的结果。受伤运动员肯定是由于负荷已经超出了他们承受的极限，由于结构上承担的压力，受伤结构的负面重塑在修复过程中占主导地位[23]。过度的身体负担、训练习惯的改变，如增加训练时间，以及装备和训练技术不佳，这些都能使髌股关节承担超负荷的压力，并超过了功能的适应性，引起结构上的反应，从而导致 PFP 的发生[24]。

综合本名患者的年龄、性别和活动水平，我们的初步诊断是膝前痛。患者表现出了很多体征和症状（表 15-1），根据这些我们可以推断髌骨轨迹不良是她发生 AKP 的原因。患者感到膝关节乏力，查体发现股四头肌轻度萎缩，直腿抬高试验时股内侧肌收缩力差，这些都证明了她股四头肌的力量较弱。尽管患者的下肢力线正常，但她在单足站立时膝关节存在动态外翻，这就容易导致髌骨轨迹不良。此外，虽然患者 Q 角正常，骨盆水平，但患者有扁平足，这也提示其可能伴有一定程度的胫骨旋转。而且患者表现出髂胫束，以及膝关节外侧结构的紧张，髌骨内移活动度减少，J 字征阳性，这一般也与髌骨轨迹不良有关。Beighton 评分高表现出的韧带松弛，也可

表 15-1　患者的显著特征

阳　性	阴　性
• 18 岁	
• 女性	
• 大量体育运动	
• 右膝反复受伤	• 无肿胀 / 积液
• 复发性右膝 AKP	• 没有机械症状
• 右膝乏力	• 下肢力线未见异常
• 扁平足	• 骨盆无倾斜
• 右侧股四头肌轻度萎缩	• 步态正常
• 轻度 J 字征	• 膝关节 ROM 正常
• 髌骨内侧缘压痛	• 正常 Q 角
• 髂胫束紧张	• 膝关节稳定
• 髌骨内移活动度下降	• 无半月板损伤体征
• SLR 试验时 VMO 收缩力差	
• SLS 时膝关节外翻	
• Beighton 评分韧带松弛	

AKP. 膝前痛；ROM. 关节活动度；SLR. 直腿抬高；SLS. 单足站立；VMO. 股内侧肌

以解释髌骨轨迹的改变。

该患者接受了康复治疗，以改善她髌股关节周围的生物力学为目的。在训练时，为患者佩戴了支具来辅助支撑，同时增加臀中肌训练来改善动态膝外翻的情况。联合髂胫束泡沫轴和手法按摩的方式，放松膝关节的外侧结构，并通过训练恢复她股内侧肌的力量和运动模式。通过上述治疗，患者在 6 个月后膝关节疼痛的症状得到了缓解。

参考文献

[1] Smith BE, et al. Incidence and prevalence of patellofemoral pain: a systematic review and meta-analysis. PLoS One. 2018;13(1):e0190892.

[2] Slotkin S, et al. Anterior knee pain in children and adolescents: overview and management. J Knee Surg. 2018;31(05):392-8.

[3] Myer GD, et al. The incidence and potential pathomechanics of patellofemoral pain in female athletes. Clin Biomech. 2010;25(7):700-7.

[4] Erkocak OF, et al. Lower extremity rotational deformities and patellofemoral alignment parameters in patients with anterior knee pain. Knee Surg Sports Traumatol Arthrosc. 2016;24(9):3011-20.

[5] Ford KR, et al. Gender differences in the kinematics of unanticipated cutting in young athletes. Med Sci Sports Exerc. 2005;37(1):124-9.

[6] Dejour H, et al. Factors of patellar instability: an anatomic radiographic study. Knee Surg Sports Traumatol Arthrosc. 1994;2(1):19-26.

[7] Souza RB, et al. Femur rotation and patellofemoral joint kinematics: a weight-bearing magnetic resonance imaging analysis. J Orthop Sports Phys Ther. 2010;40(5):277-85.

[8] Cameron JC, Saha S. External tibial torsion: an underrecognized cause of recurrent patellar dislocation. Clin Orthop Relat Res. 1996;328:177-84.

[9] Piva SR, Goodnite EA, Childs JD. Strength around the hip and flexibility of soft tissues in individuals with and without patellofemoral pain syndrome. J Orthop Sports Phys Ther. 2005;35(12):793-801.

[10] Meister K, James SL. Proximal tibial derotation osteotomy for anterior knee pain in the miserably malaligned extremity. Am J Orthop (Belle Mead, NJ). 1995;24(2):149.

[11] Harilainen A, et al. Patellofemoral relationships and cartilage breakdown. Knee Surg Sports Traumatol Arthrosc. 2005;13(2): 142-4.

[12] Powers CM, Shellock FG, Pfaff M. Quantification of patellar tracking using kinematic MRI. J Magn Reson Imaging. 1998;8(3):724-32.

[13] Amis AA. Current concepts on anatomy and biomechanics of patellar stability. Sports Med Arthrosc Rev. 2007;15(2):48-56.

[14] Luyckx T, et al. Is there a biomechanical explanation for anterior knee pain in patients with patella Alta? Influence of patellar height on patellofemoral contact force, contact area and contact pressure. J Bone Joint Surg. 2009;91(3):344-50.

[15] Guzzanti V, et al. Patellofemoral malalignment in adolescents: computerized tomographic assessment with or without quadriceps contraction. Am J Sports Med. 1994;22(1):55-60.

[16] Witvrouw E, et al. Intrinsic risk factors for the development of anterior knee pain in an athletic population: a two-year prospective study. Am J Sports Med. 2000;28(4):480-9.

[17] Winslow J, Yoder E. Patellofemoral pain in female ballet dancers: correlation with iliotibial band tightness and tibial external rotation. J Orthop Sports Phys Ther. 1995;22(1):18-21.

[18] Maine ST, et al. Rotational malalignment of the knee extensor mechanism defining rotation of the quadriceps and its role in the spectrum of patellofemoral joint instability. JB JS Open Access. 2019;4(4):e0020. https://doi.org/10.2106/JBJS.OA.19.00020.

[19] Rawi ZA, Nessan AH. Joint hypermobility in patients with chondromalacia patella. Br J Rheumatol. 1997;36:1324-7.

[20] Fairbank JC, et al. Mechanical factors in the incidence of knee pain in adolescents and young adults. J Bone Joint Surg. 1984;66(5):685-93.

[21] Dye SF. Therapeutic implications of a tissue homeostasis approach to patellofemoral pain. Sports Med Arthrosc Rev. 2001;9(4):306-11.

[22] Witvrouw E, Van Tiggelen D, Willems T. Risk factors and prevention of anterior knee pain. In: Anterior knee pain and patellar instability. London: Springer; 2006. p. 135-45.

[23] Hreljac A. Impact and overuse injuries in runners. Med Sci Sports Exerc. 2004;36(5):845-9.

[24] Tumia N, Maffulli N. Patellofemoral pain in female athletes. Sports Med Arthrosc Rev. 2002;10(1):69-75.

第 16 章 软骨外观正常和轻度力线不良的膝前痛

A 24-Year-Old Female with Anterior Knee Pain, Normal Looking Cartilage, and Mild Malalignment

Alexandra H. Aitchison　John P. Fulkerson　Marc Tompkins　Daniel W. Green　著

何宜蓁　李　杨　译

在青少年及年轻成人中，关节软骨正常的慢性膝前痛患者通常需要关节镜探查，以判断是否存在髌骨软骨软化，其往往是因为髌骨轨迹异常或髌骨局部超负荷所导致的软骨下骨刺激而产生的。上述病变所引起的疼痛会影响正常生活，并且往往保守治疗无效。

通常情况下，患者在剧烈活动后出现的膝前痛，会通过保守的方式来进行治疗，包括非甾体抗炎药（nonsteroidal anti-inflammatory drug, NSAID）、物理治疗、肌内效贴布、支具、情绪安抚、休息和适当减轻体重。影像学检查可能是正常的，或者发现髌骨有轻度的倾斜。当保守治疗失败时，可进行关节镜探查，医生可通过识别其他部位正常的软骨，以判断在髌骨远端和外侧发生的软骨软化。那么作为骨科医生，我们需要何时介入，又有哪些选择呢？

一、病例介绍

患者女性，24 岁，因膝前痛 6 年，加重 6 个月就诊。6 年前患者在高中参加体育活动后出现膝前痛，最初通过休息和减少运动后症状有所缓解，但之后会间断发作。近 6 个月来患者运动后的疼痛症状加重，爬楼梯时会出现明显疼痛，下楼梯为著，无法跑步，如果增加活动量，会加重疼痛，并伴有膝关节的轻度肿胀。患者进行了数次康复理疗，包括核心肌肉的稳定性训练，效果欠佳。使用支具和肌内效贴布后能缓解部分症状，但口服 NSAID 基本无效。曾注射过一次类固醇，症状也未得到任何缓解。长期无法缓解的疼痛导致患者出现了轻度抑郁。疼痛症状也严重地影响了她的日常生活，有时在进行日常活动时她不得不停下来休息，她尽量避免长距离行走，尤其是上下坡。

患者在行走时可见轻度的股骨前倾，并且股骨有轻度内旋的倾向。在膝关节屈曲早期，按压髌骨会出现伴有疼痛的弹响。在影像学检查中，膝关节前后位 X 线表现正常，在侧位 X 线上可见 Dejour A 型滑车，Caton-Deschamps 比值为 1.23，膝关节屈 30° 的 Merchant 位提示髌骨轻度外翻。矢状位压脂 T_2 加权 MRI 可见髌骨远端关节软骨高信号，TT-TG 值为 16mm。该患者进行了诊断性的关节镜手术，术中显示关节软骨外观正常，髌骨远端和外侧的软骨出现了软化，但没有破裂

（图 16-1），股骨滑车正常，关节内有轻度的滑膜炎表现。

二、主管医师的评估和治疗（John Fulkerson 博士）

这种膝前痛及相关的髌骨软化有时会在髌骨局部负重过高的情况下出现。如髌骨旋转对线异常（有时合并外翻）、过度外偏、肥胖、高强度运动、局部创伤或股骨滑车发育不良等因素均为可能的病因。但值得注意的是，由多种因素共同产生某处软骨问题的情况却并不常见。

对于这些病例，我们一定要警惕潜在的风湿免疫相关疾病的可能性，必要时要咨询风湿免疫科的专家，尤其是患者出现反复膝关节肿胀或其他关节症状的时候。

有时，某些因疼痛而活动严重受限的年轻人会出现很严重的心理疾病[1]。对于那些疼痛超过了忍耐极限且无法应对的患者，这些心理问题会导致他们过早进行手术，心理咨询可能有助于避免上述情况的出现。

要想控制已明确的力线、肌力、功能等问题，需要全面的保守治疗方案。减重、核心稳定性训练、运动管理，以及支具保护等措施对于控制疼痛是必不可少的。

尽管如此，一些患者的生活仍然受到了严重影响，他们已经接受了所有可能的保守治疗，有时甚至在 2～3 个疗程后仍无明显好转，这种情况下就可以考虑手术治疗。尤其是对于髌骨外翻或外侧压力过高的患者，通过手术进行外侧支持带的松解或延长可能是合适的。而对于更极端的情况，当髌骨外翻或髌骨运动轨迹外移造成髌骨远端和（或）外侧软骨 1～2 级损伤时，可以进行胫骨结节移位术来减轻外侧的过度负荷，避免进行性的软骨损伤并改善疼痛。

三、Marc Tompkins 博士的点评和治疗建议

膝前痛患者往往通常首先由康复师进行细致且长期的治疗，在这个过程中康复师可以使用多种保守治疗方法，包括肌内效贴布、血流限制治疗等。在本病例中，患者通过肌内效贴布治疗症状得到了缓解，这表明外侧髌股关节超负荷可能是最根本的病因，但排除膝前痛的其他潜在原因也是非常必要的，包括髌骨或股四头肌肌腱炎、髌上滑囊炎，甚至是一些罕见的疾病，如有症状的滑膜皱襞或脂肪垫撞击综合征。Fulkerson 博士很好地概述了保守治疗的注意事项，这些注意事项对于治疗此类病例至关重要。

如果经历了系统地保守治疗之后疼痛仍然存在，那么这样的患者是具有手术指征的，特别是当某种保守治疗有短暂效果的时候，这意味着缓解疼痛是可以实现的。在此病例中，由于肌内效贴布发挥了疗效，假设使用的 McConnell 胶布从内侧拉住髌骨，那么此时考虑进行单纯的外侧支持带延长就是合理的。这也是鲜有的可以将单纯外侧支持带延长作为治疗方法的情况之一。不适用于这种手术的因素是在 30° 屈膝的轴位 X 线片上髌骨的倾斜角太小，这表明外侧支持带不一定过度紧张。是否进行单独外侧支持带延长术也要

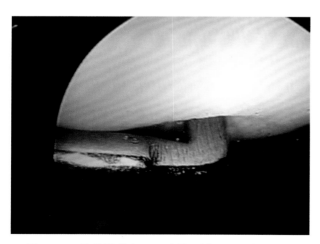

▲ 图 16-1 关节镜术中显示髌骨远端和外侧存在软骨软化，但没有破裂或磨损

基于查体，检查髌骨是否可以被动倾斜到正常的位置。如果髌骨不能被手动归位，那么考虑单纯外侧支持带延长是合理的。

在本病例中，由于髌骨的问题发生在外侧，医生也许也会考虑进行胫骨结节前内侧移位手术。然而，该患者的 TT-TG 值只有 16mm，这表明胫骨结节没有过度外偏。在这种情况下，医生就要格外小心不要将胫骨结节过度内移，以避免膝关节的内侧压力过高。在术中，可以通过评估胫骨结节 - 滑车沟角（tubercle sulcus angle）以帮助防止过度内移。如果要进行胫骨结节前内侧移位手术，最好在术中同时去除髌骨外侧或远端病变的软骨。

此外，进行站立位下肢全长 X 线片，以及 CT（或 EOS）也是有价值的，前者可以评估冠状面的内外翻畸形，后者可以评估轴位上的股骨或胫骨旋转。如果有上述任何一种畸形存在，都可考虑通过截骨手术来纠正畸形，包括股骨远端截骨术、去旋转截骨术或两个手术同时进行（如果需要的话）。

四、Daniel Green 博士的点评和治疗建议

对于笔者来说，处理慢性膝前痛的第一步就是明确诊断。此患者也许存在髌股关节不稳定，但患者并没有意识到。笔者见过一些在伸膝位时会发生髌骨外侧脱位的患者，但他们却并没有髌骨脱位的主诉。还有一种类型的髌骨不稳定，患者伴有严重 J 字征，他们无法从屈膝位主动伸膝。这些患者也可能不会直接表述他们存在髌骨脱位。此外，笔者建议在 MRI 上也要仔细检查髌骨脱位的痕迹。例如，受损或撕裂的内侧髌股韧带、髌骨内侧非关节面的撕脱损伤或滑车外侧的软骨磨损。如果有上述任何发现，并伴有髌骨恐惧试验阳性，且理疗效果不佳的患者，笔者就会推荐进行稳定髌骨的手术治疗。

伴有髌骨软化的顽固性膝前痛的另一个可能病因是炎症。对于这些患者，笔者建议到风湿免疫科进一步就诊，以确定是否存在隐匿的风湿免疫性疾病。本病例的患者诉膝关节偶有肿胀，这就要怀疑其是否有轻度的莱姆病才导致的这些症状。

软骨损伤是另一个应考虑在内的膝前痛的潜在病因。在本病例中，患者也许经历过髌骨上极的外伤，从而导致了局部软骨受损，这种损伤之后可能会愈合，但也可能会进展成剥脱性骨软骨炎。

此外，这名患者表示她非常沮丧，以致很"绝望"，疼痛"正在摧毁她的生活，导致抑郁"。医生应在进行手术之前仔细询问这些感觉及其成因。心理医生或精神科医生可能会发现并解决其他可能的压力来源或心理健康问题，这将有利于治疗，使膝前痛的保守治疗效果更好。

最后，在进行术前讨论前，主管医生应该对患者既往那些效果不佳的理疗方案进行详细了解。然后可以考虑转诊给那些对髌股关节有特殊兴趣和专业基础的物理治疗师，作为一种最终尝试，争取在不进行手术干预的情况下解决患者的问题。

五、关键要点

髌股关节压力过大可能会导致髌骨软化，继而出现膝前痛（框 16-1）。当所有保守治疗效果均不佳时，可以考虑手术干预，但这种情况较罕见。具体而言，伴有髌骨外侧软骨软化和疼痛的髌骨外翻，可通过髌骨外侧支持带松解或延长来减轻关节压力，从而改善症状。对于一些更极端的病例，当髌骨外侧和远端的压力过高导致持续性的慢性疼痛时，适度地将胫骨结节向前内侧移位，可以非常有效地减少髌骨远端和外侧软化区的压力，但也必须要注意不能过度内移。在更罕见的情况下，压力过高是由于水平面或冠状面力线异常所导致的，这时就可以通过截骨手术来进行矫正。

框 16-1　慢性膝前痛的关节软骨软化 [2-7]

- 在某些慢性膝前痛的患者中，关节软骨可能看起来是正常的，所以经常要注意探查。在力线轻度异常的患者中，髌骨远端和外侧发现软骨软化的情况并不少见。
- 与局部压力过大相关的软骨软化，可以由于软骨下骨超负荷而导致慢性膝前痛。
- 这种疼痛会影响患者的活动，但通常可以通过休息、支具、肌内效贴布、适度的减重、非甾体抗炎药和调整运动方式来减少局部的压力，从而缓解疼痛。
- 当保守治疗失败时，可以考虑手术治疗。手术的根本目的是去除炎症组织，并根据术中所见（如髌骨外翻或轨迹不良）减少产生疼痛的部位的压力。

六、相关资源及网址

[1] Middleton KK, Gruber S, Shubin Stein BE. Why and where to move the tibial tubercle: indications and techniques for tibial tubercle osteotomy. Sports Med Arthrosc Rev. 2019;27(4): 154-160.

[2] Hinckel BB, Yanke AB, Lattermann C. When to add lateral soft tissue balancing? Sports Med Arthrosc Rev. 2019;27(4):e25-e31.

[3] Fulkerson JP. Anteromedialization of the tibial tuberosity for patellofemoral malalignment. Clin Orthop Relat Res. 1983;177:176-181.

参考文献

[1] Sanchis-Alfonso V, Coloma-Saiz J, Herrero-Herrero M, Prades-Piñón J, Ramírez-Fuentes C. Evaluation of anterior knee pain patient: clinical and radiological assessment including psychological factors. Ann Jt. 2018.

[2] Petersen W, Ellermann A, Gösele-Koppenburg A, Best R, Rembitzki IV, Brüggemann GP, et al. Patellofemoral pain syndrome [Internet]. In: Knee surgery, sports traumatology, arthroscopy, vol. 22. Springer; 2014 [cited 2020 Jul 31], p. 2264-74. https://pubmed.ncbi. nlm.nih.gov/24221245/.

[3] Rothermich MA, Glaviano NR, Li J, Hart JM. Patellofemoral pain. Epidemiology, pathophysiology, and treatment options [Internet]. In: Clinics in sports medicine, vol. 34. W.B. Saunders; 2015 [cited 2020 Jul 31]. p. 313-27. https://pubmed.ncbi.nlm.nih. gov/25818716/.

[4] Clinical rehabilitation of anterior knee pain: current concepts—PubMed [Internet]. [cited 2020 Jul 31]. https://pubmed.ncbi.nlm. nih.gov/28437492/.

[5] Sanchis-Alfonso V, Dye SF. How to deal with anterior knee pain in the active young patient. Sports Health [Internet]. 2017 [cited 2020 Jul 31];9(4):346-51. https://pubmed.ncbi.nlm.nih. gov/27920260/.

[6] Werner S. Anterior knee pain: an update of physical therapy [Internet]. In: Knee surgery, sports traumatology, arthroscopy, vol. 22. Springer; 2014 [cited 2020 Jul 31]. p. 2286-94. https:// pubmed.ncbi.nlm. nih.gov/24997734/.

[7] Slotkin S, Thome A, Ricketts C, Georgiadis A, Cruz AI, Seeley M. Anterior knee pain in children and adolescents: overview and management [Internet]. Journal of Knee Surgery, vol. 31. Georg Thieme Verlag; 2018 [cited 2020 Jul 31]. p. 392-8. https:// pubmed.ncbi. nlm.nih.gov/29490405/.

第 17 章　下肢旋转对线异常的髌股关节疼痛

Patellofemoral Pain, Chondrosis, and Arthritis: A 23-Year-Old with Patellofemoral Pain and Maltorsion of the Lower Limbs: The Place of Torsional Osteotomies

Magaly Iñiguez C　Phillippe Neyret　Sheanna Maine　Shital N. Parikh　著

王　程　李子剑　译

患者是一名年轻女性，患有慢性髌股关节疼痛但保守治疗效果不佳。经详细的体格检查和影像学检查后发现下肢旋转对线异常。股骨前倾增加导致股骨远端内旋，从而引起髌股外侧压力增高并向侧方移位，胫骨近端外旋导致内侧软组织过度牵拉，增大了外侧的髌股压力。这种情况可能会引起慢性疼痛、髌骨不稳定、髌骨软化，最终发展为骨关节炎。

手术治疗原则是通过旋转截骨术矫正畸形。当股骨和胫骨共同受累时，均应进行截骨术。

对于这名患者，我们建议行股骨外旋截骨术和胫骨内旋截骨术。

一、病例介绍

患者女性，23 岁，因膝前痛 6 年就诊，最近一年疼痛持续进展。日常生活中即可感受到疼痛，上下楼梯、蹲坐时加重。无髌股关节不稳病史。患者长期进行物理治疗和非手术治疗，但疗效有限，疼痛无明显缓解。

（一）临床评估

当患者双脚平行的站立时，髌骨指向内侧。该标志也称为髌骨"斜视"。当双足向外旋转时，髌骨指向前方（图 17-1）。评估髋关节活动度，结果显示俯卧位时髋内旋为 60°（图 17-2）。

在屈膝的坐姿或仰卧位时，双足也会向外旋转。

步态分析显示中立位的足前进角。

（二）影像学检查

关节 X 线片：右膝髌骨倾斜 12°，左膝 8°。全长片显示髌骨内旋。

术前 CT 检查。

- 胫骨结节 – 股骨滑车值（TT-TG 值）：右膝 13.1mm，左膝 10.6mm。
- 股骨前倾：右 24°，左 21.3°。
- 胫骨外旋：右 55.7°，左 45.7°。

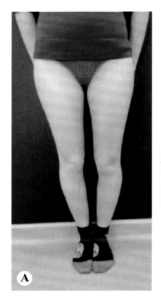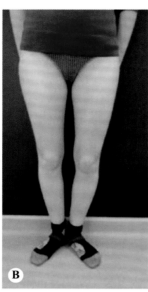

▲ 图 17-1　A. 站立位，双脚平行显示髌骨"斜视"；B. 站立位，髌骨在前，双足外旋

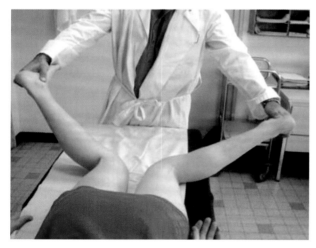

▲ 图 17-2　髋关节内旋增加

二、综述

髌骨轴向旋转对位不良是一个复杂的问题。这种情况通常包括不同程度的股骨前倾和胫骨外旋。膝关节运动轴内旋后会导致髌股关节畸形，并可能引起髌骨软化、髌骨半脱位甚至完全脱位。其作用机制虽不太清楚，但越来越多的证据表明，股骨前倾和胫骨外旋的增加会导致髌骨受

到异常的侧向压力。

根据受影响的平面，膝关节畸形分为以下 3 种类型[1]。

- 冠状面（正面）。
- 矢状面。
- 水平（轴向）。

旋转问题会影响水平面或轴向面。根据病因不同，这些肢体异常可在不同的位置上出现，但最常见的是近端水平。

尽管有这种分类，但重要的是轴位的异常会影响冠状面和矢状面。

髋部股骨颈前倾增加造成股骨远端内旋，导致髌股外侧压力增加和髌骨外侧移位[2-5]。

增加的胫骨外旋会使部分伸膝装置的远端旋转，增加外侧小关节对滑车的髌股压力和对内侧软组织的过度牵拉[2-5]。

三、临床表现

髌骨轴向旋转对位不良的患者在童年或青少年时期就有髌股关节的症状。主要症状是疼痛和髌股关节不稳，但由于下肢整体失稳，髋关节和足部的症状也很常见。在这个群体中，有手术失败的历史也不罕见。

当我们评估患有髌股关节异常的患者时，体格检查非常重要。在站立位，必须评估冠状、矢状和轴位的稳定性。在发生髌骨旋转异常的患者中，股骨前倾增加导致肢体向内旋转，髌骨内旋，这种外观被称为"斜视髌骨"。代偿性的胫骨旋转导致足部指向前方，而髌骨保持斜视，呈现出正常的足部前进角度。如果髌骨指向前方，则足向外旋转（图 17-1）。这种情况下股骨前倾和胫骨外旋同时发生，进而导致足部角度变化，称之为严重力线异常综合征（miserable malalignment syndrome）。

步态同样也很重要，Staheli 的前期研究发现，足的位置将取决于哪个异常占主导地位。正常的足部前进角在 10°～15°。当胫骨外旋占主导地位

时，该角度会增加；当过度的股骨前倾是主要的畸形时，足前进角变为负角度[6]。

髋关节活动度的评估也是体格检查的关键部分。当股骨前倾增加时，髋关节的内旋增加。在俯卧位最容易评估这一点（图17-2）。检查髋关节的整体灵活性也很重要，因为如果决定纠正前倾，髋关节需要良好的关节旋转才能进行调整。

四、下肢旋转的正常发育

儿童期旋转发育的知识使我们能够了解青少年和成人的相关畸形情况。相关研究表明，股骨和胫骨的旋转在生长过程中会发生变化。肢体旋转一般会在子宫内开始，是正常发育的一部分。许多婴儿出生时胫骨内旋（2°~4°），股骨前倾角增加40°[6]。

在儿童期直到8—10岁，胫骨旋转增加至20°，股骨前倾减少至15°[6, 7]。

根据 Staheli 的研究[6]，常规筛查很重要，可以通过体格检查进行评估，包括测量足部前进角、大腿-足部角度和髋关节活动度（包括内旋和外旋活动范围）。脚趾向内或向外是儿童时期扭转畸形最常见的症状。我们应研究和治疗接近10岁临床扭转异常的患者，因为在该年龄之后，扭转继续进展的概率很小。

五、旋转对线异常的影像学表现

（一）股骨旋转

股骨前倾角是指股骨颈轴线和股骨后髁连线之间的角度。然而，目前已发表的测量股骨前倾的方法有横向或斜向，以及单个或叠加的图像切片。因为该技术使用不同的解剖标志进行测量，所以文献报道的股骨前倾角标准值范围比较宽泛（内旋7°~24.1°）[8-13]。

Kaiser 的一项研究比较了不同测量技术，他发现不同方法存在显著差异。所有技术的重现性都很高，因此我们可以使用不同的方法，但应特别注意每种技术的正常值。

Lerat[13] 描述了计算股骨前倾角的两条线，第一条线是从股骨头中心到股骨颈底部的连线，第二条线是股骨后髁的切线，距关节线2cm。Waidelich[8] 认为，股骨前倾角是在轴向平面上测量的，即在一个CT层面上，股骨头中心和大转子的椭圆中心连线与股骨后髁切线之间的夹角。

Hernandez 等[11] 所描述的技术为在一个横切面上测量股骨头中心与股骨颈中心相连的位置，选择股骨头、股骨颈和大转子可见的位置。

因此，在我们考虑旋转截骨术时，必须考虑到不同测量技术存在着不同的正常范围。

大多数研究中的平均股骨前倾角在10°~15°。在 Lerat 的研究中，正常对照组人群为 10.9° ± 7.1°[14]，而髌骨不稳定组人群角度为 16.1° ± 9.4°（$P < 0.005$），髌骨软骨病患者人群角度为 17° ± 11.7°（$P < 0.001$）。

Strecker[15] 使用 Waidelech 的方法测量了505名志愿者的股骨前倾角，结果显示平均角度为 24.1° ± 17.4°。

（二）胫骨旋转

胫骨外旋角（external tibial torsion，ETT）通常在胫骨后平台线和踝关节轴之间测量[16]，但与股骨旋转的测量相似，有多种测量方法[8, 13, 17, 18]，因此正常值也各有不同。在 Lerat[13] 的研究中，ETT 正常值为 32.8° ± 7.8°，髌骨软骨病患者为 34.1° ± 11°，不稳定组为 36.1° ± 9.8°。

Jend[16] 在近端使用后髁线，在远端使用一条线连接髁的中点，从胫骨平台与切迹的交界处形成的圆心。作者认为正常胫骨旋转角为 40° ± 9°。

其他学者也描述了股骨后髁线[19]，其中的差异是由于在胫骨近端和远端踝线测量的可变性。

Reikerås[19] 使用这样的方法发现，正常女性右侧的 ETT 为 38°±9°，左侧为 37°±11°。而在男性中，这些值分别为 41°±6° 和 40°±10°。

Strecker[15] 使用 Waidelich 方法，近端使用股骨后髁连线，远端连线将切迹形成的椭圆和内踝表面形成的椭圆一分为二。通过对 504 例胫骨测量结果，他发现平均胫骨外旋角度为 34.9°±15.9°。Jakob[18] 和 Takai[20] 使用骨骼标本进行 CT 检查，测量平均值为 30° 和 28°。正常对照组的测量结果变化范围更大，为 26°~42°[17]，正常对照组的 MRI 测量结果为 25°~42°[17]。这些变化使手术更加具有挑战性，然而，一些研究显示手术矫正后患者的情况改善明显，表明胫骨旋转异常进行矫正的重要性，同时需要可靠、标准化的测量和更有效的研究。

（三）与髌股关节（PFJ）疼痛、软骨病和骨关节炎（OA）相关的旋转问题

已有很多临床研究将旋转对位不良与髌股关节问题联系起来[20-27]。Takai 等[20] 测量了内侧、外侧或髌股关节的单间室骨关节炎患者的股骨和胫骨旋转，与对照组相比，股骨内旋增加与髌股关节（PFJ）疼痛和骨关节炎之间有显著相关性。该研究中髌股骨关节炎患者股骨内旋角为 23°，对照组为 9°。

Lerat 等的[13] 注意到股骨内旋角与髌骨软骨病（$P<0.001$）和髌骨不稳定（$P<0.005$）的相关性显著增加。

Winson 的[28] 研究描述了 70% 因膝前痛而接受关节镜检查的青少年有股骨内旋增加的情况，在对照组中（因韧带或半月板损伤而进行关节镜检查）只有 33%。另一项研究[27] 报道了 12 例保守治疗无效的慢性髌股关节症状患者。与无髌股疼痛的患者相比，这 12 例患者的胫骨外旋明显增加。

此外，很多文献中也有记载，严重旋转对线异常合并难治性疼痛的患者在进行旋转截骨术治疗后，临床症状有明显改善[21-25]。

六、生物力学证据

一些研究描述了旋转异常的生物力学效应，包括髌股关节的接触和压力，以及对软组织的影响[2-5, 29, 30]。

胫骨外旋增加会引起旋转平面的生物力学变化，首先拉动髌骨远端，然后带动髌骨近端，产生外侧关节面压力增加和对内侧软组织的应力。

Lee 等[4] 也分析了股骨旋转对髌股关节接触压力的影响。作者认为髌股接触压力随股骨旋转增加而非线性增加。股骨内旋会增加髌骨外侧面的接触压力。整体结论是股骨旋转 >20° 会引起髌股关节生物力学的显著改变。

最近的生物力学研究证实了之前的发现。Kaiser 等的研究[31] 显示股骨前倾在 10°~20° 会导致髌骨倾斜移位，>20° 会导致髌股生物力学受到严重影响，增加软组织退变。

水平轴的概念

1988 年，Lerat 提出了关于旋转问题的两个重要概念，包括胫股指数（tibiofemoral index，TFI）与股骨和胫骨旋转角度之和（sum of femoral and tibial torsion，SFTT）。

TFI 是胫骨旋转和股骨前倾的区别。

胫骨外旋总是大于股骨旋转。

当 TFI 数值较高时，表明胫骨外旋是主要问题，而 TFI 值较低表明股骨外旋和胫骨外旋更匹配。这两个旋转角度可小可大。

髌骨异常状态时 TFI 值更高，正常髌骨时 TFI 值低更为常见。

然而当低 TFI 与髌骨病理相关时，通常与股骨和胫骨旋转角度极大有关。

在这种形态中，膝关节被限制在两个反向旋转之间，这导致髌股关节受到异常大的应力。这种情况下，SFTT 值是高的。

Lerat 发现股骨和胫骨旋转角度之和（SFTT）是一个相关因素。他发现正常膝关节（4.5°±13°）

与髌骨软骨病（56.6°±18.2°）和髌骨不稳定（59.6°±16.1°）有统计学差异（P<0.005）。

七、手术适应证

如果患者有持续的症状或疼痛，可以进行适当的物理治疗和药物治疗，同样也可以考虑进行手术治疗。然而，由于测量方法和数据正常值存在争议，且目前是否手术主要以专家意见为依据，所以难以确定矫正性旋转截骨术的具体指征。

Tietge[1] 的研究提示，如果旋转畸形>30°或有明显的膝外翻（>5°），则截骨肯定是有益的。若旋转超出正常 20°，则认为复位效果更佳。Hinterwimmer[32]、Biedert[33] 和 Imhoff[34] 推荐股骨前倾>20° 的需进行手术矫正。

对于胫骨，文献中差异很大，很难找到统一的旋转"正常"范围。

根据 Fouilleron[35] 和 Server[36] 的研究显示，对于临床和放射学测量 ETT>30° 的患者，推荐截骨。平均校正量为 25°。Drexler[19] 和 Paulos[37] 建议在临床评估腿足角的基础上，对>30° 的病例进行矫正。

Lerat 和 Ruguet 较为保守，当 ETT 值>35° 时才建议胫骨截骨。在他们的研究中，平均矫正量为 12°，最大矫正量为 20°。

考虑到截骨术的手术并发症、骨不愈合或畸形愈合的风险、矫治过度或矫治不足的风险，以及造成异常内翻、外翻、屈曲或伸展畸形的风险，不应常规尝试<10° 的截骨术。这些阈值主要是基于专家建议。

八、手术技术

（一）股骨旋转截骨

选择转子间区域而不是髁上截骨，可以减少膝关节附近四头肌的瘢痕，同时可以保留更长的骨骼长度，使大腿肌肉进行更好的调节。

采用外侧粗隆入路，然后纵向切开阔筋膜和股外侧肌，确定干骺端连接部位。

透视引导下，将导针置入股骨颈。克氏针可放置在拟截骨部位的近端和远端，并可进行计划量的旋转矫正。用锯在小转子的上部进行截骨。将 95° 的髁状突钢板置于股骨颈，进行股骨旋转。

Imhoff[34] 建议，如果患者有膝外翻或内翻，可能需要矫正靠近膝关节处的异常胫股角度，可采用股骨髁上截骨术进行旋转和角度矫正。

矫正的目标是达到接近股骨前倾 15° 的值，以及肢体中立的机械轴。而该名患者角度为 10°，不需要进行矫正。

（二）胫骨旋转截骨

行外侧膝关节入路，需要识别并保护腓神经。在胫骨结节上方的胫骨近端做横向截骨。这有利于更好的骨愈合并且降低胫骨不愈合的风险。为了改善矫正效果，建议联合近端腓骨截骨术和胫骨结节截骨术。在这种特殊的截骨术中，神经血管并发症的风险较高。

在截骨部位的近端和远端置入 2 根克氏针，并估计它们之间的矫正角度。

透视确认后，操作如下所示。

- 胫骨截骨先用摆锯，后用骨刀，全程小心谨慎，以减少神经血管风险。
- 内旋胫骨远端以矫正到适当的角度。
- 胫骨采用 2 根螺钉固定。
- 胫骨结节截骨使用 2 颗 4.5mm 皮质骨螺钉固定。可以调整胫骨结节的位置，以达到所需的 TT-TG 值和髌骨高度。

在本例中，术前计划的矫正量为 10°，以达到外旋<45° 的目标。由于存在神经失用的风险，需要避免过度矫正。

术前和术后双下肢全长片（图 17-3）。

手术后，患者的疼痛和症状有所改善。3 个月后允许完全负重，逐渐恢复正常步态。患者在 6 个月后完全康复，髌骨活动正常，膝关节活动度为 0°/0°/130°。

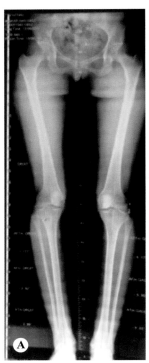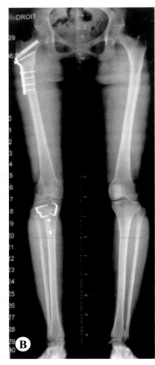

▲ 图 17-3　术前术后双下肢全长片

（三）对于旋转对线异常病例的点评（Sheanna Maine）

在处理髌骨轴向旋转对位不良的患者时，是否需要进行股骨或胫骨旋转纠正，取决于多种因素，包括患者的现病史，是否合并复杂疼痛、不稳定或异常足前进角所致的功能障碍。

工作流程包括完善双下肢全长前后位和侧位片以排除其他平面的畸形。通过髋部、大腿中部、膝关节和踝关节的 MRI 旋转剖面来设计手术切口。

当患者合并功能障碍时，需要进行旋转矫正。该手术技术上简单明了，结果一般可以预测。但当面对 PFP 和不稳定病例时，作出旋转矫正的决定就需要慎重了。笔者对与膝前痛或不稳定相关的股骨前倾的处理还包括股骨旋转，以及股四头肌扭转角（quadriceps torsion angle，QTA）的评估，因为这可能会影响髌骨的侧方应力，并可能会影响侧方接触压力。如果股骨旋转与股四头肌已充分适应，且髌骨伸展时未处于半脱位状

态，那么无论旋转角度如何，笔者都不愿意过多地去处理股骨。股骨截骨术在近端进行比较容易，在骨骺未发育成熟的情况下可以用钢板固定，如果是成人，可以考虑用螺钉固定。术后足部位置可以在术前进行计算，并决定是否需要进行胫骨截骨。

如果有必要继续进行胫骨旋转矫正，重要的是要考虑 TT-TG 值，这与应使用近端截骨还是远端截骨来矫正有关。在严重的错位且不稳定的情况下，当 TT-TG 值较高时，可以使用胫骨结节上截骨术来矫正 TT-TG 值。如果 TT-TG 值正常，那么胫骨截骨在踝上水平使用钢板固定更容易。

是否进行手术应该基于患者的功能评估和手术带来的风险收益的评估。有很多患者（如运动员），他们的"正常"范围更广，无须进行重建手术也可以康复的很好。

（四）对于旋转对线异常病例的点评（Shital Parikh）

作者介绍的病例是一个合并髌股关节疼痛和关节炎的 23 岁女性。笔者同意其观点，旋转（轴位）平面对齐不良，包括过度的股骨前倾和胫骨外旋，可能导致外侧髌骨压力增加。这可能导致髌股关节疼痛、关节炎，还有髌股关节不稳定。然而，在现有的文献中对于是什么原因导致旋转平面错位，以及手术矫正的指征尚不明确。正如作者所讨论的，有很多方法可以计算股骨前倾和胫骨外旋。虽然每种方法都不尽相同并且都有自己的科学依据，但根据测量方法不同，正常值范围相差 11°。此外，髌股关节的病因本质上是比较多的，有几种可能的病因会导致髌股关节失稳和功能破坏[38]。因此，是否进行旋转错位的矫正是基于患者自身情况、医生的专业知识和旋转角度不同测量方法的正常范围。目前医师持有两种观点，一部分主张积极纠正下肢旋转对位异常，而另一部分主张尽量避免这种复杂程度的截骨手术。

因为病例中提供的患者信息太少，所以无法做出适当的决定。应了解一下患者是否有髌骨脱

位病史，症状持续时间，单侧还是双侧受累，既往治疗情况和患者的主要症状（疼痛与不稳定）。详细的临床评估应包括生理性过度松弛（Beighton评分），站立时膝盖伸直和膝盖轻微弯曲，足部情况（扁平足），步态分析，髌骨活动度，髌骨压痛区域，髌骨恐惧试验和肌肉力量（特别是臀大肌和股四头肌）。下肢旋转的评估应包括俯卧位时髋关节内旋和外旋（图 17-2），腿足角和足前进角。X 线检查应该膝关节前后位和侧位，髌骨轴位，用于评估关节间隙狭窄、骨赘增生情况、髌骨倾斜程度、髌骨半脱位、髌骨高度、内侧髌骨撕脱骨折和滑车发育不良情况。负重位下肢全长 X 线片有助于评估冠状面的旋转对位和肢体长度差异，但应注意髌骨需要朝向前方。而本例中髌骨面向内侧，所以由此得出的冠状位对位不良可能有误。膝关节 MRI 有助于评估包括内侧髌股韧带和外侧支持带在内的软组织结构，同时还可以评估软骨病变的程度。基于髋、膝、踝的 CT 或 MRI，可以帮助计算股骨前倾和胫骨扭转。无论是放射科医生还是骨科医师都应该做这些测量，以便在一段时间内保持一致性。

基于现有的信息和下面提到的原因，笔者对这名患者的治疗方法将会有所不同。第一，股骨和胫骨旋转截骨术在青少年年龄组显示出良好的效果，最好是在髌股关节高压症发病前进行。根据 Bruce 和 Stevens[24] 的经典文章，患者平均年龄为 14 岁（13—18 岁）。高龄患者和晚期的髌股软骨病预后不良。第二，俯卧髋关节内旋 60°（图

17-2），处于 Staheli 等 [39] 认为的髋关节正常运动范围内。根据现有文献，旋转截骨术的适应证见表 17-1[24, 39, 40]。当髋关节内旋度 >75°～80° 时，笔者将考虑进行手术矫正。如果患者有关节过度松弛，这个范围会更大，在 80°～85° 或更高。第三，股骨前倾（24°）的 CT 测量值不符合矫正的范围。如果认为正常的股骨前倾在 13°，则矫形截骨应高于正常 20°～30°[41, 42]。因此对于这个病例，笔者不会进行股骨旋转截骨。

如果患者保守治疗无效（如抗炎、物理治疗、支具、可的松注射、行为调整），那么笔者的手术计划将包括膝关节镜检查、外侧支持带松解、胫骨结节前内侧截骨术，来减轻髌骨外侧的负荷。如果髌骨外侧小关节明显退变或外侧骨赘突出，则行髌骨外侧面切除有助于缓解疼痛。对于胫骨外旋的轻微增加，TTO 应该足够了。如果经过全面的临床和影像学评估，诊断为明显的胫骨外旋，笔者同意胫骨旋转截骨术。如果我们认为正常的胫骨旋转在 21°，那么截骨矫正的范围在 40°。在一项比较胫骨结节截骨术和胫骨近端旋转截骨术的研究中，尽管文章针对的是髌股关节不稳定而不是髌股关节高压症，但研究结果仍然倾向于旋转截骨术 [37]。当进行单侧旋转截骨术时，应告知患者肢体不对称的可能，这是很难避免的问题。

九、关键要点

- 旋转异常会影响股骨和（或）胫骨平面轴。

表 17-1　股骨和胫骨旋转截骨术的适应证

作者（年）	股骨			胫骨	
	髋关节内旋角 a	髋关节外旋角 a	前倾角 b	腿足角	胫骨外旋角 b
Staheli（1989）[39]	>85°	<10°	>50°	—	>30°
Leonardi（2014）[40]	81.5°（80°～85°）	27.2°（10°～40°）	—	38.6°（32°～45°）	—
Bruce（2004）[24]	85°（75°～95°）	33°（10°～60°）	35°（22°～54°）	32°（25°～40°）	36°（28°～52°）

a. 基于体格检查；b. 基于横截面成像

- 髌股关节出现症状是多因素的，因此在该名患者中应该做一个完整的病因评估。
- 股骨前倾和胫骨外旋增加是髌股关节症状出现的主要问题。
- 临床和生物力学研究证实了旋转异常与髌股疼痛和软骨病之间的关系。
- 保守治疗应该作为主要治疗方式，但是康复和药物治疗的效果往往很有限。对于复杂病例，如果不纠正骨骼畸形，很难得到真正的改善。但换个角度考虑，手术也是非常复杂的，治疗过程包括多次手术及其潜在并发症的预防。
- 测量方法的差异和不同"正常"范围，使手术指征更难以确定。
- 应在儿童和青少年时期进行常规筛查，以及早期治疗，否则随着年龄增长，畸形逐渐固定，解决起来更有挑战性。
- 长期的保守治疗无效，则需要手术治疗，并且此时手术更容易被患者接受。

参考文献

[1] Tietge R. Osteotomy in the treatment of patellofemoral instability. Tech Knee Surg. 2006;5(1):2-18.

[2] Van Kampen A, Huskies R. The three-dimensional tracking pattern of the human patella. J Orthop Res. 1990;8(3):372-82.

[3] Hefzy MS, Jackson WT, Saddemi SR, et al. Effects of tibial rotations on patellar tracking and patello-femoral contact areas. J Biomed Eng. 1992;14(4):329-43.

[4] Lee TQ, Anzel SH, Bennett KA, Pang D, Kim WC. The influence of fixed rotational deformities of the femur on the patellofemoral contact pressures in human cadaver knees. Clin Orthop. 1994:69-74.

[5] Lee TQ, Morris G, Csintalan R. The influence of tibial and femoral rotation on patellofemoral contact area and pressure. J Orthop Sports Phys Ther. 2003;33(11):686-93.

[6] Staheli LT, Corbett M, Wyss C, King H. Lowerextremity rotational problems in children. Normal values to guide management. J Bone Joint Surg Am. 1985;67(1):39-47.

[7] Le Damany P. La torsion du tibia, normale, pathologique, experimentale. J Anat Physiol. 1909;45:598-615.

[8] Waidelich HA, Strecker W, Schneider E. Computed tomographic torsion-angle and length measurement of the lower extremity. the methods, normal values and radiation load. RoFo. 1992; 157(3):245-51.

[9] Yoshioka Y, Cooke TD. Femoral anteversion: assessment based on function axes. J Orthop Res. 1987;5(1):86-91.

[10] Murphy SB, Simon SR, Kijewski PK, Wilkinson RH, Griscom NT. Femoral anteversion. J Bone Jt Surg Am. 1987;69(8):1169-76.

[11] Hernandez RJ, Tachdjian MO, Poznanski AK, Dias LS. CT determination of femoral torsion. AJR Am J Roentgenol. 1981;137(1):97-101.

[12] Jarrett DY, Oliveira AM, Zou KH, Snyder BD, Kleinman PK. Axial oblique CT to assess femoral anteversion. AJR Am J Roentgenol. 2010;194(5):1230-3.

[13] Lerat JL, Moyen B, Bochu M, et al. Femoropatellar pathology and rotational and torsional abnormalities of the inferior limbs: the use of CT scan. In;: Surgery and arthroscopy of the knee. 2nd congress of the European S European Society Ed. Miller & Hackenbruch: Springer; 1988.

[14] Kaiser P, Attal R, Kammerer M, et al. Significant differences in femoral torsion values depending on the CT measurement technique. Arch Orthop Trauma Surg. 2016;136:1259-64. https://doi.org/10.1007/s00402-016-2536-3.

[15] Strecker W, Keppler P, Gebhard F, Kinzl L. Length and torsion of the lower limb. J Bone Joint Surg Br. 1997;79-B:1019-23.

[16] Jend HH, Heller M, Dallek M, Schoettle H. Measurement of tibial torsion by computer tomography. Acta Radiol Diagn (Stockh). 1981;22:271-6.

[17] Tietge R. The power of transverse plane limb malalignment in the genesis of anterior knee pain—clinical relevance. Ann Jt. 2018;3:70.

[18] Jakob R, Haetel M, Stüssi E. Tibial torsion calculated by computerised tomography and compared to other methods of measurement. J Bone Joint Surg Br. 1980;62-B(2):238-42.

[19] Drexler M, Dwyer T, Dolkart O, Goldstein Y, Steinberg EL, Chakravertty R, Cameron JC. Tibial rotational osteotomy and distal tuberosity transfer for patella subluxation secondary to excessive external tibial torsion: surgical technique and clinical outcome. Knee Surg Sports Traumatol Arthrosc. 2014;22(11):2682-9.

[20] Takai S, Sakakida K, Yamashita F, et al. Rotational alignment of the lower limb in osteoarthritis of the knee. Int Orthop. 1985;9(3):209-15.

[21] Eckhoff DG, Brown AW, Kilcoyne RF, et al. Knee version associated with anterior knee pain. Clin Orthop Relat Res. 1997;339:152-5.

[22] Meister K, James SL. Proximal tibial derotational osteotomy for anterior knee pain in the miserably malaligned extremity. Am J Orthop. 1995;24:149-55.

[23] Delgado ED, Schoenecker PL, Rich MM, et al. Treatment of

severe torsional malalignment syndrome. J Pediatr Orthop. 1996;16:484-8.

[24] Bruce WD, Stevens PM. Surgical correction of miserable malalignment syndrome. J Pediatr Orthop. 2004;24:392-6.

[25] Walton DM, Liu RW, Farrow LD, Thompson GH. Proximal tibial derotation osteotomy for torsion of the tibia: a review of 43 cases. J Child Orthop. 2012;6(1):81-5.

[26] Cameron JC, Saha S. External tibial torsion: an underrecognized cause of recurrent patellar dislocation. Clin Orthop Relat Res. 1996;328:177-84.

[27] Cooke TD, Price N, Fisher B, Hedden D. The inwardly pointing knee. An unrecognized problem of external rotational malalignment. Clin Orthop. 1990;56-60.

[28] Winson, Miranda, Smith. Acta Orthop Scand. 1990;61(62 suppl):237.

[29] Liska F, von Deimling C, Otto A, Willinger L, Kellner R, Imhoff AB, et al. Distal femoral torsional osteotomy increases the contact pressure of the medial patellofemoral joint in biomechanical analysis. Knee Surg Sports Traumatol Arthrosc. 2018;27(7):2328-33. https://doi.org/10.1007/s00167-018-5165-2.

[30] Gresalmer R, Dejour D, Gould J. The pathophysiology of patellofemoral arthritis. Orthop Clin N Am. 2008;39:269-74.

[31] Kaiser P, Schmoelz W, Schoettle P, Zwierzina M, Heinrichs C, Attal R. Increased internal femoral torsion can be regarded as a risk factor for patellar instability—a biomechanical study. Clin Biomechan. 2017;47:103.

[32] Hinterwimmer S, Rosenstiel N, Lenich A, Waldt S, Imhoff AB. Femoral osteotomy for patellofemoral instability. Unfallchirurg. 2012;115(5):410-6.

[33] Biedert RM. Osteotomies. Der Orthop. 2008;37(9):872, 874-876, 878-880 passim.

[34] Imhoff FB, Cotic M, Liska F, Dyrna FGE, Beitzel K, Imhoff AB. Derotational osteotomy at the distal femur is effective to treat patients with patellar instability. Knee Surg Sports Traumatol Arthrosc. 2019;27:652-8.

[35] Fouilleron N, Marchetti E, Autissier G, Gougeon F, Migaud H, Girard J. Proximal tibial derotation osteotomy for torsional tibial deformities generating patello-femoral disorders. Orthop Traumatol Surg Res. 2010;96:785-92.

[36] Server F, Miralles RC, Garcia E, et al. Medial rotational tibial osteotomy for patellar instability secondary to lateral tibial torsion. Int Orthop. 1996;20(3):153-8.

[37] Paulos L, Swanson SC, Stoddard GJ, Barber-Westin S. Surgical correction of limb malalignment for instability of the patella: a comparison of 2 techniques. Am J Sports Med. 2009;37(7):1288-300.

[38] Dye SF. The knee as a biologic transmission with an envelope of function: a theory. Clin Orthop Relat Res. 1996;(325):10-8.

[39] Staheli LT. Torsion—treatment indications. Clin Orthop Relat Res. 1989;(247):61-6.

[40] Leonardi F, Rivera F, Zorzan A, Ali SM. Bilateral double osteotomy in severe torsional malalignment syndrome: 16 years follow-up. J Orthop Traumatol. 2014;15(2):131-6.

[41] Teitge RA. Patellofemoral syndrome a paradigm for current surgical strategies. Orthop Clin North Am. 2008;39(3):287-311.

[42] Duparc F, Thomine JM, Simonet J, Biga N. Femoral and tibial bone torsions associated with internal femoro-tibial osteoarthritis. Index of cumulative torsions. Rev Chir Orthop. 1992;78:430-7.

第18章 滑车中央软骨缺损的膝前痛

Anterior Knee Pain in a Patient with a Central Trochlea Defect: A 32-Year-Old Man with a Central Trochlear Defect

Jason L. Koh　Jack Farr　Yukiyoshi Toritsuka　Norimasa Nakamura　Alberto Gobbi　Ignacio Dallo　著

赵　然　李子剑　译

一、病例 1

（一）病史

一位 32 岁的业余篮球运动员曾在不同医疗机构进行过同种异体前交叉韧带（ACL）重建手术，在数月前出现了膝前疼痛、活动时卡压感，并且难以进行爬楼梯、划水和打篮球等活动。ACL 重建后即出现膝前痛，且疼痛逐渐加重。患者主观感觉髌股关节稳定。患者曾接受多种物理治疗，包括股四头肌和髋关节肌群强化、McConnell 肌内效贴布，以及其他形式的治疗，并进行了可的松关节内注射，症状缓解 3 周。上下楼梯疼痛视觉模拟评分法（visual analog scale, VAS）为 5～6 分，在运动时 VAS 评分增加为 7～8 分。

（二）体格检查

患者男性，身高 1.9m，体重 100kg。左膝的活动范围为 –1°～135°。存在少量积液，髌股关节捻发音阳性，膝关节伸直痛。髌骨恐惧试验阳性。内外侧关节线压痛阴性。Lachman 试验 1A，轴移试验阴性。

（三）影像学检查

X 线片显示关节间隙良好，ACL 重建止点位于胫骨前中部。

MRI 显示完整的 ACL 植入物（图 18-1）。髌股关节中央软骨缺损面积 1.2cm×1.4cm。膝前关节囊增厚。胫骨结节 – 股骨滑车值为 12mm，髌骨高度正常。

（四）治疗方案

对患者进行诊断性关节镜检查，结果显示滑车处有全层软骨缺损，膝前组织致密，限制关节镜活动度。分离膝前间隙，清除缺损及不稳定的软骨周缘，直到保留稳定的软骨。去除钙化软骨层，直至露出软骨下骨。预先判断软骨缺损面积 12mm（上下）×16mm（内外），且缺损形状规则。使用 0.045 K-wire 进行多次穿孔，然后将富含血小板的自体血浆与粉末化同种异体软骨混合。使用套管针将混合物移植到缺损处，然后盖纤维蛋白胶使其稳定。屈伸膝关节以检查移植物在缺损内是否保持稳定（图 18-2）。

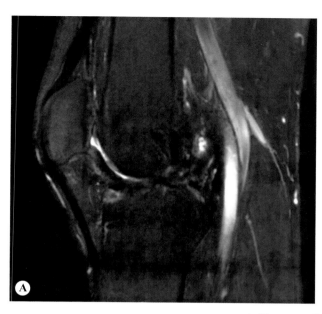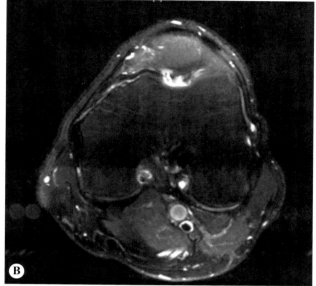

▲ 图 18-1　膝关节 MRI 检查

A. 矢状位图像显示股骨上下侧长度为 1.2cm 全层软骨缺损；B. 轴位图像显示内外侧长度 1.4cm 软骨缺损

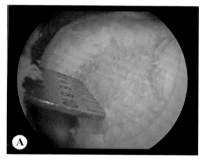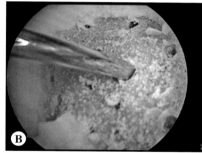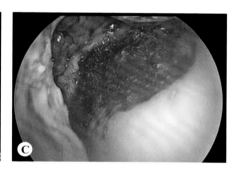

▲ 图 18-2　术中照片

A. 测量软骨缺损面积；B. 克氏针骨髓刺激强化疗法；C. 粉末化同种异体软骨与自体富含血小板血浆混合移植到缺损部位

（五）康复指导

康复早期需每天运动 2～3h，在解锁支具情况下持续被动运动 1～2h。膝关节伸直状态下可以负重。4～6 周后可在膝关节屈曲 90° 内行负重练习。康复治疗逐渐有效后（含直腿抬高能力恢复）可以停止使用支具。逐步加强角度及力量练习。

（六）结果

10 个月后，患者的主观症状改善到正常情况的 80%，在重负荷和运动的情况下出现疼痛（VAS 评分为 3 分）。他能够毫不费力地完成下蹲和弓箭步。髌股关节有轻微的捻发音，没有积液。复查磁共振成像显示缺损完全修复（图 18-3）。2 年随访显示，患者残留轻微捻发音，日常活动没有疼痛。恢复健身房锻炼和跑步时有轻微的不适（VAS 评分为 1～2 分）。

（七）讨论

据报道，多达 50% 的患者在 ACL 重建后发生髌股软骨损伤[1]。优秀运动员在跑步过程中，ACL 重建膝关节的髌股关节接触压力增加 27%[2]。这可能有几种不同的原因，但其中一种

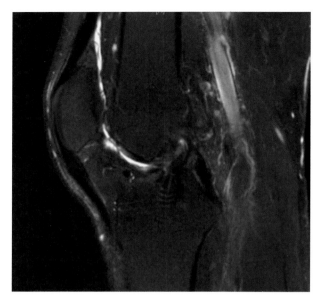

▲ 图 18-3　术后 MRI 提示缺损修复

机制是膝前关节囊或髌上囊的关节内瘢痕，导致髌股关节接触压力增加和过度负荷[3,4]。

膝前关节囊瘢痕和关节内粘连松解术已成功用于 ACL 重建后膝关节髌股关节疼痛的治疗[5]。在本例中，膝前关节囊增厚，导致髌骨与胫骨前平台粘连。关节囊松解可改善髌骨活动度。

滑车关节软骨缺损往往伴随髌股关节压力升高、剪切力增加和缺损不规则，治疗具有挑战性。骨髓刺激强化疗法仍然是许多较小面积软骨缺损病例的首选治疗方法[6]，最近的一篇系统性综述显示了良好的预后[7]；然而，一些研究人员发现它在髌股关节软骨缺损疗效并不满意[8]。通过支架材料增强微骨折可能会改善修复组织的形成和增强软骨修复[9-11]。与标准微骨折技术相比，钻孔小可能降低不良反应发生率，提升软骨修复能力[12]。因此，根据病变的范围和形状，选择改良和增强骨髓植入技术，有利于患者恢复正常关节功能。

（八）关键要点

术后髌股软骨损伤可能与关节内粘连和关节囊挛缩有关（框 18-1）。严重的滑车损伤治疗困难，但可以通过骨髓刺激强化疗法获得满意疗效。

二、Jack Farr（Ortholndy）的点评

ACL 损伤后的髌股关节疼痛是常见的，既往报道表明会增加髌股关节软骨病风险[13]。导致疾病出现的原因是多方面的，包括 ACL 撕裂产生的有害化学环境，以及 ACL 功能失效导致的膝关节生物力学改变。在本例病例中，经过 ACL 重建后，虽然 ACL 完整并提供良好稳定性，但如果固定物位置不良也会导致生物力学变化。讨论何时何种情况需要调整 ACL 植入物位置超出了本章的范畴。

滑车软骨病变在 ACL 撕裂患者中也很常见，并不局限于 ACL 损伤术后患者。换言之，运动员若反复髌股关节负荷升高则容易出现损伤（重复性微损伤）。具有正常髌股关节形态，以及滑车结构的患者，滑车损伤较髌骨软骨损伤发生率高仍存在争议（可能的原因包括滑车软骨更薄，髌骨关节形态致剪切力集中于凹侧并损坏滑车软骨或导致骨 – 软骨界面分层等）[14]。

在评估滑车损伤时，沿损伤基底轮廓测量很重要。用平尺测量可能会低估损伤的边缘。应用更灵活的尺子可以作更长范围的测量。在本例中，平尺测量为 1.2cm × 1.4cm。然而实际测量值为 1.4cm × 1.6cm，相当于 2.24cm²。对于 >2cm² 的缺损，治疗方案的选择更倾向于细胞治疗和同种异体骨软骨移植[15]。

自体移植和同种异体移植在技术上都很难完全匹配缺损部位的拓扑结构，而在非柔性胶原贴

片上培养软骨细胞可形成鞍形结构与缺损形成良好匹配。对于较大的软骨缺损，应用胫骨结节前置术要充分考虑该术式的利弊与风险回报比。虽然目前尚缺乏配对病例对照研究，但是一项生物力学研究显示，将胫骨结节前置 15mm 可以有效降低 20%～30% 的滑车峰值负荷[16]。术后，必须使用髌股关节细胞治疗保护植入物，该方法与本例中使用的骨髓刺激强化疗法类似[17]。

三、Yukiyoshi Toritsuka 和 Norimasa Nakamura 的点评

Yukiyoshi Toritsuka（沐川女子大学健康与体育科学系）和 Norimasa Nakamura（大板健康科学大学体育医学研究所）认为：该患者在进行 ACL 重建术后，出现股骨滑车软骨缺损，且面积<2cm²，应用骨髓植入技术，并且将异体关节微软骨联合细胞外基质和关节注射富血小板血浆治疗。这名患者临床效果为良到优。

因为在日本我们并没有应用微软骨异体移植的经验，因此我们无法评论其疗效。然而，我们会选择相同的骨髓植入术式作为患者的主要选择方案。因为股骨滑车的软骨缺损<2cm²，这是钻孔的标准适应证。其总体结果也是满意的。

虽然作者没有准确描述髌股关节松解的潜在好处，但是我们认为广泛的瘢痕组织清创术可能对改善患者的症状十分重要。髌股关节松解术在这一病例里并没有进行详细描述，但是很有可能在关节镜下发现髌股关节周围有中到重度的骨关节炎。我们推测软骨缺损可能是由于髌股关节骨关节炎导致凹侧应力集中，进而导致软骨缺损和关节镜活动受限。因此应该在术前和术后评估髌股关节的活动度，并和对侧进行对比，必要情况下可加做关节囊松解术。我们认为该疾病治疗的另一个目标是恢复患者正常髌股关节活动度。因此，我们认为康复也要侧重于恢复髌股关节的活动度。

此外，ACL 止点错位可能是另一个需要关注的问题。根据 MR 影像来看，ACL 止点在股骨侧靠前而在胫骨侧靠后了。虽然作者查体描述 Lachman 试验 1A 级，轴移试验正常，但这可能是因为骨关节炎患者关节僵硬导致的。如果是这种情况的话，广泛的瘢痕组织清创可能会导致膝关节明显松弛。我们认为应该在清创术中对 ACL 移植物松紧度进行重新评估。当给予前方应力出现松弛时，可以考虑行 ACL 翻修术，因为患者仅 34 岁。

四、病例 2（Alberto Gobbi 和 Ignacio Dallo）

（一）概述

膝关节镜检查中经常发现软骨或骨软骨损伤，滑车损伤患病率为 6%[18]。如果是生物学的临床问题，我们应该找到一个生物学的解决方案。软骨缺损的治疗方案繁多，单目标均为重建正常的透明软骨，恢复正常组织结构[19]。软骨修复技术的发展也促进了细胞增长负载支架的开发。一期治疗方式也避免了二期再次手术，同时也降低了 5 倍的手术成本[20]。

骨髓浓缩细胞液（BMAC）含有骨髓间充质干细胞（BMSC）和生长因子，是软骨修复和再生的潜在刺激因子[21-24]。BMSC 与支持黏附、迁移和增殖的无纺支架 HYAFF 11 相互作用，在培养皿中可以促进细胞外基质的合成[25-27]。Nejadnik 等对比第一代 ACL 治疗，以及自体骨髓间充质干细胞治疗患者的临床结果表明，在关节软骨修复方面 BMSC 与软骨细胞等效[28]。

（二）病史和体格检查

患者男性，39 岁，篮球运动员，滑车中央损伤，左膝疼痛逐渐加重，限制参与比赛竞技与定期锻炼。在本次术前的 16 年以前，患者对患膝进行了双束 ACL 重建术。疼痛主要局限在髌股

关节和内侧间室，无膝关节不稳定感觉。查体显示 Lachman 试验阴性，前抽屉试验阴性，膝关节活动度正常。

（三）影像学检查

X 线片显示轻度内翻畸形和髌骨侧偏，内侧髌股关节面完整。膝关节 MRI 显示滑车、髌骨和股骨内侧髁中央部出现较大的全层软骨缺损（图 18-4）。

（四）治疗方案

我们准备用 3D 透明质酸支架（Hyalofast, Anika Therapeutics, Srl, Abano Terme, Italy），以及 BMAC（HA-BNAC 技术）治疗滑车、髌骨和股骨内侧髁的软骨损伤。我们实行了胫骨结节（TT）前内侧截骨术（AMZ），以纠正髌骨对位不良，并降低对植入物的应力。

患者仰卧位行标准膝关节镜检查，同时显露同侧髂骨翼以获取骨髓。术中在麻醉状态下检查膝关节并明确软骨缺损，同时处理相应的病损。选择开放式手术治疗患者，并在垂直于肩关节的体位检测软骨缺损情况。取出软骨下骨的钙化层（图 18-5）。

使用专用的抽吸装置从同侧髂骨嵴抽取 60ml 骨髓，并使用商用离心机（Angel, ARTHREX, Naples, Florida, USA）以获得浓缩骨髓。测量病变尺寸，应用透明质酸的 3D 支架制备匹配的植入物。利用之前制备的铝模型制备 3D 支架形状，以确保与病变的精确匹配。支架准备好后，用巴曲酶激活 BMAC（Plateltex Act, Plateltex SRO, Bratislava, Slovakia）。激活是在支架上添加 BMAC 凝胶的必要步骤，然后将此黏性植入物放置于病变处（图 18-5）。然后屈伸膝关节以检查植入物的稳定性；术中我们没有放置引流[29]。

（五）康复

术后 0～6 周，重点是保持和恢复关节活动度及肌力，同时尽量减少渗出。术后第 2 天开始持续被动运动，6h 内在 0°～30° 活动，并在 6 周内逐渐增加运动范围至 90°。

术后早期鼓励进行等长和等张运动。患者在 8 周内进行水疗及无限制负重练习。第 9 周开始进行主动功能训练。术后 3～8 个月，患者逐渐进行直线跑步，理疗侧重于力量和耐力训练。在 8 个月内可以进行中等速度跑步且没有痛感是意料之中的事。术后 8～10 个月侧重于灵活性和运动专项训练，预计术后 10 个月恢复运动。

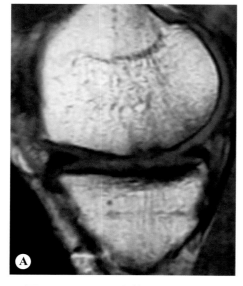
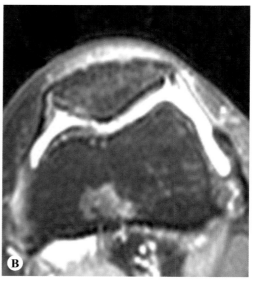

▲ 图 18-4　**A 和 B.** 术前膝关节矢状位和冠状位 **MRI** 显示髌骨、中央滑车和股骨内侧髁全层软骨病变

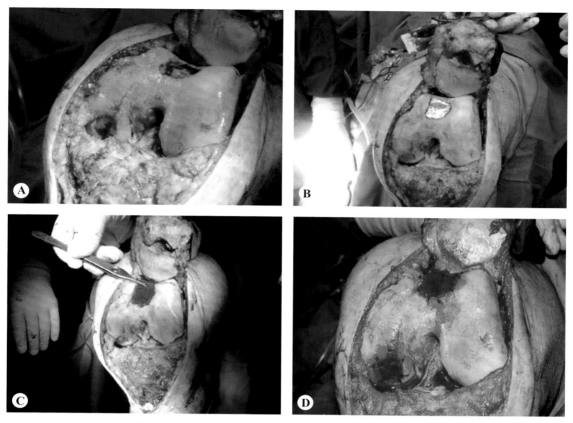

▲ 图 18-5　（**A**）术中图像。探查滑车和股骨髁内侧软骨缺损的垂直边界，病变的周缘必须垂直于软骨下骨。（**B**）术中图像，用铝模板测量病变的尺寸，以制备相匹配的三维透明质酸支架植入物。（**C 和 D**）术中图像。将制备好的 **BMAC** 放置在 Hyalofast 支架上。几分钟后，活化的 **BMAC** 被支架吸收，形成一个黏性植入物，易于应用病变部位。可应用纤维蛋白胶或缝合线将移植物固定在缺损部位

（六）结果

在6个月、12个月、24个月和36个月的随访中，患者在视觉模拟评分法（VAS）、国际膝关节文献委员会量表（International Knee Documentation Committee，IKDC）、膝关节损伤和骨关节炎结果评分（Knee injury and Osteoarthritis Outcome Score, KOOS）、Lysholm-Tegner-Marx 评分具有显著改善（$P<0.05$）。未发现术后不良反应和并发症。结果显示末次随访较术前在 IKDC 客观评分 A 和 B 亚组有显著改善（图 18-6）。

每次随访时收集 X 线片和 MRI（图 18-7）。

治疗后 MRI 显示软骨缺损完全消失，且未发现增长过度的现象。软骨层和软骨下骨完成了与邻近软骨的修复整合。我们也并未发现软骨下骨水肿、囊肿或硬化的情况（图 18-8）。

（七）讨论

应用 HA-BMAC 技术（框 18-2）一期就可以完成植入，必要时可同期进行伸肌装置重建；这一方法在我们中心已经证明可以提供长久的软骨修复能力，且临床预后持续改善[30-32]。无论采用何种软骨修复技术，均需要对异常的生物力学进行纠正，以优化髌股关节软骨损伤的治疗效果。充分的网格结构能为软骨修复组织的重塑和成熟提供最佳生长环境。我们比较了基质诱导的自体软骨细胞移植（MACI）和使用 BMSC 结合支架治疗患者的预后，在 3 年随访中，两组间无明显统计学差异，这表明两种技术都是有效的[30]。许多临床研究表明，HA-BMAC 技术是治疗膝关节全层软

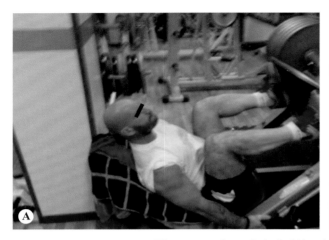
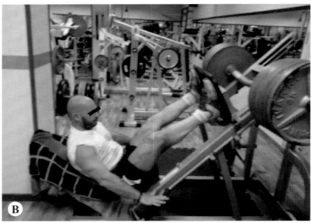

▲ 图 18-6　A 和 B.患者术后第 4 年随访，所有临床评分均有显著改善

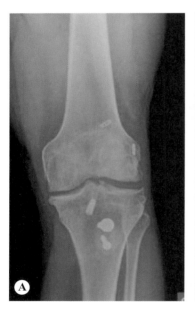
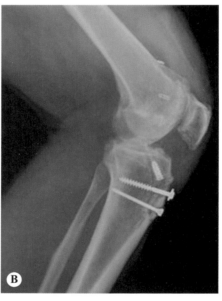

◀ 图 18-7　胫骨结节向前内侧移位，术后前后位和侧位 X 线片，髌骨关节生物力学得到优化，并最大限度地提高软骨修复和再生的能力

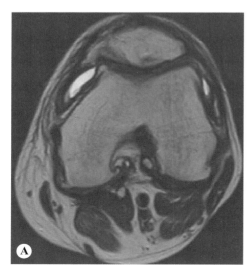
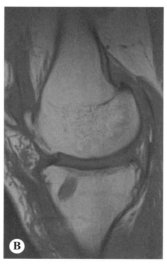

◀ 图 18-8　术后第 4 年 MRI 显示软骨下骨修复良好，软骨缺损消失

骨病变的又一可行方法[33]。HA-BMAC 技术可以治疗从轻微损伤到 22cm² 不同大小的软骨损伤，在 10 年随访中显示良及优的临床预后[19, 34, 35]。

框 18-2　（HA-BMAC 技术要点）

• 完全显露病变至关重要
• 必要时适当牵引以提供更为适宜的切口显露
• 可以使用铝模板作为缺损测量工具
• 将富含 HA 支架粘贴到损伤部位并检查稳定性
• 使用纤维蛋白胶以提高植入物稳定性
• 应用关节镜检查膝关节以确保缺损内植入物位置
• 关节内不应放置引流

（八）关键要点

• 一期软骨修复无须二次手术，降低了医疗成本及发病率。
• HA-BMAC 技术可用于单个或多个大或小病灶，长期随访提供良或优的预后。
• 必须解决病变出现的病因，如对线不良、半月板功能不全和韧带松弛等，以为软骨修复提供最佳环境。
• 年轻患者预后更佳。
• 基于患者预期治疗效的个性化治疗及医师的治疗偏好十分重要。

参考文献

[1] Culvenor AG, Crossley KM. Patellofemoral osteoarthritis: are we missing an important source of symptoms after anterior cruciate ligament reconstruction? J Orthop Sports Phys Ther. 2016;46(4):232-4.

[2] Herrington L, Alarifi S, Jones R. Patellofemoral joint loads during running at the time of return to sport in elite athletes with ACL reconstruction. Am J Sports Med. 2017;45(12):2812-6.

[3] Mikula JD, Slette EL, Dahl KD, Montgomery SR, Dornan GJ, O'Brien L, et al. Intraarticular arthrofibrosis of the knee alters patellofemoral contact biomechanics. J Exp Orthop. 2017;4(1):40.

[4] Ahmad CS, Kwak SD, Ateshian GA, Warden WH, Steadman JR, Mow VC. Effects of patellar tendon adhesion to the anterior tibia on knee mechanics. Am J Sports Med. 1998;26(5):715-24.

[5] Steadman JR, Dragoo JL, Hines SL, Briggs KK. Arthroscopic release for symptomatic scarring of the anterior interval of the knee. Am J Sports Med. 2008;36(9):1763-9.

[6] Weber AE, Locker PH, Mayer EN, Cvetanovich GL, Tilton AK, Erickson BJ, et al. Clinical outcomes after microfracture of the knee: midterm follow-up. Orthop J Sports Med. 2018; 6(2): 2325967117753572.

[7] Orth P, Gao L, Madry H. Microfracture for cartilage repair in the knee: a systematic review of the contemporary literature. Knee Surg Sports Traumatol Arthrosc. 2020;28(3):670-706.

[8] Kreuz PC, Erggelet C, Steinwachs MR, Krause SJ, Lahm A, Niemeyer P, et al. Is microfracture of chondral defects in the knee associated with different results in patients aged 40 years or younger? Arthroscopy. 2006;22(11):1180-6.

[9] Gomoll AH. Microfracture and augments. J Knee Surg. 2012;25(1):9-15.

[10] Drakos MC, Eble SK, Cabe TN, Patel K, Hansen OB, Sofka C, et al. Comparison of functional and radiographic outcomes of Talar osteochondral lesions repaired with micronized allogenic cartilage extracellular matrix and bone marrow aspirate concentrate vs microfracture. Foot Ankle Int. 2021:1071100720983266.

[11] Strauss EJ, Barker JU, Kercher JS, Cole BJ, Mithoefer K. Augmentation strategies following the microfracture technique for repair of focal chondral defects. Cartilage. 2010;1(2): 145-52.

[12] Orth P, Duffner J, Zurakowski D, Cucchiarini M, Madry H. Small-diameter awls improve articular cartilage repair after microfracture treatment in a translational animal model. Am J Sports Med. 2016;44(1):209-19.

[13] Culvenor AG, Collins NJ, Vicenzino B, Cook JL, Whitehead TS, Morris HG, et al. Predictors and effects of patellofemoral pain following hamstring-tendon ACL reconstruction. J Sci Med Sport. 2016;19(7):518-23.

[14] Ambra LF, Hinckel BB, Arendt EA, Farr J, Gomoll AH. Anatomic risk factors for focal cartilage lesions in the patella and trochlea: a case-control study. Am J Sports Med. 2019;47(10):2444-53.

[15] Krych AJ, Saris DBF, Stuart MJ, Hacken B. Cartilage injury in the knee: assessment and treatment options. J Am Acad Orthop Surg. 2020;28(22):914-22.

[16] Rue JP, Colton A, Zare SM, Shewman E, Farr J, Bach BR Jr, et al. Trochlear contact pressures after straight anteriorization of the tibial tuberosity. Am J Sports Med. 2008;36(10):1953-9.

[17] Nho SJ, Pensak MJ, Seigerman DA, Cole BJ. Rehabilitation after autologous chondrocyte implantation in athletes. Clin Sports Med. 2010;29(2):267-82, viii.

[18] Hjelle K, Solheim E, Strand T, Muri R, Brittberg M. Articular cartilage defects in 1,000 knee arthroscopies. Arthroscopy. 2002;18(7):730-4.

[19] Gobbi A, Dallo I, Kumar V. Editorial commentary: biological cartilage repair technique—an "effective, accessible, and safe" surgical solution for an old difficult biological problem. Arthroscopy. 2020;36(3):859-61.

[20] Gobbi A, Lane JG, Dallo I. Editorial commentary: cartilage restoration—what is currently available? Arthroscopy. 2020; 36(6):1625-8.

[21] Caplan AI. Review: mesenchymal stem cells: cell-based reconstructive therapy in orthopedics. Tissue Eng. 2005;11(7-8):1198-211.

[22] Caplan AI. Mesenchymal stem cells: the past, the present, the future. Cartilage. 2010;1(1):6-9.

[23] Dimarino AM, Caplan AI, Bonfield TL. Mesenchymal stem cells in tissue repair. Front Immunol. 2013;4:201.

[24] Huselstein C, Li Y, He X. Mesenchymal stem cells for cartilage engineering. Biomed Mater Eng. 2012;22(1-3):69-80.

[25] Pasquinelli G, Orrico C, Foroni L, Bonafe F, Carboni M, Guarnieri C, et al. Mesenchymal stem cell interaction with a non-woven hyaluronan-based scaffold suitable for tissue repair. J Anat. 2008;213(5):520-30.

[26] Lisignoli G, Cristino S, Piacentini A, Zini N, Noel D, Jorgensen C, et al. Chondrogenic differentiation of murine and human mesenchymal stromal cells in a hyaluronic acid scaffold: differences in gene expression and cell morphology. J Biomed Mater Res A. 2006;77(3):497-506.

[27] Facchini A, Lisignoli G, Cristino S, Roseti L, De Franceschi L, Marconi E, et al. Human chondrocytes and mesenchymal stem cells grown onto engineered scaffold. Biorheology. 2006;43(3-4):471-80.

[28] Nejadnik H, Hui JH, Feng Choong EP, Tai BC, Lee EH. Autologous bone marrow-derived mesenchymal stem cells versus autologous chondrocyte implantation: an observational cohort study. Am J Sports Med. 2010;38(6):1110-6.

[29] Whyte GP, Gobbi A, Sadlik B. Dry arthroscopic single-stage cartilage repair of the knee using a hyaluronic acid-based scaffold with activated bone marrow-derived mesenchymal stem cells. Arthrosc Tech. 2016;5(4):e913-e8.

[30] Gobbi A, Chaurasia S, Karnatzikos G, Nakamura N. Matrix-induced autologous chondrocyte implantation versus multipotent stem cells for the treatment of large patellofemoral chondral lesions: a nonrandomized prospective trial. Cartilage. 2015; 6(2):82-97.

[31] Gobbi A, Whyte GP. One-stage cartilage repair using a hyaluronic acid-based scaffold with activated bone marrow-derived mesenchymal stem cells compared with microfracture: five-year follow-up. Am J Sports Med. 2016;44(11):2846-54.

[32] Gobbi A, Scotti C, Karnatzikos G, Mudhigere A, Castro M, Peretti GM. One-step surgery with multipotent stem cells and Hyaluronan-based scaffold for the treatment of full-thickness chondral defects of the knee in patients older than 45 years. Knee Surg Sports Traumatol Arthrosc. 2017;25(8):2494-501.

[33] Gobbi A, Karnatzikos G, Sankineani SR. One-step surgery with multipotent stem cells for the treatment of large full-thickness chondral defects of the knee. Am J Sports Med. 2014;42(3): 648-57.

[34] Gobbi A, Karnatzikos G, Scotti C, Mahajan V, Mazzucco L, Grigolo B. One-step cartilage repair with bone marrow aspirate concentrated cells and collagen matrix in full-thickness knee cartilage lesions: results at 2-year follow-up. Cartilage. 2011;2(3):286-99.

[35] Gobbi A, Whyte GP. Long-term clinical outcomes of one-stage cartilage repair in the knee with hyaluronic acid-based scaffold embedded with mesenchymal stem cells sourced from bone marrow aspirate concentrate. Am J Sports Med. 2019;47(7):1621-8.

第 19 章 早期症状性外侧髌股关节退行性骨关节病

A 35-Year-Old Woman with Painful Early Lateral Patellofemoral Degenerative Arthrosis

Robert A. Magnussen John P. Fulkerson 著

耿 霄 李 锋 译

一、病例介绍

患者女性，35 岁，过去她可以积极地参与包括网球和跑步在内的运动，不受任何限制，直至 18 个月前。然后一位矫形外科医生对她进行了物理治疗，但她的情况没有改善，反而变得更糟了，出现了上下坡困难，尤其是走下坡路时，同时上下楼梯时也出现类似情况。本次来诊的 9 个月前她接受了外侧松解的手术治疗，症状改善了 4~5 个月的时间。但现在她依然存在长距离行走、上下坡和走楼梯时的膝前疼痛。她尝试了支具、弹力绷带、核心稳定性训练、外用药物和抗炎药，但效果有限。由于疼痛难忍，她感到十分沮丧。

体格检查显示她存在髌骨压痛，尤其是膝关节屈曲 0°~30° 疼痛。在这个角度范围内下蹲时疼痛明显，不伴有明显关节积液。并且存在外侧支持带轻度压痛，她走路的步态轻度异常。

在没有重度疼痛和阻碍的情况下，她无法完成从踏脚凳上跳下的动作。

影像学检查证实，在屈曲 45° 髌骨轴位（Merchant 位）片上，可以看到外侧髌骨轨迹匹配不佳（图 19-1）。

侧位片证实了髌骨有外旋征象，并且除外高位髌骨，其他影像学检查正常。

- 还需要什么检查？
- 你会作何处理？
- 治疗选择？

二、Fulkerson 的观点

这是一个实施胫骨结节前内移位截骨术（AMI TTO）的理想患者。这种情况的患者在临床中常见，因为患者有外侧超负荷和关节破坏的客观证据，通过 AMZ TTO 可以妥善处理（框 19-1），至少有 90% 的可能性帮助她永久缓解疼痛和长期保护关节[2]，因此是笔者的首选治疗方案。在这种情况下，笔者认为仅实施软骨手术不会带来任何好处。笔者认为可以通过 3D CT 成像了解滑车曲率大小，从而帮助确定向内侧滑移的程度，相对于差异性大的 TT-TG 值，更为可靠。

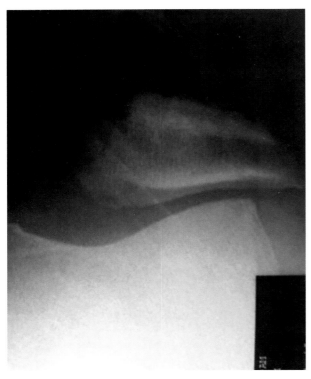

▲ 图 19-1　髌骨外旋

三、Magnussen 的观点

这是一个相对常见的髌股关节外侧负荷过重的病例，病因是髌骨轨迹不良，保守治疗无效。前面 Fulkerson 教授提到的手术方案对此名年轻合并髌骨外侧半脱位和软骨磨损的女患者非常适用。虽然对此名患者并非必须，但完善 MRI 检查可能获取更多有效信息。首先，它能够精确评估关节软骨损伤情况。如果软骨损伤局限于髌骨外侧和（或）髌骨下极，则 TTO 获得良好结果的概率非常高[3]。如果损伤累及到髌骨中央、近端或内侧，则将软骨修复作为 AMZ TTO 的补充能会改善预后[1]。

MRI 还可以测量 TT-TG 值。虽然这个病例中髌骨外侧半脱位是明确的，但如果未明确髌骨轨迹外移的情况，务必当心，应避免胫骨结节过度内移而出现可能的医源性髌骨内侧不稳定。TT-TG 值正常是一个预警信号，表明胫骨结节位置没有异常，在这种情况下应该对实施 AMZ 非常谨慎。虽然我们这里没有磁共振成像检查，但从 X 线片上明确显示存在髌骨外移，反映了该患者的 TT-TG 值增加。进一步的病史采集也是必要的，特别是年轻时如果存在髌股关节不稳定的情况，存在该病史则更加支持实施 AMZ 的截骨手术治疗方案（目前该方案已经是此病例之首选）。

在髌骨外侧过载和软骨损伤的情况下，还有其他选择需要考虑。在保守治疗失败后，考虑外侧松解术是一个合理的选择，但正如该患者所发生的那样，当存在明显的轨迹外移和此类的软骨损伤时，症状缓解通常是短暂的。也可以考虑行髌骨外侧截骨联合或不联合外侧松解或延长手术[4]。这些方法通常对病情较轻且髌骨轨迹正常的患者更适用。如上所述，AMZ 可能会使此类患者的结节过度内侧化。在孤立的髌股关节退行性改变的情况下，也可以考虑选择髌股关节置换术；然而，考虑到患者的年龄和孤立的外侧病变，此过程将不会在此说明。简而言之，鉴于上述信息，笔者同意前内移位截骨术是最佳选择，并且可能会很好地缓解该患者的疼痛。

胫骨结节前内移位截骨的适应证

- 髌骨轨迹外侧移位
  - 临床症状体征
  - 轴位片髌骨外侧半脱位
  - 3D 重建股骨外侧滑车发育不良
  - TT-TG 值增加
- 外侧髌股关节高压的客观证据
  - 髌股关节外侧间隙狭窄
  - MRI 显示外侧髌股关节软骨损伤和（或）骨髓水肿
  - 外侧髌股关节负荷减小（如使用弹力绷带）时症状缓解
  - 髌股关节负荷增加时症状加重
- 髌骨外侧/下极的关节软骨损伤（可以将适应证扩大到更弥散的病变并进行相关的软骨修复）

参考文献

[1] Gigante A, Enea D, Greco F, et al. Distal realignment and patellar autologous chondrocyte implantation: mid-term results in a selected population. Knee Surg Sports Traumatol Arthrosc. 2009;17(1):2–10.

[2] Klinge SA, Fulkerson JP. Fifteen-year minimum follow-up of anteromedial tibial tubercle transfer for lateral and/or distal patellofemoral arthrosis. Arthroscopy. 2019;35(7):2146–51.

[3] Pidoriano AJ, Weinstein RN, Buuck DA, Fulkerson JP. Correlation of patellar articular lesions with results from anteromedial tibial tubercle transfer. Am J Sports Med. 1997;25(4):533–7.

[4] Yercan HS, Ait Si Selmi T, Neyret P. The treatment of patellofemoral osteoarthritis with partial lateral facetectomy. Clin Orthop Relat Res. 2005;436:14–9.

第 20 章　髌股关节不稳和关节软骨病变

Patellofemoral Chondrosis and Instability in the Middle Aged Patient

Seth L. Sherman　Taylor Ray　Adam Money　Stefano Zafagnini　Mauro Núñez　Julian Feller　著
耿　霄　李　锋　译

一、病例介绍

患者女性，40 岁，右膝疼痛且不稳定。她是一名工厂工人，但以久坐不动的工作生活方式为主。她自 12 岁以来开始出现复发性的低能量髌骨脱位。迄今为止的治疗包括非甾体抗炎药、支具、注射和物理治疗，但病情没有明显缓解。检查显示中等量关节积液，屈曲 60° 时出现髌骨脱位恐惧感，外侧支持带紧张，J 字征阳性，以及反复的膝前疼痛伴髌骨摩擦感。她的 Merchant 髌骨轴位 X 线片提示髌骨外移和髌股关节外侧轨迹不良。Caton-Deschamps 比值正常。没有内侧或外侧间室骨关节炎表现和机械轴力线基本正常（图 20-1 至图 20-3）。MRI 显示弥漫性髌股软骨病变、外侧沟游离体、滑车发育不良和 21mm 的胫骨结节 - 股骨滑车值（TT-TG 值）。髌骨滑车指数正常（图 20-4）。麻醉下的检查显示髌骨向外移位，髌骨内侧支持带张力不足，外侧支持带紧张和髌骨倾斜。术中情况显示累及髌股关节相对面的骨软骨炎，并证实了 MRI 提示的滑车发育不良（图 20-5）。

二、专家观点

（一）Stefano Zaffagini 的观点

本病例为一个年龄为 40 岁、职业为工厂工人的中年女性，有复发性的髌骨脱位和膝前疼痛病史。针对复发性髌骨脱位的治疗应当明确所有的不稳定因素并给予处理[1]。

考虑该患者不稳定的因素源自异常的轴向对线（TT-TG 值为 21mm）、轻度的滑车发育不良（Dejour 分类为 C 型[2]）、外侧髌骨支持带紧张和内侧软组织张力不全。此外，患者存在弥漫性髌股软骨病。

对于这样的病例，笔者采用开放入路，自髌骨上缘到胫骨结节的中线切口。依次处理患者所有的不稳定因素。对于这个特殊病例，笔者将不会实施滑车成形术，原因是患者滑车发育为轻度异常（C 型），并且存在弥漫性的髌股关节骨软骨病（4 级）[2]。

1. 髌骨外侧支持带紧张
对髌骨外侧支持带彻底松解。

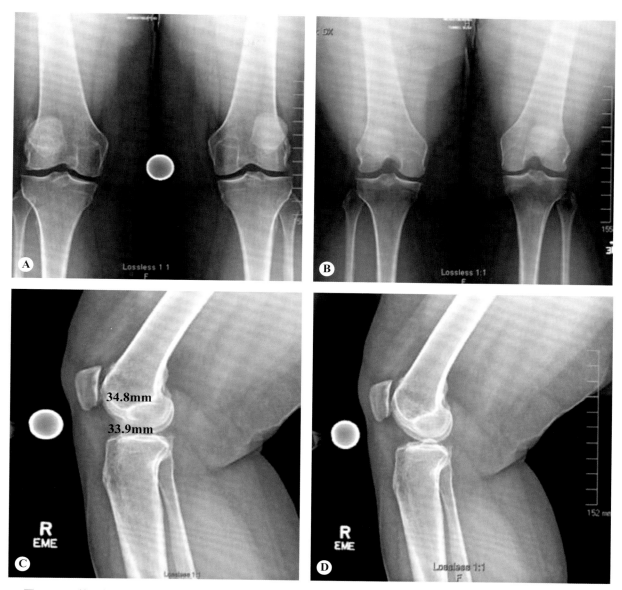

▲ 图 20-1　前后位、后前屈曲位和侧位 X 线片。侧位 X 线片提示髌股关节骨关节炎伴滑车上骨赘形成，Caton-Deschamps 比值为 0.97

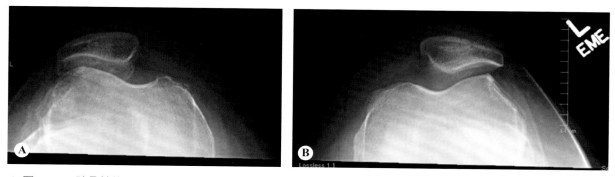

▲ 图 20-2　髌骨轴位（Merchant 位）片提示右膝髌股关节外侧间隙狭窄，骨赘形成伴髌骨外侧倾斜和外侧髌骨轨迹（patellar tracking）不良

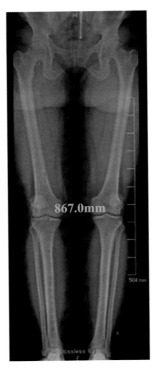

▲ 图 20-3 下肢全长 X 线片提示下肢机械轴力线正常

2. 轴位对线异常

笔者会实施胫骨结节截骨。随后，将游离的胫骨结节滑移到远端偏内侧的位置，并用 K 线钢丝固定。此时，进行髌骨轨迹的功能评估，特别是在屈曲 0°～30° 时，检查髌骨的稳定性。最后，用 2 个皮质螺钉固定胫骨结节。

3. 内侧软组织张力不全

为了纠正内侧软组织张力不足的情况，结合胫骨结节内移，笔者会进行内侧髌股韧带（MPFL）重建。游离髌腱远端内侧的 1/3，在内侧副韧带前缘找到其内侧止点。通过反复动态评估髌骨轨迹，找到适合重建髌骨稳定性的新的止点位置，特别注意在接近伸直位时，当膝关节屈曲时不会出现韧带产生张力过大的情况。随后，用一枚螺钉固定髌腱内侧 1/3 于胫骨上 [3]。最后，将股内侧肌加强成形。

4. 髌骨软骨病

移除关节面上的骨软骨碎片后，笔者会采取微骨折技术联合 Cargel 生物活性支架来处理骨软骨缺损 [4]。

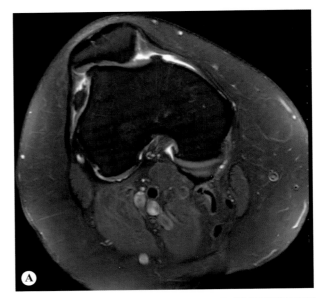

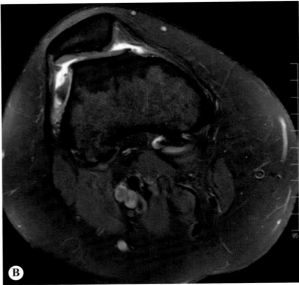

▲ 图 20-4 轴位 MRI 显示存在游离体、累及髌股关节相对面的弥漫性骨软骨病、滑车骨质增生、内侧关节囊松弛、髌骨向外侧倾斜，以及滑车沟发育较浅

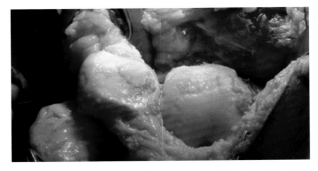

▲ 图 20-5 术中照片证实了髌骨和股骨相对面的软骨损伤和滑车发育不良

（二）Mauro Nunez 的观点

对于该病例，我们应当罗列出一个包含 5 项问题的清单。

对于轴位对线不良合并高 TT-TG 值，应采取 TTT 手术，按照 1990 年 Flukerson 提出的前内侧滑移技术[5]。

然而，由于存在弥漫性骨软骨损伤，根据 Pidoriano 和 Flukerson 既往研究中关于已经存在软骨损伤的情况下 TTT 的相关研究，让我们不得不重新评估内侧滑移手术的合理性[6]。

在 Pidoriano 的研究中，在髌骨下极（Ⅰ型）和外侧（Ⅱ型）已经存在软骨损伤的患者在 TTT 后有 87% 的优良和良好的结果，那些有内侧损伤的患者（Ⅲ型）有 55% 的患者获得了优良和良好的结果，而在髌骨近端或弥漫性病变（Ⅳ型）患者只有 20% 的病例获得了优良和良好的结果。

通过以上结果我们认为在处理软骨损伤时应当考虑骨软骨移植或其他关节软骨重建的先进手段，如 ACI 或 MACI。

对于滑车发育不良，笔者倾向于保守治疗，该患者已经 40 岁，滑车成形可能缺乏足够的可塑性。

笔者会实施内侧髌股韧带重建，其为在膝关节伸直和屈曲时牵拉髌骨内侧的张力带。

最后，针对髌骨倾斜问题，可能是最具争议的处理手段，在对一组髌股关节处理经验丰富的专家的调研中发现，何时行外侧支持带松解没有达成共识[7]。

然而，髌骨外移仍然是外侧支持带松解的少数指征之一，尽管它依旧是一个没有达成共识的问题，笔者仍倾向于通过外侧支持带松解来纠正髌骨外移。

（三）Julian Feller 的观点

在此年龄组中，该患者存在非常明确的疼痛和不稳定的症状。笔者更想要进一步评估疼痛的情况，部位、加重因素（上下楼梯等），对她日常生活的影响如 ADL 评分的大小，行走距离和睡眠障碍情况。从体格检查发现中等量关节积液估计膝关节肿胀是明确的。

查体结果显示有明显不稳定的表现，如 J 字征阳性、屈曲 60° 髌骨恐惧试验阳性。由于存在 J 字征，笔者猜测会存在高位髌骨合并轻度滑车发育不良，或者是不存在高位髌骨但存在重度的滑车发育不良的情况。外侧支持带紧张不足以明确诊断，但可以指导治疗方案的制订。

TT-TG 值为 21mm，笔者将不会采取相应的干预措施。总的来说，笔者认为应当提高处理 TT-TG 值的适应范围，避免增加髌骨重建后髌骨不稳定的发生率。TT-TG 值很大程度上取决于膝关节屈曲角度，使用 MRI 测量时较 CT 测量时更加多变。当膝关节完全伸直时，笔者建议将 TT-TG 值的上限设置为 24mm。

笔者认为该病例的髌骨不稳定是主要问题。因此，笔者会对髌骨稳定性进行一系列加强。通过关节镜检查，笔者会移除游离体，轻轻地去除髌股关节间室中已经剥脱、不稳定的关节软骨。关于软骨成形的一项技术要点是，使用扇形齿状刨刀（scalloped cutting edge）会比使用传统的半圆形切割器（traditional full radius cutter）损伤更小，可以获得一个更加平滑的边缘。

考虑骨软骨改变，笔者会采取微创入路进行髌骨稳定性重建，以防骨软骨退变加重导致疼痛程度的增加。笔者重建髌骨稳定性的总体方案首先基于 MPFL 的重建，然后再评估进一步处理的必要性。通常，骨性手术的必要性取决于病因是半脱位还是完全脱位（完全脱位时存在更显著的不稳定，因此骨性手术的适应证更强），以及是否存在 J 字征。

对于髌骨完全脱位的患者，笔者会考虑实施胫骨结节滑移截骨或滑车成形。然而，由于不存在高位髌骨，且 TT-TG 值在笔者的处理阈值之内，滑车发育不良为轻度，并且存在明显的髌股关节骨软骨损伤。而且，由于存在外侧支持带紧张，在 MPFL 重建后可能会出现髌股关节间室压力的增加。

笔者的方法会是使用自体股薄肌肌腱和关节镜下外侧支持带松解术进行 MPFL 重建。笔者认为除了 MPFL 重建之外，同样还可以进行开放切口下的外侧支持带延长术。因为担心会增加髌股间室内侧半的压力，并且可能会在外侧支持带松解或延长的情况下产生内侧髌骨不稳定，笔者不会对胫骨结节进行内侧滑移。所以，由于既往经验中遇到过接受胫骨结节的向前 / 前内侧滑移的不满意患者所表现的不同意见，笔者常规不进行该术式，但这可能只是个人经验。

（四）笔者的治疗计划

患者存在多种因素，需要仔细评估和治疗。我们必须将髌股关节视为一个整体"器官"。我们需要考虑对线、稳定性和软骨表面的情况，以最大限度地提高疗效。该患者的 TT-TG 值证实了她的轴向移位 >20mm [8-10]。根据 Dejour 分类，她的滑车发育不良可归为 C 型 [2]。麻醉下的检查显示内侧髌股韧带（MPFL）功能不全。影像学显示髌骨外移，查体证实了外侧支持带的紧张。影像学和术中评估显示，累及髌骨和滑车面的 IV 级弥漫性骨软骨损伤。因此，我们要处理的问题列表包括外侧支持带紧绷、内侧软组织张力功能不全、轴向对线不良、滑车发育不良和髌股关节相对面的 IV 级骨软骨损伤。

1. 外侧支持带紧张

我们的计划是采用和 Zaffagnini 教授一致的前正中开放入路。我们通过开放的外侧支持带延长来解决其紧张问题（图 20-6）。通过这项技术，我们能够获得 18mm 的外侧支持带的延长松解（图 20-7）。我们选择外侧支持带延长是因为我们相信与外侧松解的不确定性和复杂步骤相比，该技术具有良好的稳定结果。上文中 3 位专家意见中也都同意一定程度的外侧软组织平衡可以对此患者有所帮助。

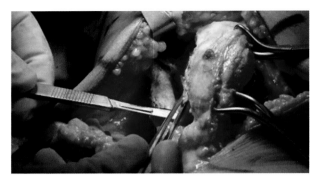

▲ 图 20-6 术中照片显示我们通过前正中开放入路，游离外侧支持带进行延长

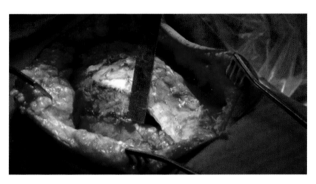

▲ 图 20-7 充分的外侧支持带延长技术显示可以获得 18mm 的外侧延长

2. 内侧软组织张力功能不全

我们使用 MPFL 重建技术来解决该问题。我们选取同种异体腘绳肌肌腱作为移植物，结合解剖标志、术中透视和等距法寻找合适的起止点（图 20-8 至图 20-12）。虽然内侧软组织重建的具体技术因人而异，但内侧软组织包膜的处理尤为关键。MPRL 重建是治疗此类患者，以及所有复杂不稳定患者的可靠手段。

3. 轴位对线不良、股骨滑车发育不良，以及髌股关节间室相对面的 IV 级骨软骨损伤

虽然存在争议，但我们认为髌股关节置换术是一次性解决轴位对线不良、股骨滑车发育不良，以及髌股关节间室相对面的 IV 级骨软骨损伤等多种复合问题的有效手段。尽管该患者为相对年轻的关节置换患者，但她的生活方式中对功能需求较低。她的骨关节炎和对线不良使得关节置换术联合软组织平衡（如上所述）成为解决以上

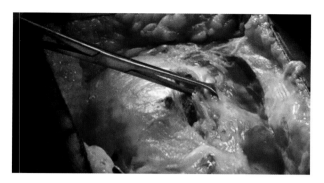

▲ 图 20-8　内侧软组织游离，**MPFL** 的自然状态

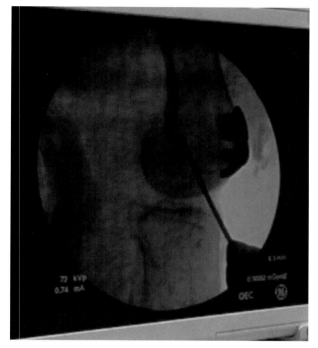

▲ 图 20-9　术中透视影像可见导针位于 **Schottles** 点

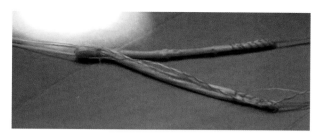

▲ 图 20-10　腘绳肌肌腱移植物的植入前准备

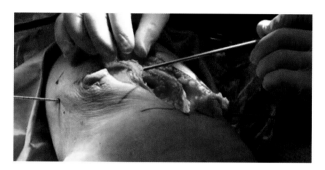

▲ 图 20-11　术中照片显示股骨中置入导针，并在髌骨内侧钻孔

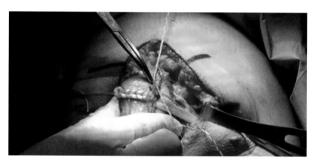

▲ 图 20-12　术中照片显示 **MPFL** 重建中移植物的张力

挑战的合理方案（图 20-13）。优势包括简单直接的手术技术、相对容易的康复（WBAT、ROM 可耐受）。劣势包括可能的骨关节炎进展和未来 TKA 翻修的可能。

对于轴向对线问题，有 3 种独立的治疗方法，包括 TTO、良性忽视和髌股关节置换。Feller 教授关于 TT-TG 值和治疗阈值的讨论表明了在该问题治疗上的地区差异性和不断发展变化的复杂性。如上所述，因为此患者的年龄和生活方式，以及髌股关节置换应对上述系列问题的优越能力，我们选择关节置换的方式解决问题。TTO

也是合理的治疗方式，但同时需要联合髌股关节相对面的软骨修复重建来改善术后疗效。软骨修复技术（如 MACI、OCA）的疗效在存在髌股关节相对面的软骨损伤、高龄、骨质增生和明确的关节间隙狭窄的情况下显著下降。同样地，与单纯截骨或截骨联合孤立的单关节面软骨缺损治疗相比，截骨术联合相对双关节面的软骨重建（如 MACI、OCA）的并发症发生率更高而成功率更低。

关于滑车发育不良，第二代髌股关节表面置换假体设计重塑了近端滑车，改善了应力矢量方

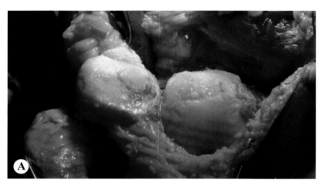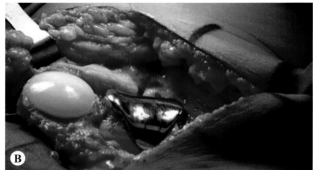

▲ 图 20-13　A. 术中照片显示髌股关节间室相对面的Ⅳ级骨软骨损伤；B. 髌股关节置换的假体位置

向，并为髌骨提供了固有的滑入稳定性。这个病例还例证了一个众所周知、具有挑战性的问题，即使用 DeJour 分类[11] 的观察者间和内部的可重复性。在这个病例上就出现了滑车发育不良为轻度还是重度的判断差异，并对治疗计划产生了影响。请注意，在此病例上没有外科医生选择滑车成形术作为一种治疗方式，理由是无论"低度"发育不良、患者年龄或骨软骨损伤的情况都是避免实施该手术的原因。

结论

这个髌股关节治疗的病例表明，4 位经验丰富的矫形外科医生可能对一个复杂问题采取截然不同的方法。文献为各种治疗方案提供了支持，但没有一个最终正确的答案。我们认为，必须将髌股关节视为一个整体"器官"，并在进行任何手术干预之前明确一个要应对的问题列表。这使外科医生能够系统地解决每个参与因素，最大限度地降低手术风险，最终取得成功。

参考文献

[1] Weber AE, et al. An algorithmic approach to the management of recurrent lateral patellar dislocation. J Bone Joint Surg Am. 2016;98(5):417-27.

[2] Ntagiopoulos PG, Dejour D. Current concepts on trochleoplasty procedures for the surgical treatment of trochlear dysplasia. Knee Surg Sports Traumatol Arthrosc. 2014;22(10):2531-9.

[3] Zaffagnini S, et al. Medial patellotibial ligament (MPTL) reconstruction for patellar instability. Knee Surg Sports Traumatol Arthrosc. 2014;22(10):2491-8.

[4] Shive MS, et al. BST-CarGel® treatment maintains cartilage repair superiority over microfracture at 5 years in a multicenter randomized controlled trial. Cartilage. 2015;6(2):62-72.

[5] Fulkerson JP, Becker GJ, Meaney JA, Miranda M, Folcik MA. Anteromedial tibial tubercle transfer without bone graft. Am J Sports Med. 1990;18(5):490-7.

[6] Pidoriano AJ, Weinstein RN, Buuck DA, Fulkerson JP. Correlation of patellar articular lesions with results from anteromedial tibial tubercle transfer. Am J Sports Med. 1997;25(4):533-7.

[7] Fithian DC, Paxton EW, Post WR, Panni AS. Lateral retinacular release: a survey of the International Patellofemoral Study Group. Arthroscopy. 2004;20(5):463-8.

[8] Dejour H, Walch G, Nove-Josserand L, Guier C. Factors of patellar instability: an anatomic radiographic study. Knee Surg Sports Traumatol Arthrosc. 1994;2(1):19-26.

[9] Hinckel BB, Gobbi RG, Filho EN, et al. Are the osseous and tendinous-cartilaginous tibial tuberosity-trochlear groove distances the same on CT and MRI? Skeletal Radiol. 2015; 44(8): 1085-93.

[10] Schoettle PB, Zanetti M, Seifert B, Pfirrmann CW, Fucentese SF, Romero J. The tibial tuberosity-trochlear groove distance; a comparative study between CT and MRI scanning. Knee Surg Sports Traumatol Arthrosc. 2006;13(1):26-31.

[11] Rémy F, Chantelot C, Fontaine C, Demondion X, Migaud H, Gougeon F. Inter- and intraobserver reproducibility in radiographic diagnosis and classification of femoral trochlear dysplasia. Surg Radiol Anat. 1998;20(4):285-9.

第21章 中老年患者的边缘骨赘形成和广泛髌股软骨病变

Patellofemoral Pain and Arthritis in Latter Middle-Aged Patient, with Marginal Osteophytes and General Patellofemoral Chondrosis

Stefano Zaffagnini   Giacomo Dal Fabbro   Margherita Serra   Elizabeth A. Arendt   著

熊晨奥   赵旻暐   译

一、病例介绍

患者女性，58岁，大学教授，表现为左侧较重的双膝慢性疼痛。患者主诉特别是在爬楼梯和从椅子上站起来时，左膝疼痛加剧，并伴有反复的膝部肿胀。患者否认既往有过膝部外伤、手术，以及髌骨脱位史。医学合并症包括桥本甲状腺炎后甲状腺功能减退症，用左甲状腺素治疗中。在患者病史中未提及其他病症。

临床查体显示左膝轻度肿胀，生理性外翻。左膝前部触诊引起急性疼痛，髌骨研磨试验（Clarke征）阳性。膝关节活动度正常，主动活动时伴有骨擦音。

左膝磁共振成像（MRI）显示严重的髌股关节骨关节炎，伴有周缘骨赘形成和外侧广泛软骨病变（图21-1）。此外，包括MRI检查在内的进一步影像表示，未见膝关节冠状位畸形、胫股关节骨关节炎或胫股骨髓水肿。

二、主管医生的评估和治疗（Stefano Zaffagnini）

根据病史、临床查体和影像学评估，笔者认为患者的膝前痛和骨擦音可归因于单纯性髌股关节骨关节炎（patellofemoral osteoarthritis，PFOA）。

先采取保守治疗。左膝关节内注射皮质类固醇，建议每日冰敷、加强股内侧斜肌锻炼、穿戴内旋鞋垫。此外，建议患者避免骑自行车、上下楼梯，以及在倾斜的地面上行走。1个月后，患者接受了高分子量透明质酸关节内注射。

然而，6个月后，患者存在持续性的膝前痛，主诉日常活动严重受限。

文献显示，髌股关节置换术治疗单纯性PFOA的临床效果明显[1]。此外，该患者非手术治疗并未带来任何临床改善。因此，该患者有指

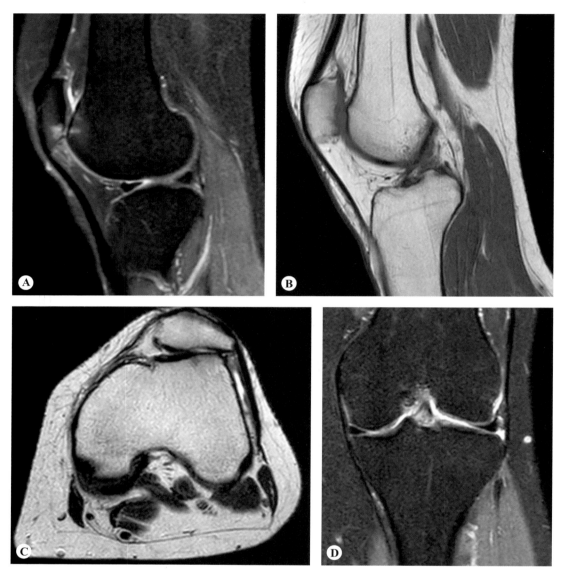

▲ 图 21-1　A 至 C. 矢状位和轴位图像显示严重的髌股关节骨关节炎，伴有骨赘形成和软骨病变；D. 前后位片未见胫股骨关节炎特征

征进行髌股关节置换术。

（一）手术治疗

患者取仰卧位，进行区域麻醉辅以镇静。整个下肢准备好后铺单。沿正中线切开皮肤，然后进行髌旁内侧关节切开术。在进行关节置换前，仔细检查关节以确认胫股间室无病变或退变迹象。切除髁间窝周围的骨赘。在适当的截骨引导下，进行股骨和髌骨表面截骨，植入髌股关节假体（Journey PFJ Smith&Nephew, London UK, trochlear component size x-small, patellar component symmetric 29mm × 7.5mm）。重建髌骨表面，恢复原始的髌骨厚度，并使天然髌骨上的假体居中。

最后，在屈曲和伸展过程中评估髌骨轨迹，取得了令人满意的结果。在手术结束时，拍摄了术侧膝关节的术后图像（图 21-2）。

（二）术后管理

术后第 1 天患者开始接受物理治疗，进行等

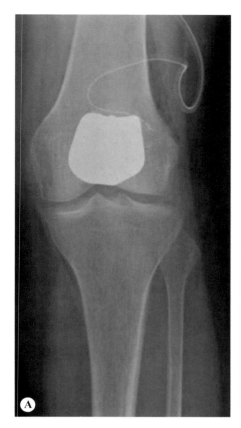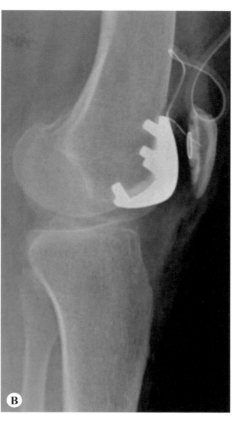

长锻炼以增强股四头肌力量。术后 15 天内，允许使用拐杖进行渐进负重。15 天后，患者可以完全负重，在活动和力量允许的情况下逐渐停止使用拐杖。21 天后，患者开始游泳，恢复所有正常的日常活动，并重返工作岗位。

三、Elizabeth Arendt 博士的点评与治疗建议

根据陈述的病史、体格检查和影像学检查，笔者同意髌股关节置换术是首选的手术术式。笔者首选髌股关节置换术的前提是该患者生理状态优于该年龄段（58 岁）平均水平，且胫股关节近乎完好。

手术治疗采用区域麻醉，辅以关节周围多模式鸡尾酒镇痛。采用正中直切口，股肌劈开进入关节。

试验假体就位后，进行关节囊闭合试验，通过被动膝关节活动评估髌骨轨迹情况。虽然这不能保证能很好地评估主动活动时的髌骨轨迹，但我们应该在两个关键区域寻找髌骨轨迹。

- 当髌骨在屈曲早期进入滑车沟时，如果股骨假体有任何偏离，造成内翻，就可以产生一种 J 轨迹。这很少见，但确是一种难以预见的并发症。

- 当膝关节从完全屈曲到伸直时，如果金属部件的远端边缘有任何突起，会使髌骨在深度屈曲时跳入滑车沟。上述情况常见于轻微的（天然的）股骨外翻病例，为了使外侧假体与原生软骨表面达到平齐，必须对内侧进行凹陷处理。在这种情况下，如果让内侧平齐（而不是凹陷），可能会导致假体侧方突起，并在深度屈曲向伸直时跳入滑车沟。

从所附的侧位 X 线片可以看出轻度的膝关节过度伸展。对于膝关节过度伸展和相对的高位髌

骨，外科医生必须注意，当膝关节过度伸展时，髌骨纽扣不要超过股骨关节置换假体凸缘的长度。在这种情况下，患者有正常的高度，无须顾虑。可以考虑尽量将纽扣放在天然的髌骨上，以避免膝盖过度伸展时卡住。

未使用引流管。在关节囊关闭后，止血带放气，通常情况下，患者可在手术当日出院。

术后，患者膝关节置入柔软的加压敷料中，尽可能负重，根据力量活动和所感疼痛进行康复训练，直到完全负重。在达到适当的股四头肌强度之前，不鼓励连续爬楼梯。

在有严重骨质侵蚀的情况下，患者在屈膝时可能会感觉到膝关节相对紧绷，特别是在康复的早期阶段，因为随着髌骨高度的升高和滑车沟的恢复，髌骨现在会向中心移位。术后有望达到完全活动度。

讨论了现实的活动预期，了解到股四头肌活动在手术前已经减弱，预估几个月后才能超过术前水平。

四、术后随访

在 1 年的随访中，患者每天进行轻度的身体活动，如爬山或普拉提课程，左膝无活动限制。患者对手术效果满意，未提及左膝疼痛。临床查体患者无骨擦音或恐惧体征，主动和被动活动度正常，无肿胀或渗出迹象。膝关节 X 线检查显示假体部件位置正确（图 21-3 ）。

五、髌股关节置换术：目前的概念和证据

高达 36% 的人群影像学诊断存在髌股关节骨关节炎（PFOA）[2]，单纯的 PFOA 占所有膝关节疼痛患者的 10%～24%[3]。PFOA 在中年女性和高 BMI 群体中尤为多发[4]。虽然全膝关节置换术是膝关节骨关节炎的标准治疗方法，但髌股关节置换术已成为单纯性 PFOA 患者的最佳选择。

患者选择和精确的手术适应证是获得满意临床结果的关键。理想的患者是由影像学检查证实的单纯性 PFOA，在日常活动（如爬楼梯或从椅子上站起来）时感觉到单纯膝前痛。体格检查对于评估髌骨和整个膝关节的稳定性具有重要意义。须通过影像学检查排除胫股关节疾病，并识别存在的畸形或发育不良[5]。在这些患者中，当一线保守治疗（包括抗炎药治疗、注射治疗和物理治疗）失败时，推荐手术治疗。然而，在临床实践中，更多建议中青年患者通过髌股关节置换术进行治疗，如果胫股关节没有受到影响，髌股关节植入物则适用于各年龄段患者。为了支持这一治疗选择，髌股关节置换术后的全膝关节置换术的翻修相对简单[6, 7]。

然而，关于单纯性 PFOA 的管理仍然存在争议。一项系统综述提供了相当好的髌股关节置换术的结果[1]，另一项系统综述对比观察了全膝关节置换术和髌股关节置换术治疗单纯性 PFOA 的手术效果，报道称两种手术在并发症和再手术率无明显差异[8]。另外，后来的系统综述表明，髌股关节置换术的再手术率可能高于全膝关节置换术[9]。据英格兰、威尔士、北爱尔兰和马恩岛的国家联合登记处报道，髌股关节置换术的 5 年和 10 年翻修率分别为 9.75% 和 18.70%，而骨水泥型全膝关节置换术的 5 年翻修率和 10 年翻修率分别为 2.16% 和 3.39%[10]。而一项最近发表的研究报道称，与以前的研究相比，在单纯性 PFOA 的情况下，髌股关节置换术的翻修率较低[1]；此外，Meta 分析显示，第二代髌股关节植入物与全膝关节置换术相比，具有相似的再手术和翻修率、疼痛和机械并发症[11]。这些发现表明，虽然第一代髌股关节置换术抵消了保留膝关节天然软组织的潜在优势，但第二代髌股关节置换术结合了植入物设计和器械方面的变化，在特定的患者群体中显示出令人振奋的结果。此外，最近一项成本效果分析随机试验显示单纯性 PFOA 患者

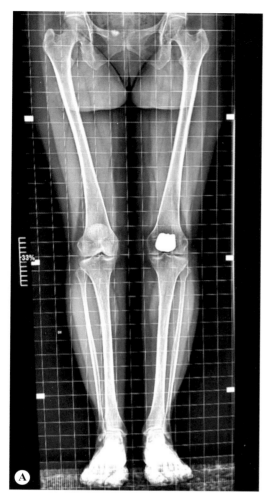
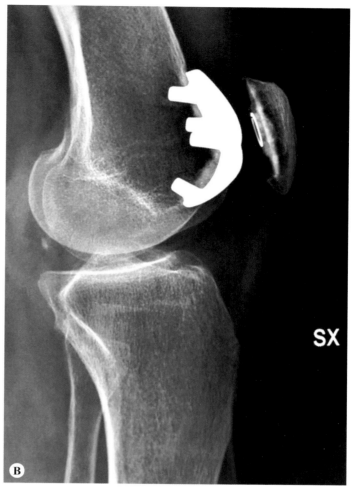

▲ 图 21-3 1 年随访 X 线片

A. 全立位负重视图；B. 侧位图

接受髌股关节置换术比全膝关节置换术治疗成本低，获得了更好的短期结果[10]。

六、关键要点

中老年患者，常为女性，主诉为膝前痛，影像学显示单纯性 PFOA，需要考虑髌股关节骨关节炎。在管理单纯性 PFOA 患者时，髌股关节置换术作为优秀的治疗选择应该考虑。

参考文献

[1] van der List JP, Chawla H, Zuiderbaan HA, Pearle AD. Survivorship and functional outcomes of patellofemoral arthroplasty: a systematic review. Knee Surg Sports Traumatol Arthrosc. 2017;25(8):2622-31.

[2] Davies AP, Vince AS, Shepstone L, Donell ST, Glasgow MM. The radiologic prevalence of patellofemoral osteoarthritis. Clin Orthop Relat Res. 2002;(402):206-12.

[3] Duncan RC, Hay EM, Saklatvala J, Croft PR. Prevalence of radiographic osteoarthritis—it all depends on your point of view. Rheumatology (Oxford). 2006;45(6):757-60.

[4] Collins NJ, Oei EHG, de Kanter JL, Vicenzino B, Crossley KM. Prevalence of radiographic and magnetic resonance imaging features of patellofemoral osteoarthritis in young and middle-aged adults with persistent patellofemoral pain. Arthritis Care

Res (Hoboken). 2019;71(8):1068-73.

[5] Hurwit D, Strickland S. Indications for patellofemoral arthroplasty in isolated patellofemoral arthritis. In: Dejour D, Zaffagnini S, Arendt EA, Sillanpää P, Dirisamer F, editors. Patellofemoral pain, instability, and arthritis. Berlin: Springer; 2020. p. 507-9.

[6] Hutt J, Dodd M, Bourke H, Bell J. Outcomes of total knee replacement after patellofemoral arthroplasty. J Knee Surg. 2013;26(4):219-23.

[7] Parratte S, Lunebourg A, Ollivier M, Abdel MP, Argenson JN. Are revisions of patellofemoral arthroplasties more like primary or revision TKAs. Clin Orthop Relat Res. 2015;473(1):213-9.

[8] Vasta S, Papalia R, Zampogna B, Espregueira-Mendes J, Amendola A. Current design (onlay) PFA implants have similar complication and reoperation rates compared to those of TKA for isolated PF osteoarthritis: a systematic review with quantitative analysis. J ISAKOS. 2016;1(5):257-68.

[9] Woon CYL, Christ AB, Goto R, Shanaghan K, Shubin Stein BE, Gonzalez Della Valle A. Return to the operating room after patellofemoral arthroplasty versus total knee arthroplasty for isolated patellofemoral arthritis-a systematic review. Int Orthop. 2019;43(7):1611-20.

[10] Fredborg C, Odgaard A, Sørensen J. Patellofemoral arthroplasty is cheaper and more effective in the short term than total knee arthroplasty for isolated patellofemoral osteoarthritis: cost-effectiveness analysis based on a randomized trial. Bone Joint J. 2020;102-b(4):449-57.

[11] Dy CJ, Franco N, Ma Y, Mazumdar M, McCarthy MM, Gonzalez Della Valle A. Complications after patello-femoral versus total knee replacement in the treatment of isolated patello-femoral osteoarthritis. A meta-analysis. Knee Surg Sports Traumatol Arthrosc. 2012;20(11):2174-90.

第四篇　髌股关节创伤

Traumatic Injuries to the Patellofemoral Joint: Case-Based Evaluation and Treatment

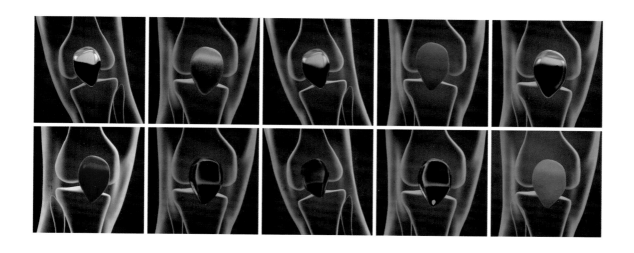

第 22 章　髌骨星状骨折
Stellate Patella Fracture Case

Mauro Núñez　Rajeev Garapati　Stefano Zafagnini　Khalid Alkhelaif　Ashraf Abdelkafy　**著**
董子漾　李　杨　**译**

本章介绍了几例髌骨星状骨折的病例，并且包括了他们的治疗方案及其基本原理。

一、病例介绍

（一）病史和体格检查

患者男性，27 岁，因在骑摩托车时与另一辆摩托车相撞而就诊于急诊。患者的左膝直接撞到了摩托车的油箱上，导致左下肢无法伸直且不能负重。

经体格检查，患者左膝有肿胀和瘀斑，左膝前部有明显的压痛和骨擦音。患者无法进行直腿抬高，尝试主动伸膝时会感到疼痛。受伤处远端的神经、血管没有明显受损的表现。

（二）影像学检查

X 线检查（图 22-1 和图 22-2）显示左侧髌骨粉碎性骨折伴骨折移位及关节内受累。CT 检查（图 22-3 和图 22-4）同样也提示髌骨粉碎性骨折。CT 的 3D 重建（图 22-5）有助于帮助医生更形象化的了解骨折情况。

二、建议的治疗方案

（一）治疗计划

由于骨折粉碎，伴随关节内受累（AO/OTA 骨折分型为 34 C3），结合患者自身的骨质情况，建议对髌骨进行切开复位内固定术（open reduction and internal fixation，ORIF）。其目的是通过内固定措施（如拉力螺钉、张力带和加压钢板）实现骨折的解剖复位和绝对稳定性。在绝对稳定的条件下，骨折部位的活动度最小，可以在不形成骨痂的情况下直接愈合[1]。

（二）术前准备

在脊椎麻醉后，患者仰卧位，左大腿绑止血带，压力设置为 250mmHg。用氯己定和 ChloraPrep 消毒患肢后，铺无菌单。定位并用马克笔标记体表解剖标志，使用 3M Ioban Incise Drape 覆盖皮肤。

（三）手术入路

行正中切口，上起自髌骨上极，下至胫骨结节远端，这样可以提供充分的显露[2]（图 22-6）。对于这个病例，也可以使用胫骨结节钝性截骨术（图 22-7）辅助显露和处理骨折的碎骨片。这也提供了清晰的涵盖关节面的手术视野（图 22-8）。

用克氏针和克氏钳对骨折进行暂时的复位和固定。为了获得绝对的稳定性，在髌骨前皮质上放置一个固定角度的钢板。钢板发挥了张力带的作用，将膝关节屈曲时的张力转换为压缩力[3]

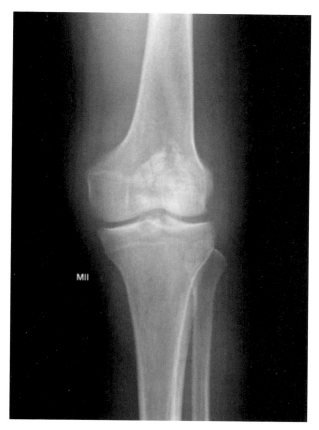

▲ 图 22-1　前后位 X 线片

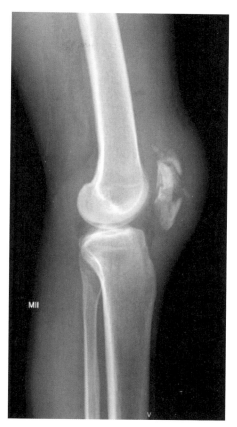

▲ 图 22-2　侧位 X 线片

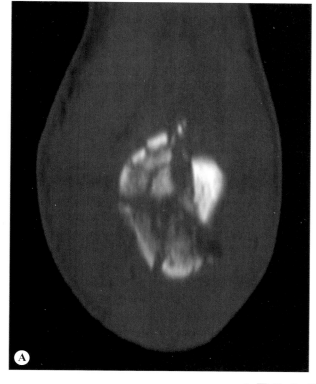

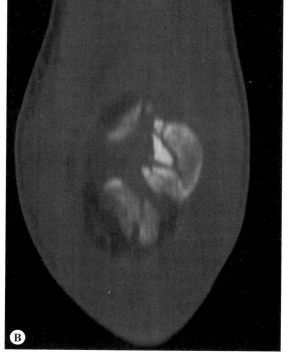

▲ 图 22-3　冠状位 CT

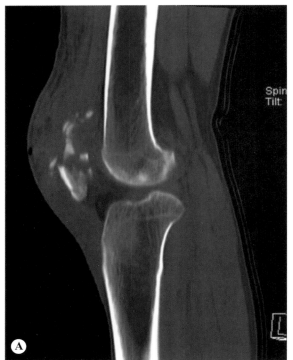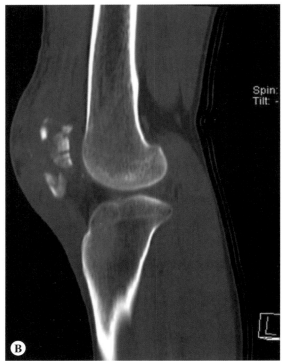

▲ 图 22-4　矢状位 CT

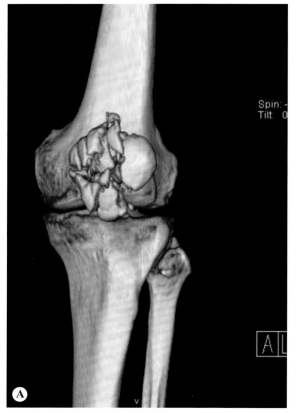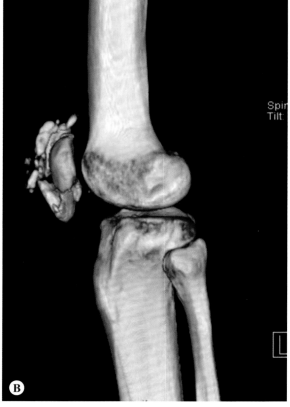

▲ 图 22-5　3D CT 重建

（图 22-9）。术后 CT 显示骨折获得了良好的解剖复位（图 22-10）。

（四）术后处理

因为张力带在膝关节屈曲时会对骨折端提供有效的压迫，所以在 ORIF 后膝关节可以进行全范围的活动。在术后，给予患侧膝关节铰链式支具固定，在部分负重时锁定，在休息时解锁，并允许患者在术后前 4 周膝关节有一定的活动范围。4 周以后，在支具锁定的情况下可尝试负重。为获得良好的关节活动度，可以开始进行理疗锻炼。拐杖和支具一直使用至术后 8～12 周。

三、讨论

Rajeev Garapati 博士的点评与治疗建议

这是一例 27 岁男性因高能量损伤致粉碎性骨折的病例。最初的 X 线检查提示髌骨星状骨折，3D CT 重建对理解骨折、显示关节和关节外的受累情况非常有帮助。简单的髌骨骨折不需要 CT 检查，但其有助于对粉碎性骨折的术前规划。

治疗的目标包括重建具有功能的伸膝装置、重塑关节的完整性并维持膝关节的活动角度。患者的年龄和身体状态在决定最佳治疗方案中起着

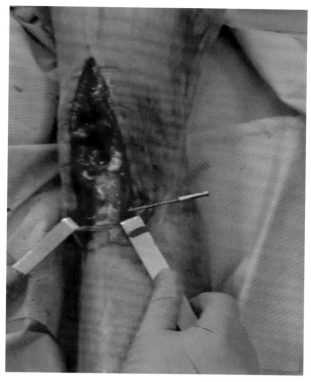

▲ 图 22-6 手术入路

重要作用。如果患者年龄较大或运动需求较低，则可以考虑非手术治疗或行髌骨切除术（完全或部分）。在对最初的前后位和侧位 X 线片进行评估时可以发现，无论是近端到远端，或者是内侧到外侧，髌骨都没有很大的分离移位，因此非手术治疗是可以考虑的。这可以让患者的膝关节保留基本的功能，但发生伸肌迟滞、髌股关节疼痛

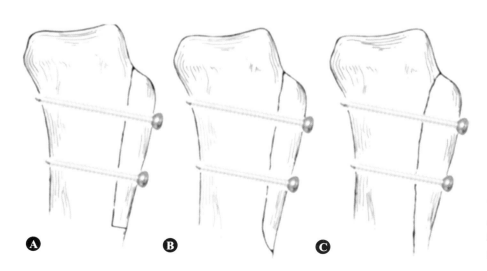

◀ 图 22-7 3 种胫骨结节截骨术（TTO）
A. TTO-B（钝性）；B. TTO-S（斜行）；C. TTO-G（青枝）（经许可转载[2]，引自 Springer）

和关节炎的风险较高。如果骨折无法得到重建，且患者运动需求较低，髌骨切除术是另一种选择，即将部分或全部的髌骨进行切除，然后修复软组织。保留 60% 的髌骨可以得到满意的效果，但患者髌股关节的压力会显著增加，并会有股四头肌无力的风险[4]。

对于像该病例中这样年轻且活动较多的患者，切开复位和内固定是更好的治疗方式。手术建议采用正中切口。在此病例中，作者决定进行胫骨结节截骨，抬起伸膝装置，从而充分显示骨折的部位。这可以提供良好的显露，但也是一种比较激进的方法，对软组织的干扰较多。显露的另一个选择是使用正中切口，然后仅在骨折范围内进行手术。这对软组织的损伤较少，但很难完全显露所有的碎片，需要术者掌握间接复位技术。笔者会选择的方法是作前正中切口，采用髌旁外侧入路，将髌骨向内侧翻转，以直接显露关节面[5]。这种方法在提供了充分显露的同时，还能保留髌骨下内侧的主要血液供应。

在充分显露髌骨之后，作者通过微型螺钉

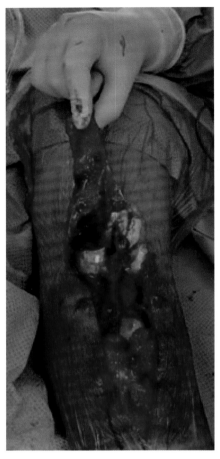

▲ 图 22-8　胫骨结节截骨术后显露关节面

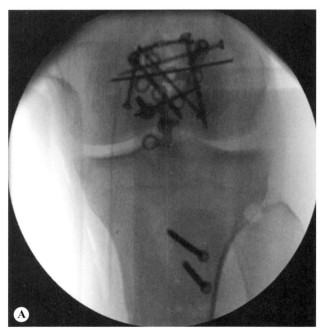

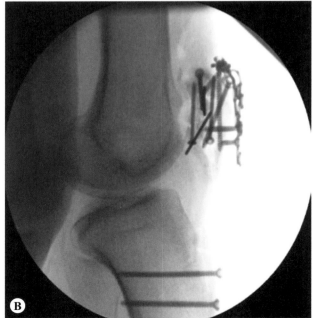

▲ 图 22-9　A. 术中前后位透视图；B. 术中侧位透视图

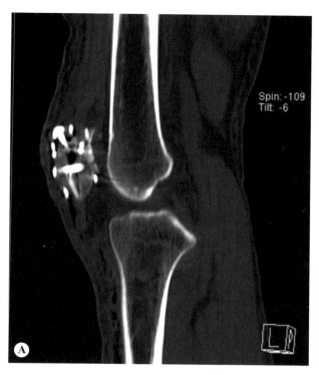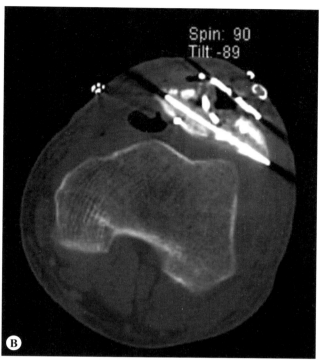

▲ 图 22-10　A. 术后矢状位 CT；B. 术后轴位 CT

和网状钢板实现解剖复位和绝对稳定性。对于粉碎性髌骨骨折 [6] 来说，这是一个非常好的选择，但涉及的显露非常广泛，且有内固定激惹的可能性。此外，网状钢板和髌骨钢板其实也并不总是适用的。简单的横行髌骨骨折通常用纵向克氏针或空心螺钉加张力带固定。这种固定结构在粉碎性骨折中很难实现，髌骨关节面可能无法承受张力带结构所需的压力负荷。在这种情况下，笔者会尽量减少关节面和非关节面的碎片的数量，然后用克氏针在骨表面下将剩余的大块碎片进行固定。缝合线也可以用来固定带有附着骨碎片的软组织。一旦髌骨的解剖结构得到恢复，就可以通过环绕髌骨的环扎钢丝来实现固定。笔者习惯使用 6 号胸骨钢丝线，在髌骨周围的软组织中来回缝合。此外为了固定前方的碎片，可以用 6 号胸骨钢丝线在髌骨顶部进行 8 字缝合。不可吸收缝线，如 5 号纤维线，可代替金属线 [7]。

术后，患者需要使用铰链式的膝关节支具，并将支具锁定在伸膝位置。患者可以在膝关节锁定伸直的情况下进行负重。如果固定牢固，那么就可以像作者建议的那样，进行早期的膝关节活动度锻炼。对于类似于此例的粉碎性骨折，笔者会让患者保持伸膝锁定 4 周，然后解除支具的锁定，在物理治疗的配合下，开始进行被动和主动的关节活动度训练。在 8～12 周，一旦骨折愈合，患者恢复了充足的股四头肌肌力，能够安全地行走而不出现膝关节打软，便可以拆掉支具。物理治疗持续 2～3 个月，然后患者过渡到家庭锻炼。完全康复需要 6～12 个月。

四、髌骨骨折

（一）摘要

髌骨骨折较为复杂，从简单的横行骨折到复杂的粉碎骨折，对治疗方案的合理选择提出了巨大的挑战。

对于骨折较为复杂的患者，使用一些治疗横行骨折的治疗方案。例如，通过触诊进行间接复位而不显露关节面，以及使用改良张力带技术固定等方法可能是不够的。

在我们下面展示的方案中，通过胫骨结节截骨和髌骨脱位的方式对关节面进行了直接显露，也是治疗粉碎性髌骨骨折的一种替代方法。

胫骨结节的截骨术可以完全显露髌骨的关节面，同时如果能仔细操作，其带来的并发症也可以较少。

（二）概述

髌骨是人体最大的籽骨，可使股四头肌伸膝时的力臂增加30%[8]。髌骨骨折占所有骨折的1%[9]。最常导致髌骨骨折的原因是交通事故，占78.3%。其次是工作事故和家庭事故，各占13.7%和11.4%[10]。髌骨骨折是间接或直接创伤的结果。间接创伤发生于伸肌装置突然承受了巨大的收缩力，当收缩力超过髌骨自身的张力时将导致骨折，这种创伤一般导致的是髌骨横行骨折。直接创伤发生于膝关节屈曲时发生跌倒或者其他的严重损伤，屈曲的膝关节撞到地面或车辆仪表板上。髌骨撞击坚硬的股骨髁或股骨滑车，可导致髌骨的骨折。髌骨位于皮下较表浅的位置，这使其易于发生开放性骨折和软组织损伤。

普通的膝关节前后位和侧位X线检查通常就足以进行诊断，也可以用轴位片作为补充。然而不得不考虑的是，因急性损伤而疼痛剧烈的患者很难配合这种X线片的拍摄。对于粉碎性骨折，CT是了解骨折情况的一种更好的诊断方法。髌骨骨折可以使用Speck和Regazzoni分型系统进行分型[11]。

对于有膝关节直接外伤史的患者，在诊断时都应注意除外髌骨骨折的可能性。如果伸膝装置的完整性欠佳，则应注意检查有无髌骨骨折或软组织断裂（如髌腱或股四头肌肌腱断裂）。由于髌骨位于皮下的表浅位置，因此髌骨上方的软组织包裹便显得至关重要。

髌骨骨折的治疗目标是恢复伸膝装置功能、关节的完整性，并保证膝关节在无痛的情况下达到正常的全屈伸活动范围[12]。髌骨星状骨折，如

果有移位则需要切开复位内固定术，如果没有移位，则可进行保守治疗，使用包含膝关节近端的石膏或夹板予以固定。切开复位内固定术与较高的并发症发生率有关[13]。

髌骨横行骨折最好采用张力带技术（经典AO技术）进行治疗，该技术可以降低髌骨前方的张力，并将其转化为稳定髌骨后方（关节面）的挤压力[14]。Berg描述了一种改良的张力带技术，其使用平行垂直空心螺钉替代了AO技术中的克氏针[15]。Tian比较了使用克氏针的张力带技术和使用空心螺钉的张力带技术，结果发现空心螺钉组的骨折复位、愈合时间和Iowa膝关节评分均优于克氏针组[16]。

对于粉碎性髌骨骨折，小钢板可应用于前侧的骨皮质，以提供额外的稳定性[17]。1998年，Berg描述了一种用于粉碎性髌骨骨折的胫骨结节截骨术和髌骨外翻技术，以改善关节面的视野显露和复位。所有患者的截骨处均得到愈合，且未对临床结果产生不利影响[18]。

（三）讨论

本病例描述了一名年轻患者，发生了粉碎性并伴有移位的髌骨骨折。粉碎性髌骨关节内骨折（AO分类34C3）的手术治疗对外科医生来说是一项重大挑战[19]。在此病例中，复位由于存在多个碎骨片而变得十分困难。然而考虑到患者的年龄和活动情况，成功的ORIF又是非常必要的。

治疗目的是恢复髌骨关节的完整性，并在牢固固定的情况下重建伸膝装置，以允许患者进行早期活动。进行胫骨结节截骨术可以更好地显露碎骨片，从而实现粉碎性骨折的解剖复位。固定方式选择了骨折块之间的拉力螺钉和髌骨前方骨皮质上的固定角度钢板。术中也实现了令人满意的复位。作者认为，胫骨结节截骨术有助于髌骨骨折的复位而不会影响患者的预后。

（四）可替代的治疗方法

作为一种替代入路，在髌骨中线处做纵切口

而不进行胫骨结节截骨术，可以在不损伤隐神经髌下支的情况下实现对骨折部位的理想显露。胫骨结节截骨术治疗粉碎性髌骨骨折的优势和劣势，目前仍存在争议。骨折片的复位和固定也可以通过张力带技术实现，即对髌骨进行一个8字形缝扎再加上一个环形缝扎，以增加其稳定性[20]（病例1）。

如果无法得到有效的复位和固定，进行髌骨部分切除术也是可行的，但需要注意尽可能减少骨切除量（病例2）。与全髌骨切除术相比，髌骨部分切除术被认为可以保留髌骨力臂，从而减少伸膝力量的损失、韧带的不稳定和股四头肌的萎缩。此外，与接受切开复位内固定术的患者相比，接受髌骨部分切除术的患者在主观和客观预后结果方面没有显著差异[21]。

最后，对于髌骨关节软骨缺损过大而无法修复的病例，自体软骨移植有助于恢复髌骨的软骨面。近端胫腓关节是一个可选择的取材部位，因为其表面较平坦可以很好地与髌骨进行适配[22]（图22-11）。

（五）长期预后结果

无论骨折是否移位，髌骨在股骨髁或股骨滑车上的强烈撞击通常都会导致髌股关节软骨的显著损伤。在骨折愈合后，此处出现的软骨软化症和继发性骨关节炎，将会成为后续的问题，导致患者疼痛和功能受限。髌骨的继发性骨关节炎是由最初创伤时的软骨受损所引起的，应根据其严重程度给予相应的治疗。症状较轻的阶段可以给予保守治疗，然而更严重的患者则需要手术干预。有几种手术方法可用于治疗严重创伤后的髌骨继发性骨关节炎，其中值得介绍的两种是：①髌股关节置换术；②关节镜下全髌骨切除术。

（六）髌股关节置换术

髌股关节置换术适用于治疗严重的髌股骨关

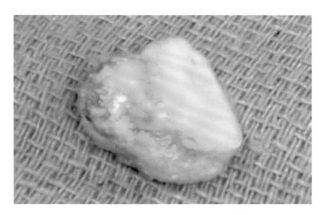

▲ 图 22-11 胫腓骨软骨移植物

节炎[23-26]。但其翻修率较高，因此需要丰富的手术经验[23]（图22-12）。

（七）关节镜下全髌骨切除术

目前，全髌骨切除术适用于如下特定情况的患有严重髌股关节骨关节炎的患者：①患者拒绝髌股关节置换术；②由于患者的工作性质（如体力劳动者），关节置换并不可行；③可用性问题；④术者手术经验缺乏；⑤成本高。

髌骨切除术最好在关节镜下进行，具有切口小、恢复快的优点（图22-13）。

五、总结

髌骨星状骨折对骨科医生来说是一项严峻的挑战，因为其通常有骨质及其下方关节面的碎裂。在直视下对骨及关节软骨的碎片进行复位，可使髌骨得到解剖重建，并有助于伸膝装置功能的恢复。从长远来看，对于那些最终可能需要进行膝关节置换的患者，对髌骨骨折进行良好的ORIF可以保留伸膝装置的功能和足够的骨量。对于骨折粉碎较为严重的患者，髌骨部分切除术仍然是一种可替代的治疗方法，且其对手术技术的要求较低。对于有髌骨星状骨折和广泛关节软骨损伤的患者，自体胫腓关节骨软骨移植也是一种可供选择的治疗方法。

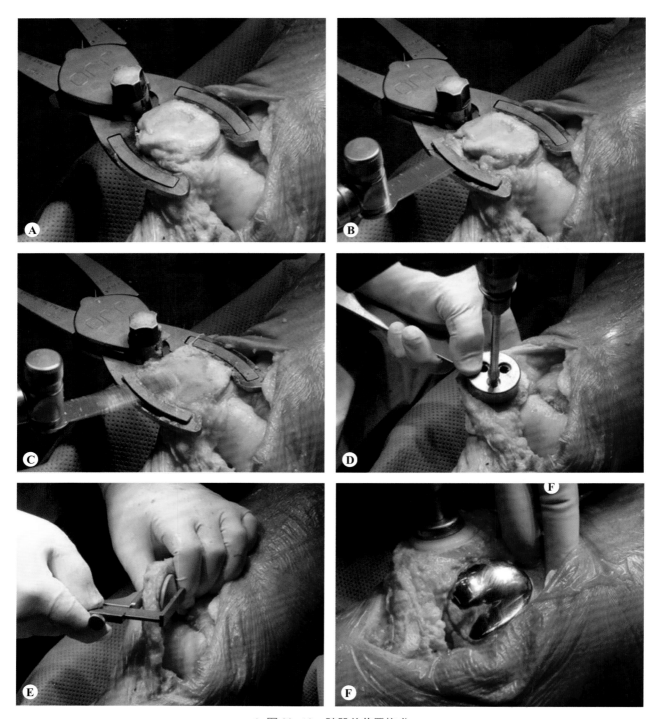

▲ 图 22-12　髌股关节置换术

六、关键要点

传统的髌骨横行骨折的治疗方法是采取内侧入路，通过触诊髌骨关节面来进行复位，而不进行髌骨的显露，但这并不适用于髌骨粉碎性骨折的患者（框 22-1）。胫骨结节截骨术可以充分显露骨折片并实现更好的复位效果，这使得外科医生在处理较为复杂的患者时可以实现更好的解剖复位。

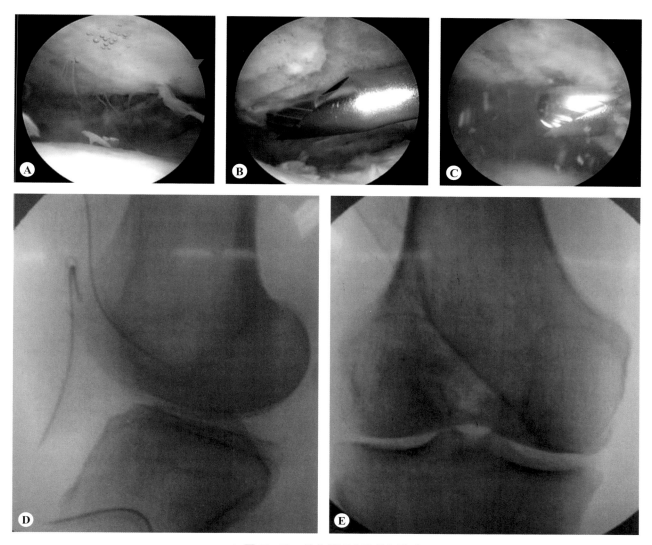

▲ 图 22-13 关节镜下全髌骨切除术

框 22-1

与治疗髌骨横行骨折不同，髌骨星状骨折对重建技术的要求更高。对于髌骨星状骨折，手术治疗的目标是达到解剖复位并实现绝对稳定，恢复伸膝装置和关节的完整性。胫骨结节截骨术在技术上要求较高，但如果操作得当，不会增加并发症的发生率

（一）病例 1

患者女性，50 岁，在跑步时不慎摔倒，膝关节前方受到直接撞击。患者诊断为髌骨关节面骨折（34C1）伴有骨折片的明显移位（图 22-14）。

手术治疗：髌骨正前方纵行切口，张力带加钢丝环扎进行复位和固定。采用钢丝外周环形缝扎与 8 字缝扎相结合的方法进行固定（图 22-15）。

（二）病例 2

患者男性，45 岁，职业为警察，膝关节前部中弹，被诊断为开放性的髌骨星状骨折，骨折片粉碎较为严重（图 22-16）。

治疗方法：首先，伤口进行急诊缝合，并给予抗生素预防感染，然后行手术治疗。采用髌前

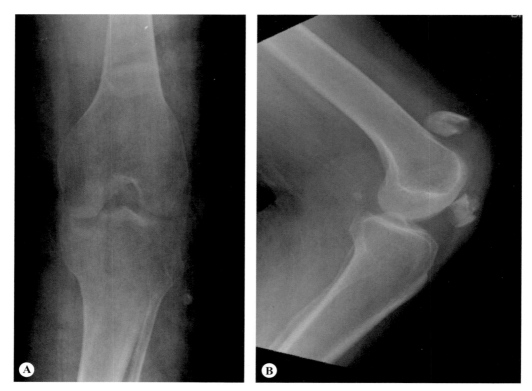

▲ 图 22-14　膝关节前后位和侧位 X 线片显示髌骨骨折

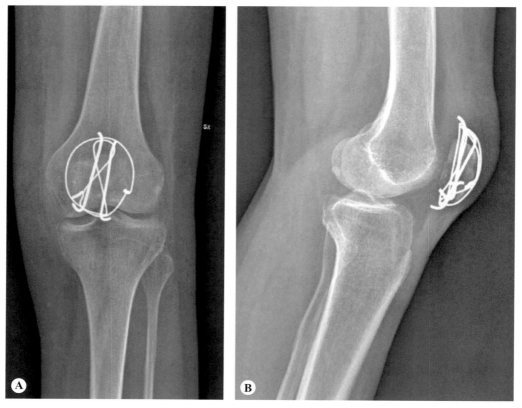

▲ 图 22-15　术后膝关节前后位和侧位 X 线片显示张力带加钢丝环扎

正中纵切口，避开枪伤部位。在对粉碎的骨折片进行复位的尝试失败后，对髌骨下极进行了部分切除，此外使用穿骨缝线对髌腱进行了修复，使用可吸收缝线缝合了髌骨上端，得到了满意的骨折复位（图 22-17）。

七、骨折分型依据（Speck 和 Regazzoni，AO/OTA）

髌骨骨折的 AO/OTA 分类为 34。

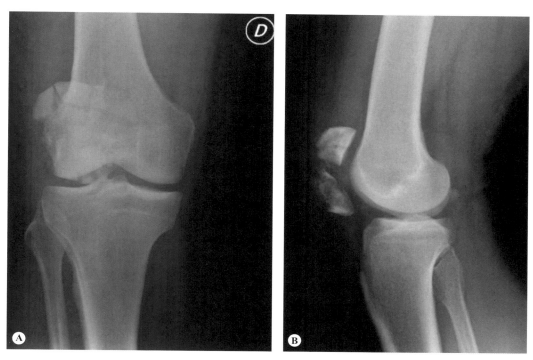

▲ 图 22-16 粉碎性髌骨星状骨折

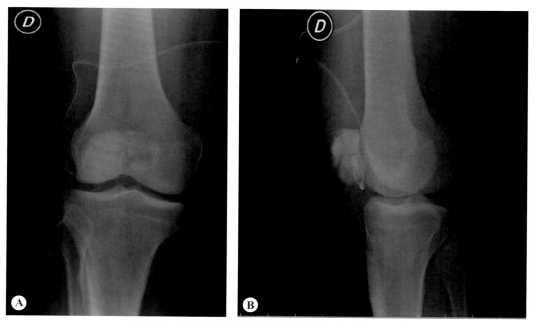

▲ 图 22-17 髌骨部分切除及穿骨缝合术后的 X 线片

- A 型（关节外）。
  - A1: 撕脱骨折。
  - A2: 骨折片游离。
- B 型（部分关节面受累）。
  - B1: 垂直外侧骨折。
  - B2: 垂直内侧骨折。
- C 型（完全关节面受累）。
  - C1: 横行简单骨折。
  - C2: 横行骨折 + 发现第二块骨折片。
  - C3: 复杂骨折或粉碎骨折。

参考文献

[1] Perren SM. Evolution of the internal fixation of long bone fractures: the scientific basis of biological internal fixation: choosing a new balance between stability and biology. J Bone Joint Surg Br. 2002;84(8):1093-110.

[2] Luhmann SJ, Fuhrhop S, O'Donnell JC, et al. Tibial fractures after tibial tubercle osteotomies for patellar instability: a comparison of three osteotomy configurations. J Child Orthop. 2011;5:19-26.

[3] Hung LK, Chan KM, Chow YN, Leung PC. Fractured patella: operative treatment using the tension band principle. Injury. 1985;16(5):343-7.

[4] Anand S, Hahnel JC, Giannoudis PV. Open patellar fractures: high energy injuries with a poor outcome? Injury. 2008;39:480-4.

[5] Gardner MJ, Griffith MH, Lawrence BO, Lorich DG. Complete exposure of the articular surface for fixation of patellar fractures. J Orthop Trauma. 2005;19:118-23.

[6] Wagner FC, Neumann MV, Wolf S, Jonaszik A, Izadpanah K, Piatek S, Südkamp NP. Biomechanical comparison of a 3.5 mm anterior locking plate to cannulated screws with anterior tension band wiring in comminuted patellar fractures. Injury. 2020;51(6):1281-7. https://doi.org/10.1016/j.injury.2020.03.030.

[7] Gosal JS, Singh P, Field RE. Clinical experience of patellar fracture fixation using metal wire or nonabsorbable polyester—a study of 37 cases. Injury. 2001;32:129-35.

[8] Kaufer H. Mechanical function of the patella. JBJS. 1971; 53(8):1551-60.

[9] Boström A. Fracture of the patella: a study of 422 patellar fractures. Acta Orthop Scand. 1972;143:1-80.

[10] Wild M, Windolf J, Flohé S. Fractures of the patella. Der Unfallchirurg. 2010;113(5):401-11.

[11] Speck M, Regazzoni P. Classification of patellar fractures. Z Unfallchir Versicherungsmed. 1994;87(1):27-30.

[12] Melvin SJ, Mehta S. Patellar fractures in adults. J Am Acad Orthop Surg. 2011;19(4):198-207.

[13] Neyisci C, Erdem Y, Kilic E, Arsenishvili A, Kürklü M. A pilot study of a novel fixation technique for fixation of comminuted patellar fractures: arthroscopic-controlled reduction and circular external fixation. J Knee Surg. 2020;33(9):931-7. https:// doi. org/10.1055/s-0040-1708830.

[14] Müller ME, Allgöwer M, Müller ME, Schneider R, Willenegger H. Manual of internal fixation: techniques recommended by the AO-ASIF group. Springer Science & Business Media; 1991.

[15] Berg EE. Open reduction internal fixation of displaced transverse patella fractures with figure-eight wiring through parallel cannulated compression screws. J Orthop Trauma. 1997;11(8):573-6.

[16] Tian Y, Zhou F, Ji H, Zhang Z, Guo Y. Cannulated screw and cable are superior to modified tension band in the treatment of transverse patella fractures. Clin Orthop Relat Res. 2011; 469(12):3429-35.

[17] Taylor BC, Mehta S, Castaneda J, French BG, Blanchard C. Plating of patella fractures: techniques and outcomes. J Orthop Trauma. 2014;28(9):e231-5.

[18] Berg EE. Extensile exposure of comminuted patella fractures using a tibial tubercle osteotomy: results of a new technique. J Orthop Trauma. 1998;12(5):351-5.

[19] Böstman O, Kiviluoto O, Nirhamo J. Comminuted displaced fractures of the patella. Injury. 1981;13(3):196-202.

[20] Schuett DJ, Hake ME, Mauffrey C, Hammerberg EM, Stahel PF, Hak DJ. Current treatment strategies for patella fractures. Orthopedics. 2015;38(6):377-84.

[21] Bonnaig NS, Casstevens C, Archdeacon MT, et al. Fix it or discard it? A retrospective analysis of functional outcomes after surgically treated patella fractures comparing ORIF with partial patellectomy. J Orthop Trauma. 2015;29(2):80-4.

[22] Espregueira-Mendes J, Andrade R, Monteiro A, Pereira H, da Silva MV, Oliveira JM, Reis RL. Mosaicplasty using grafts from the upper tibiofibular joint. Arthrosc Tech. 2017;6(5):e1979-87.

[23] Lustig S. Patellofemoral arthroplasty. Orthop Traumatol Surg Res. 2014;100(1 Suppl):S35-43. https://doi.org/10.1016/j.otsr. 2013.06.013. Epub 2014 Jan 9.

[24] Remy F. Surgical technique in patellofemoral arthroplasty. Orthop Traumatol Surg Res. 2019;105(1S):S165-76. https://doi. org/10.1016/j. otsr.2018.05.020. Epub 2019 Jan 8.

[25] Lonner JH. Patellofemoral arthroplasty. J Am Acad Orthop Surg. 2007;15(8):495-506. https://doi. org/10.5435/00124635-200708000-00006.

[26] Farr J, Arendt E, Dahm D, Daynes J. Patellofemoral arthroplasty in the athlete. Clin Sports Med. 2014;33(3):547-52. https://doi. org/10.1016/j. csm.2014.03.003. Epub 2014 Apr 19.

第23章　股四头肌肌腱撕裂
Quadriceps Tendon Tear: Evaluation and Management in a 54-Year-Old Man

Jason L. Koh　Roshan Wade　Chaitanya Waghchoure　著

王鑫光　李　锋　译

一、病例介绍

（一）病史和体格检查

患者男性，54 岁，公司职员兼业余网球运动员。下楼梯时滑倒摔下后被送往急诊。他即刻感到疼痛，并且右腿很难承重。既往无膝关节或腿部病史。查体时，右大腿触诊有压痛，右膝肿胀。髌骨近端的股四头肌肌腱较软，不易被触诊辨认。患者无法直腿抬高。膝关节无内侧或外侧压痛，Lachman 试验为阴性。

（二）影像学检查

患者 X 线片显示无明显髌骨下移，髌骨近端软组织密度有降低的可能性（图 23-1）。膝关节磁共振成像清楚地显示出股四头肌肌腱的完全断裂（图 23-2）。

二、治疗

患者行股四头肌肌腱切开重建术。大腿绑上止血带，在髌骨近端做纵切口，并向近端延伸。清除膝关节内的广泛血肿，电凝严重出血的血管。显露断裂的股四头肌肌腱的基底到裸露的骨面，清理撕裂的肌腱边缘，直到可以确定完整的肌腱纤维。采用 Krackow 缝合法，使用 3 个 2mm 高强度缝合线固定股四头肌肌腱的内侧、中部，以及外侧边缘，延伸到撕裂边缘近端 3～5cm，同时采用 8 字缝合法，使用 2 根高强度 2 号缝线，固定内侧和外侧韧带组织。

在髌骨近端钻 3 个孔并攻丝。使用 4.75mm PEEK 材质的旋入式锚钉将缝合带固定在髌骨上。然后将缝合带系在锚钉上，然后使用 2 号高强度带孔缝合线以锁定方式穿过肌腱，重新对合股四头肌的浅层。

三、康复

佩戴伸直位膝关节支具的条件下患膝可以立即负重。术后 2 周时，膝关节活动度可至 30°，4 周时可至 60°，6 周时可至 90°。术后 8 周停止使用支具。在 12 个月后，闭链强化训练最终恢复到正常功能，在直腿抬高时没有伸肌迟缓。

四、讨论

股四头肌肌腱断裂的诊断，临床上通常可以

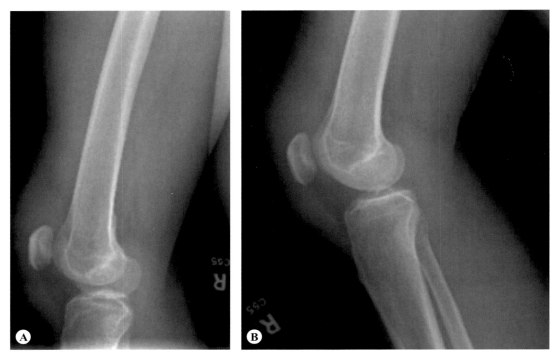

▲ 图 23-1　最初的侧位 X 线片

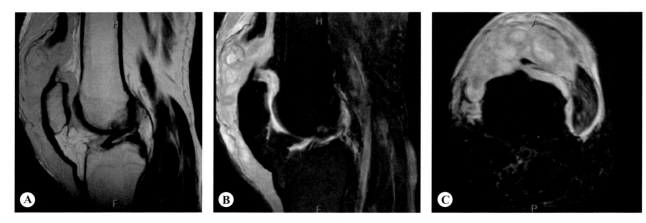

▲ 图 23-2　术前磁共振成像

A 和 B. 矢状面显示股四头肌肌腱撕裂和间隙形成；C. 轴位图显示股四头肌肌腱完全撕裂

通过髌骨近端可触及的空虚感和不能直腿抬高等确诊。然而，有些特殊病例，像严重的软组织肿胀或肥胖，可能很难触诊肌腱，而且无法直腿抬高也有可能由多种原因导致。X 线片有时不能显示诊断结果，可能会误诊漏诊 [1]。即使使用超声，对股四头肌肌腱断裂的误诊率仍高达 33% [2, 3]。MRI 已被证明具有良好的诊断灵敏度和特异度，阳性预测值为 1.0，因此条件允许时，MRI 是首选。

使用带线锚钉而非骨隧道技术修复股四头肌肌腱的方法分别于 2000 年在意大利 [4] 和 2002 年在美国 [5] 被提出。使用带线锚钉的优点是减少剥离。在一些研究中已经证明，带线锚钉缝合与骨隧道技术在生物力学上基本上是等效的 [6-8]，在失效载荷或间隙形成方面差异较小。两种技术的临床结果是相同的 [9]。对于肌腱修复，使用缝合带已被证明在生物力学上优于高强度缝合 [10]，但在初始 150N 预载荷时，两者均出现显著的间隙［平均为（7.82±3.64）mm］。在尸体模型中显示，使用无结锚钉的缝合带在生物力学上优于非骨隧道技术或传统的带线锚钉[11]；然而，与高强度缝合线修复相比，缝合带没有临床结果数据。

五、专家观点（Roshan Wade，Chaitanya Waghchoure）

股四头肌肌腱断裂常见于中年人群，其常发生在于骨与肌腱连接处。而在年轻人中，其多发于肌腱中部或肌肉 – 肌腱交界处。中老年自发性撕裂被证实与髌骨上缘 1～2cm 的低血供区相关[12]。以老年人为主的股四头肌肌腱病表现为持续的膝前疼痛、活动疼痛，甚至伸膝困难，这可导致股四头肌肌腱部分撕裂或完全断裂[13]。临床上，股四头肌断裂后可触及的间隙可能被明显的肿胀掩盖，导致漏诊。一般来说，X 线检查相对普遍，有时候在侧位片上可以看到髌骨上极的骨赘，提示股四头肌肌腱病变。相比之下，MRI 不仅可以确诊股四头肌肌腱断裂，并且能够确定严重程度。通常部分撕裂可以保守治疗，在完全伸展的情况下固定 6 周，然后进行保护性负重、有限范围内活动、逐步地进行股四头肌锻炼。完全断裂需要早期进行手术修复。

手术修复技术包括端对端修复、经骨缝合修复、带线锚钉固定、自体移植和异体移植。急性撕裂需要在 72h 内修复，以防止肌腱回缩。在急性的肌腱中部断裂的情况下，我们推荐在近端和远端使用 Krackow 缝合法进行端对端缝合。对于较为常见的骨与肌腱连接处断裂，我们采用传统的经骨缝合技术或带线锚钉法。在经骨缝合技术中，在髌骨上制作 3 个平行的垂直隧道，每个隧道直径为 4mm。股四头肌肌腱的缝合带从中穿过，并最后固定在髌骨的下极（图 23-3）。经骨缝合的优点是，与使用缝合锚钉相比，其成本更低，如发生术后感染，也更容易拆除缝合。

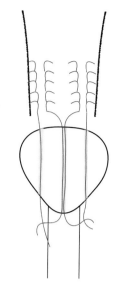

▲ 图 23-3 经骨修复
经许可转载，由 Roshan Wade 博士提供

近年来，生物力学研究表明，带线锚钉法优于经骨缝合法，其在循环载荷下产生的间隙较小[8, 14, 15]。这可能是由于在骨隧道内缝合的"死长度"加重了缝合的拉伸效果[16]。然而，经骨隧道法和带线锚钉法的临床结果是相似的[17]。未来一项设计良好的随机对照试验可以为目前的认识和临床结果提供更多证据。

与作者一样，为了用 Krackow 缝合法更加安全地缝合长度 3～5cm 的股四头肌肌腱，对于经骨和缝合锚定技术，我们都更倾向缝合带而不是高强度缝合线。使用改良后的 Mason-Allen 缝合模式是一种有效的替代方法[18]。除了步骤简单，与前面提到的髌骨下极经骨缝合固定相比，使用带线锚钉的优点是有限的术区显露，避免了对髌腱的破坏。唯一的缺点是，如果术后并发感染，锚钉取出困难。

在本病例中，患者 54 岁，发生了骨与肌腱连接处的股四头肌肌腱完全断裂。我们采用与作者相似的带线锚钉技术对该患者进行早期手术修复（图 23-4）。在手术中，我们喜欢评估活动范围的"安全区"，这个区域允许早期移动，而不会在缝合部位造成张力。一般来讲，该安全区<90°。术后，根据疼痛耐受性，允许使用长

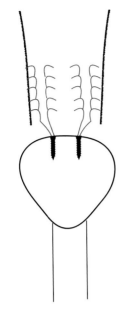

▲ 图 23-4　带线锚钉修复
经许可转载，由 Roshan Wade 博士提供

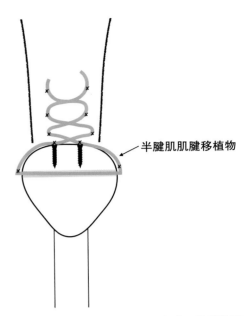

半腱肌肌腱移植物

▲ 图 23-5　带线锚钉联合半腱肌肌腱移植
经许可转载，图片由 Roshan Wade 博士提供

腿支具保护下，进行脚趾触地的部分负重行走，逐步过渡至完全负重，前 6 周的活动范围建议在"安全区"内，逐步包括闭链强化训练、直腿抬高、核心肌和股四头肌锻炼。

此外，排除原本就存在且可能改变治疗方法的肌腱病变，是很重要的。如 Chahla 等所述，质量较差的肌腱需要进行清创，以及使用自体半腱肌肌腱移植[19]（图 23-5）。在该技术中，在髌骨中建立一个横向隧道用于穿过移植物，在移植物穿过后，用带线锚栓将其固定在髌骨上极。将移植物的游离端以交叉的方式穿过股四头肌肌腱的内侧和外侧，最后用不可吸收缝线固定在肌腱上。

总之，股四头肌肌腱断裂的早期诊断和手术修复是至关重要的。可以采用经骨技术或带线锚钉固定技术，联合或不联合移植物强化，该选择主要取决于断裂的位置和肌腱的质量。

六、要点

MRI 可以使股四头肌肌腱损伤的诊断水平得到提高。经证实，在生物力学和临床方面，使用带线锚钉修复股四头肌肌腱与经骨隧道修复具有相同的效果。在肌腱修复方面，缝合带在生物力学上优于高强度缝线，但目前尚无可比较的临床数据。

参考文献

[1] Kaneko K, DeMouy EH, Brunet ME, Benzian J. Radiographic diagnosis of quadriceps tendon rupture: analysis of diagnostic failure. J Emerg Med. 1994;12(2):225-9.

[2] Swamy GN, Nanjayan SK, Yallappa S, Bishnoi A, Pickering SA. Is ultrasound diagnosis reliable in acute extensor tendon injuries of the knee? Acta Orthop Belg. 2012;78(6):764-70.

[3] Perfitt JS, Petrie MJ, Blundell CM, Davies MB. Acute quadriceps tendon rupture: a pragmatic approach to diagnostic imaging. Eur J Orthop Surg Traumatol. 2014;24(7):1237-41.

[4] Maniscalco P, Bertone C, Rivera F, Bocchi L. A new method of repair for quadriceps tendon ruptures. A case report. Panminerva Med. 2000;42(3):223-5.

[5] Richards DP, Barber FA. Repair of quadriceps tendon ruptures using suture anchors. Arthroscopy. 2002;18(5):556-9.

[6] Lighthart WA, Cohen DA, Levine RG, Parks BG, Boucher HR. Suture anchor versus suture through tunnel fixation for

quadriceps tendon rupture: a biomechanical study. Orthopedics. 2008;31(5):441.

[7] Hart ND, Wallace MK, Scovell JF, Krupp RJ, Cook C, Wyland DJ. Quadriceps tendon rupture: a biomechanical comparison of transosseous equivalent doublerow suture anchor versus transosseous tunnel repair. J Knee Surg. 2012;25(4):335-9.

[8] Sherman SL, Copeland ME, Milles JL, Flood DA, Pfeiffer FM. Biomechanical evaluation of suture anchor versus transosseous tunnel quadriceps tendon repair techniques. Arthroscopy. 2016;32(6):1117-24.

[9] Plesser S, Keilani M, Vekszler G, Hasenoehrl T, Palma S, Reschl M, et al. Clinical outcomes after treatment of quadriceps tendon ruptures show equal results independent of suture anchor or transosseus repair technique used—a pilot study. PLoS One. 2018;13(3):e0194376.

[10] Roessler PP, Burkhart TA, Getgood A, Degen RM. Suture tape reduces quadriceps tendon repair gap formation compared with high-strength suture: a cadaveric biomechanical analysis. Arthroscopy. 2020;36(8):2260-7.

[11] Kindya MC, Konicek J, Rizzi A, Komatsu DE, Paci JM. Knotless suture anchor with suture tape quadriceps tendon repair is biomechanically superior to transosseous and traditional suture anchor-based repairs in a cadaveric model. Arthroscopy. 2017;33(1):190-8.

[12] Yepes H, Tang M, Morris SF, Stanish WD. Relationship between hypovascular zones and patterns of ruptures of the quadriceps tendon. J Bone Joint Surg Am. 2008;90(10):2135-41.

[13] Maffulli N, Papalia R, Torre G, Denaro V. Surgical treatment for failure of repair of patellar and quadriceps tendon rupture with ipsilateral hamstring tendon graft. Sports Med Arthrosc. 2017;25:51-5.

[14] Petri M, Dratzidis A, Brand S, et al. Suture anchor repair yields better biomechanical properties than transosseous sutures in ruptured quadriceps tendons. Knee Surg Sports Traumatol Arthrosc. 2015;23:1039-45.

[15] Ettinger M, Dratzidis A, Hurschler C, et al. Biomechanical properties of suture anchor repair compared with transosseous sutures in patellar tendon ruptures: a cadaveric study. Am J Sports Med. 2013;41:2540-4.

[16] Bushnell BD, Byram IR, Weinhold PS, et al. The use of suture anchors in repair of the ruptured patellar tendon: a biomechanical study. Am J Sports Med. 2006;34:1492-9.

[17] Ciriello V, Gudipati S, Tosounidis T, Soucacos PN, Giannoudis PV. Clinical outcomes after repair of quadriceps tendon rupture: a systematic review. Injury. 2012;43(11):1931-8.

[18] Bushnell BD, Whitener GB, Rubright JH, Creighton RA, Logel KJ, Wood ML. The use of suture anchors to repair the ruptured quadriceps tendon. J Orthop Trauma. 2007;21(6):407-13.

[19] Chahla J, DePhillipo NN, Cinque ME, et al. Open repair of quadriceps tendon with suture anchors and semitendinosus tendon allograft augmentation. Arthrosc Tech. 2017;6(6): e2071-7.

第 24 章　慢性髌腱撕裂的翻修术

Chronic Patella Tendon Tear in a 24-Year-Old Man: Revision Procedure

Jason L. Koh　Sabrina M. Strickland　Petri Sillanpää　著

孟德轩　赵旻暐　译

一、病例介绍（Jason L. Koh）

（一）病史

患者男性，24 岁，右膝髌腱修复术失败已经 3 年，现表现为持续的无力，以及有时在行走等活动时出现"打软"现象。3 年前，患者在术后 6 周时摔倒，导致手术失败，并且翻修术由于感染而变得复杂。他接受了多次物理治疗，可以完成自重下蹲，但无法完成单腿下蹲、跑步、跳跃，以及上下楼梯。

（二）体格检查

患者的步态明显异常。膝关节周围没有皮疹或其他损伤。膝关节前部切口愈合良好。双侧膝关节被动关节活动度均为 0°～130°。然而，患者的主动伸膝受限，表现为主动抬腿试验时存在 20° 的伸膝迟滞。膝关节伸展的肌力为 4 级。有轻度的摩擦音及明显的高位髌骨。

（三）影像学检查

左膝 X 线片未见明显的退行性病变。可见明显的高位髌骨，Caton-Deschamps 比为 3。髌腱可见钙化。右膝 X 线片显示 Caton-Deschamps 比为

1.5（图 24-1），前后位 X 线片提示高位髌骨。

MRI 提示髌骨极度高位，髌腱细长，无明显的肌腱缺损（图 24-2）。

二、治疗方案

治疗方案为使用自体移植的半腱肌肌腱，以及高强度缝合线带进行髌腱缩短与加固。

显露伸肌结构并进行广泛的松解以使股四头肌肌腱和髌骨向远端移动。可见髌骨下极存在骨折且骨质较差。取长 30cm，直径 4.5mm 的半腱肌肌腱。打一个穿过胫骨结节的 4.5mm 横向骨道。将高强度缝合线带与半腱肌肌腱一起置入骨道。然后把缝合线带绕过髌骨近端和股四头肌，将髌骨降低至相对于胫骨结节 68mm 的高度，与术前在对侧测量的肌腱高度相同。由于担心进一步损伤髌骨远端，故选择将缝合线带贴近髌骨近端而不是穿过髌骨。然后在髌腱附近显露髌骨的内侧和外侧缘，使用锚钉将半腱肌肌腱固定到准备好的髌骨床上，并使用 Krackow 锁定缝线与髌腱固定。Andrish[1] 等学者提出，应使用高强度缝线将多余的髌腱分解、叠置并以适当的长度缝合。将剩余的半腱肌肌腱缝合到叠瓦状的组织。

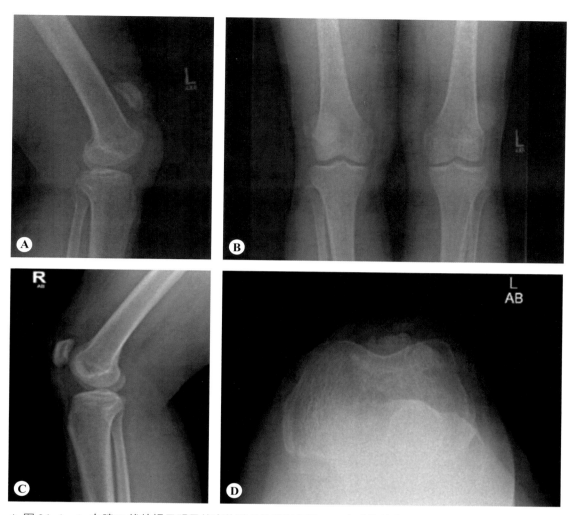

▲ 图 24-1　**A.** 左膝 **X** 线片提示明显的高位髌骨和髌腱钙化；**B.** 未受伤的右膝 **X** 线片提示高位髌骨；**C.** 侧位 **X** 线片提示左膝髌骨相对高位；**D.** 髌骨轴位 **X** 线片提示在屈曲位时髌骨依然靠近滑车

三、康复和结果

考虑到之前的修复术失败，膝关节被固定在伸直位 4 周，然后每 2 周屈曲膝关节 30°，直至90°。到 6 个月时，患者伸肌滞后现象消失，能够上下楼梯。股四头肌力量已经恢复到对侧的90%，他正计划去消防员学校学习以成为一名消防员。患者术后片子提示髌骨能维持在相对正常的高度（图 24-3）。

四、讨论

由于髌腱是一个在相对狭窄的范围内承受很大负荷的组织，因此对其进行修复发生再撕裂或再伸长而导致失败的风险较高。抓握缝合技术的强度有限。使用金属线、Dall-Miles 线，以及穿过胫骨结节和髌骨的高强度缝合线的增强修复效果都已经过评估，高强度缝合线与 18 号线在受力时形成了相等的间隙[2]。应用于髌腱修复术中的高强度的缝合线带也应具有同等或更优的效果。

通常情况下，由于多次手术、组织退化和感染，髌腱组织可能存在缺损。半腱肌肌腱可承受的应力相当于 20mm 宽度的髌腱，能提供足够的移植强度。将移植物固定在髌骨和胫骨上仍然存在挑战。

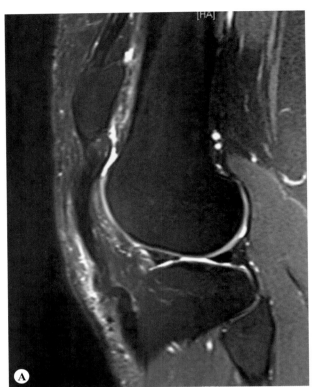

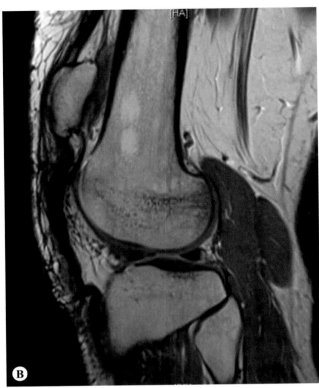

▲ 图 24-2 矢状位 **MRI** 显示髌腱组织拉长

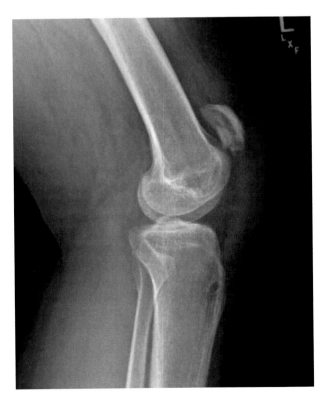

▲ 图 24-3 维持与对侧相近的髌骨高度。胫骨结节中的横向隧道，用于移植物填充和环扎固定

Andrish[1] 描述了在小儿髌骨的治疗中，由于骨骺开放，多余的髌腱组织的重叠缝合在胫骨结节远端可能不合适。这种技术在许多病例中都很有效，在本病例中，这种技术的应用可以在缩短肌腱的同时保留完整的组织。

（一）关键要点

在髌腱修复术中，使用高强度缝合线，或者使用缝合线带通过胫骨结节隧道，并穿过或靠近髌骨，可以作为内部夹板，来限制间隙形成及增大。

（二）要点

- 髌骨胫骨结节环扎可以最大限度地减少髌腱修复术中的间隙形成及延长。
- 半腱肌肌腱可用于增强缺损的髌腱组织。
- 重叠缝合多余的组织可以安全有效地缩短髌腱。

五、Sabrina Strickland 专家的点评

（一）治疗方案

应该做一个可伸展的切口，将股四头肌肌腱从与股骨前侧的粘连中分离出来。应活动髌骨，使张力尽可能小，以降低髌骨高度。在本病例中，近端髌腱组织相对完整，而远端组织质量较差，因此，笔者将切除远端组织，并使用缝合锚将髌腱重新连接到胫骨结节上。可以通过透视评估髌骨高度，并与对侧膝关节的术前图像进行比较，以设定髌腱长度。在取半腱肌肌腱时，应使半腱肌肌腱附着在胫骨内侧。笔者通常发现在这些慢性病例中，髌骨远端的锚钉无法获得足够的附着力，因此一旦设定长度，就会将肌腱使用 Krakow 法固定到髌腱的内侧边缘，并尝试使用皮质固定的缝合锚，如髌骨下内侧的全缝合锚。然后，将肌腱穿过髌腱的近端，并在可能的情况下通过缝合锚从外侧缝合固定到髌腱（图 24-4）。

然后将肌腱固定在胫骨结节外侧，并使用尺寸与肌腱直径相同的界面挤压螺钉固定。

建议避免增加缝合线，因为缝合线可以像"奶酪线"一样穿过胫骨结节，在一些病例中，笔者确实将缝合线从近端穿过自体髌腱并在远端固定到缝合锚。

这张图片描绘了腘绳肌肌腱在髌腱上方延伸。

（二）康复和结果

由于该手术为翻修手术，膝关节应保持伸直位 6 周，使用拐杖辅助行走。在 1 周时允许小范围的主动屈曲和被动伸展，将运动范围限制在45°，在 6 周时可逐渐增加至 90°。在 6 周时，患者可以脱离拐杖，在坐着时摘下支具，但在行走，尤其是在户外行走时需继续佩戴支具以保护伸肌结构，直至术后 10 周。

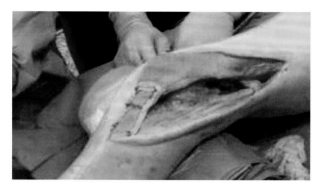

▲ 图 24-4　加强髌腱修复

（三）讨论

不幸的是，髌腱修复术存在各种并发症。可能会导致瘢痕、低位髌骨、髌腱拉长和高位髌骨。肌腱可能会失去连续性或再次断裂。在极少数情况下，可能会出现需要皮肤移植的切口问题。大量病例报告建议使用缝合环、线，甚至外固定器来加固，以限制愈合过程中肌腱的张力。在严重的病例中，笔者采用同种异体移植物（远端骨块和近端骨块）替代髌腱，同时将股四头肌肌腱移植物缝合到近端的原有股四头肌肌腱上，以尽量减少修复组织的张力。

（四）关键要点

• 术中使用透视来评估髌骨高度。
• 延长术后保护措施的时间。

（五）要点

• 髌骨中的缝合锚可能固定不牢。
• 可通过缝合锚将半腱肌肌腱固定外侧胫骨来增强修复强度。
• 建议在移植物愈合和重塑时，延长对负重屈曲的保护时间。

六、Petri Sillanpää 的观点

年轻患者的髌腱撕裂是一种罕见但毁灭性的损伤。本病例比较复杂，术后修复强度降低，导致髌腱拉长，MRI 可见大量瘢痕组织形成。在 X

线片中，发现髌骨处于极高位。从生物力学角度来看，高位髌骨畸形可以解释膝关节伸展障碍。首要的问题就是高位髌骨持续的时间，以及股四头肌肌腱缩短的距离。

选择缩短和固定髌腱的方法并不简单。Andrish 的叠瓦法非常有用，因为它不需要全层肌腱分离。笔者将它用于儿科患者矫正高位髌骨。显然，此种翻修术无法将负荷传递给伸膝结构。此外，可以应用从胫骨结节到髌骨远端的环扎，以减轻肌腱修复或重建时的张力。可选择半腱肌肌腱代替金属丝作为张力载体。这也是笔者在青年和中年患者中的首选方法。在老年患者中，从胫骨结节到髌骨远端的环扎时增加一根金属丝，可以增加即刻的关节活动度来加强老年患者的康复能力。在这种病例中，可以水平放置一个 4mm 的空心螺钉，并将环扎线穿过空心螺钉，当手术后伸肌结构受力时，防止线从骨上断裂。在本病例中，笔者也考虑过这一点。优点是可以在重建材料本身不受力的情况下增大早期膝关节活动度。自体半腱肌肌腱对于髌腱重建是必要的。或者可以使用同种异体移植物，如果髌骨远端存在骨折，骨 – 髌腱 – 骨同种异体移植物可用于重建，并且可以使用钉和缝线进行固定。

如果为了增加即刻的膝关节活动度，将金属环扎线通过空心螺钉，则通常需要在 6～8 周后，当膝关节屈曲度达到 90° 时移除环扎线。

环扎线和螺钉可以通过小切口取出，因为环扎线很容易从空心螺钉中通过。不过，应用螺钉和环扎线的缺点是需要（二期手术）移除它们。在某些情况下，如多发性创伤患者和老年患者，早期的活动可能是一个优势，并且二期手术取出植入物也不是必需的。Koh 博士应用的治疗方案产生了良好的结果，对这名年轻患者，笔者也可以选择使用生物材料而不是金属材料。髌腱断裂最常发生于老年人，因此能使患者尽快完全负重的方案是更优的。

有时，慢性髌腱撕裂伴髌腱拉长可导致股四头肌缩短，股四头肌可感觉到明显的张力，甚至限制了拉动远端髌骨的能力。因此，为了使髌骨恢复到与股骨滑车相关的解剖位置，有必要通过 V-Y 成形术延长股四头肌肌腱。

参考文献

[1] Patel RM, Gombosh M, Polster J, Andrish J. Patellar tendon imbrication is a safe and efficacious technique to shorten the patellar tendon in patients with patella Alta. Orthop J Sports Med. 2020; 8(10):2325967120959318.

[2] Flanigan DC, Bloomfield M, Koh J. A biomechanical comparison of patellar tendon repair materials in a bovine model. Orthopedics. 2011;34(8):e344–8.

第五篇　髌股关节的肌腱病

Tendinopathies of the Patellofemoral Joint: Case-Based Evaluation and Treatment

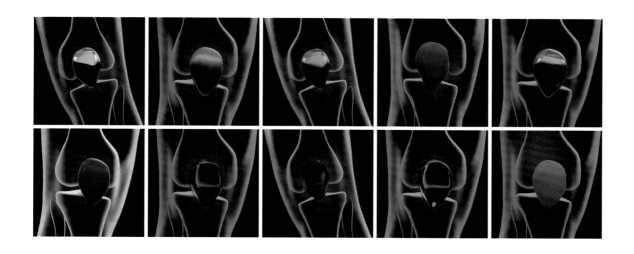

第 25 章　儿童期胫骨结节骨软骨炎

Tendinopathies of the Patellofemoral Joint: A Case-Based Approach: Osgood-Schlatter's Disease in a 12-Year-Old

Juan Pablo Martinez-Cano　Sheanna Maine　Marc Tompkins　著

周　歌　李　锋　译

一、病例 1

患者 1，男性，12 岁，右膝有 6 个月的进行性膝前疼痛。运动时疼痛加剧，有时迫使他停止运动。他每周踢 4～5 次足球，用右脚踢球。

查体：右膝关节无内外翻畸形，无积液，活动度 0°～140°。右膝胫骨结节处有压痛和肿胀，胫骨结节可疑增大（图 25-1）。腘绳肌、腓肠肌、髂胫束和股直肌明显紧张。

X 线片显示胫骨结节不规则凸起，伴有分离和碎裂，右膝为著（图 25-2）。

实验室检查：全血细胞计数正常、25- 羟维生素 D 缺乏（24ng/ml）。该患者的保守治疗包括 2 个月内避免体育活动，每日补充 1400U 维生素 D，并进行 10 次物理治疗（固定和伸直）。2 个月后，疼痛有所改善，患者恢复了足球训练和体育运动。

（一）定义

胫骨结节骨软骨炎（Osgood-Schlatter disease，OSD）是由髌腱的反复牵拉引起的胫骨结节的牵拉性骨骺炎。1903 年，Robert Osgood 和 Carl Schlatter 描述为一种胫骨结节因髌腱的反复牵拉而分离并形成疼痛的疾病[1, 2]。踢腿、跳跃、短跑运动、既往 Sever 病史和下肢肌肉紧张是与 OSD 相关的危险因素[3, 4]。

该病是儿童和青少年膝前疼痛的主要原因之一。医生通常根据病史和体格检查就足以作出诊断，当发现单膝或双膝胫骨结节处局部疼痛、肿胀和压痛时，则不难识别此病。

（二）病理生理

Ehrenborg 认为胫骨结节的发育成熟有 4 个阶段[5]（图 25-3），依次是软骨期（0—11 岁）、骨凸期（11—14 岁）、骨骺期（14—18 岁）、骨性期（11—14 岁）。大多数 OSD 发生在骨凸期[7]。

OSD 的自然病程始于胫骨结节骨凸软骨的反复过度牵拉，导致结节在骨凸形成阶段的软骨损伤。随着牵拉的持续，可能会出现继发性骨化中心撕裂，形成一个开放的壳状分离和碎裂[8]。这可能导致继发性骨化中心不愈合，继而使结节骨增大[9]（图 25-4）。

患者初诉疼痛仅在运动后出现，但如果不能早期缓解，则会进展为胫骨结节的长期疼痛，这可能会干扰日常活动[10]。约有 30% 的患者会出

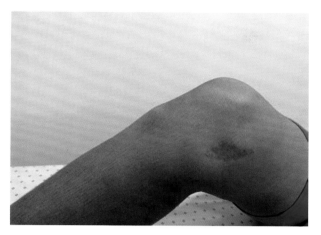

▲ 图 25-1 12 岁 OSD 患者的右膝，侧视图

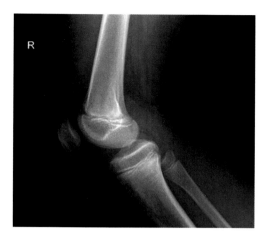

▲ 图 25-2 患者的膝关节侧位 X 线片，显示胫骨结节凸起碎裂和分离

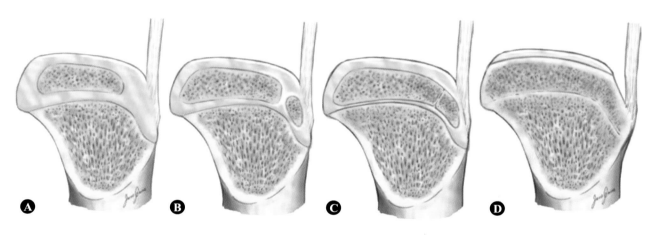

▲ 图 25-3 胫骨结节成熟的放射学分期

A. 软骨期（0—11 岁）；B. 骨凸期（11—14 岁）；C. 骨骺期（14—18 岁）；D. 骨性期（11—14 岁）（经许可转载，引自 [5, 6]）

现双膝疼痛[11]。结局通常是结节在凸起融合后愈合并在结节处出现突出。它也可能发展成未愈合的游离小骨，按压和跪地时持续疼痛[6]。

（三）保守治疗

90% 以上的患者保守治疗后病情好转[9]。休息、非甾体抗炎药、冰敷、运动调整和保持膝关节伸直位是非手术治疗的基础[4]。在症状改善之前，应停止运动。这可能需要几周或几个月的时间，取决于疾病的分期和严重程度。大多数人在休息 3～4 周后会有部分疼痛缓解，但疼痛完全缓解通常需要更长的时间[12]。Rathleff 等一项前

瞻性队列研究显示，只有 16% 的患者在 12 周的活动调整和膝关节强化训练后能够重返运动；12 个月后，重返运动的比值提高到 69%[13]。

如果胫骨结节有疼痛，无论是否进行保守治疗，其他治疗也可以考虑。例如，如果发现维生素 D 不足或缺乏，就应该检测并补充维生素 D。Smida 等发现，在一个包含 80 例 OSD 患者的队列中，维生素 D 的水平下降[14]。这些患者每天服用 6000U 维生素 D，治疗 3 个月后，84.2% 的患儿疼痛消失。其局限性在于这项研究缺少对照组。维生素 D 可能会发挥作用，未来的研究应该阐明 OSD 患者是否应该常规补充维生素 D。尽

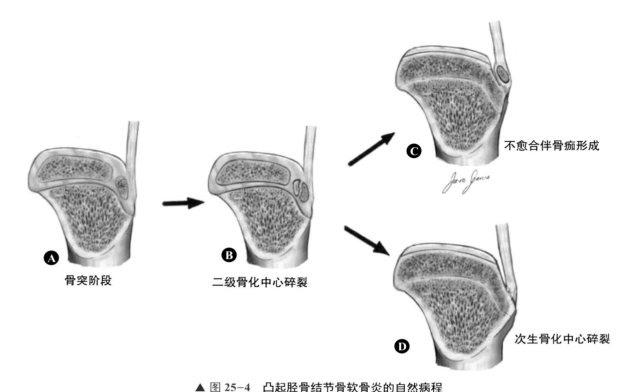

不愈合伴骨痂形成

次生骨化中心碎裂

A 骨突阶段

B 二级骨化中心碎裂

▲ 图 25-4 凸起胫骨结节骨软骨炎的自然病程
A. 出现胫骨结节的继发性骨化中心；B. 骨化中心碎裂；C. 游离小骨；D. 完全愈合和融合的胫骨结节凸起

管如此，与安慰剂相比，维生素 D 有助于加快女性骨质疏松症患者的骨折愈合，这可以解释为什么维生素 D 有助于缓解 OSD 的症状，它可能会促进 OSD 患者结节碎片的愈合[15]。

对于骨骺未愈合的 OSD 患者，若初始治疗无效，可以考虑的治疗方法是使用支具或石膏进行短期固定。Duperron 等研究了一组 35 例 OSD 患者，用树脂铸型支具固定 4 周。患者恢复运动的中位时间为 11 周，66% 的患者在治疗≤ 12 周的时间内恢复了运动。在固定后，恢复运动的延迟与影像学上的小骨存在相关性（无小骨者 12.3 周 vs. 有小骨者 23.8 周，P=0.03）。石膏固定后，50% 的小骨消失了[16]。该研究的局限性在于没有设立对照组来比较使用石膏和标准保守治疗。因此，对于 OSD 来说，使用石膏仍然存在争议，许多学者建议使用可调节支具来维持活动度[17]。

最后，在骨凸和髌腱起点处注射高渗性葡萄糖和利多卡因，可能有助于减轻症状并无痛地重返运动[18]。

（四）手术治疗

如果骨骺闭合后有持续的和显著的临床症状，应考虑手术治疗。这通常与可以手术切除的持续存在的小骨有关。既往文献报道，可以使用截骨器和咬骨钳行开放的胫骨结节切除来进行手术治疗。切除结节至肌腱的附着处，肌腱内的小骨一并切除[19]。图 25-5 显示了有症状的小骨。

这种治疗方式取得了良好的效果。在年轻的新兵中，85% 的人在最后的随访时 Kujala 评分＞85 分，35% 的人没有疼痛，50% 的人在视觉模拟评分中疼痛＜30mm。87% 的人日常活动不受限制，75% 的人恢复了以径的体育活动水平[20]。在另一项研究中，Flowers 等表明胫骨结节切除后 88% 的患者疼痛完全缓解。手术需要去除肌腱中残留的一切骨质和软骨[7]。

关节镜治疗也有报道[21]。在该技术中，可能需要处理胫骨结节凸起、小骨，以及其他的关节内病变。它的优点是在结节前不留瘢痕，而瘢痕

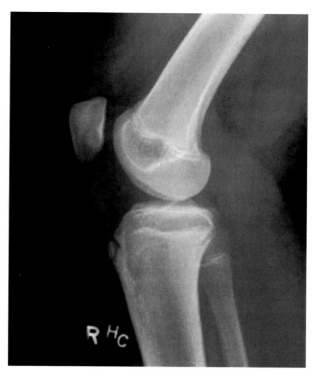

▲ 图 25-5 膝关节侧位 X 线片

一名患 OSD 后有症状性小骨的患者，需行开放切除术

可能与跪地时疼痛有关[22]。

同样，这些手术治疗研究是病例系列报告，没有对照组，这是方法学上的劣势，降低了研究结果的有效性。

二、病例 2

患者 2，男性，12 岁，在过去的 9 个月有双侧膝关节前疼痛。他每周踢 4～5 天足球，有时在踢球时感到疼痛。他已经做了 50 次物理治疗，但没有任何改善。图 25-6 显示双侧胫骨结节肿大，右侧为著。触诊结节时有压痛。腘绳肌、腓肠肌、髂胫束和股直肌适度紧张。

保守治疗措施包括休息 6 周、拉伸锻炼、每日服用 1000U 维生素 D。复诊时，左膝症状有所缓解，右膝还有些残留的疼痛。他的 X 线片如图 25-7 所示。在这次随访中，尽管给予了补充，总维生素 D 仍然不足 27.9ng/ml。

在此期间，患者及其家属想要更多的治疗，

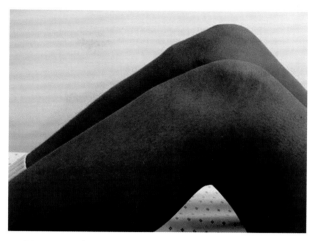

▲ 图 25-6 病例 2 的双膝侧视图，一个患有 OSD 的 12 岁患者，此为典型的胫骨结节的病理性突出

但希望避免手术。维生素 D 的补充量增加到每日 2000U，右膝采用长腿石膏固定 3 周。4 周后，解除石膏固定，患者的双膝不再疼痛。4 周后，他恢复了踢球，症状没有复发。维生素 D 的补充持续了 3 个多月。

三、关键要点

胫骨结节骨软骨炎是一种与生长发育和活动过度相关的自限性疾病（框 25-1 和框 25-2）。在 90% 以上的病例中，OSD 可以通过保守治疗（包括休息、冰敷和运动调整）得到改善（图 25-8）。

框 25-1

• 胫骨结节骨软骨炎通常出现在青春期发育高峰期
  – 男孩：12—15 岁
  – 女孩：8—12 岁

框 25-2

• 当症状持续且明显时，骨骺闭合后应进行手术
• 可行关节镜或开放手术，任何游离骨块均应被移除

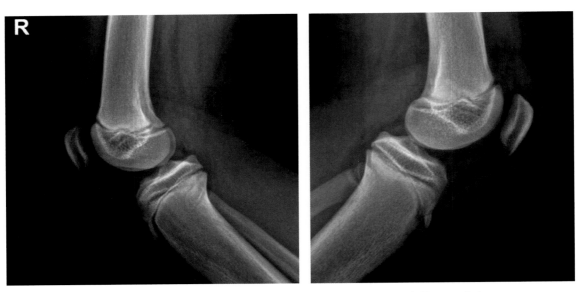

▲ 图 25-7　病例 2 右、左膝侧位 X 线片，结节呈贝壳状分离的 OSD 患者

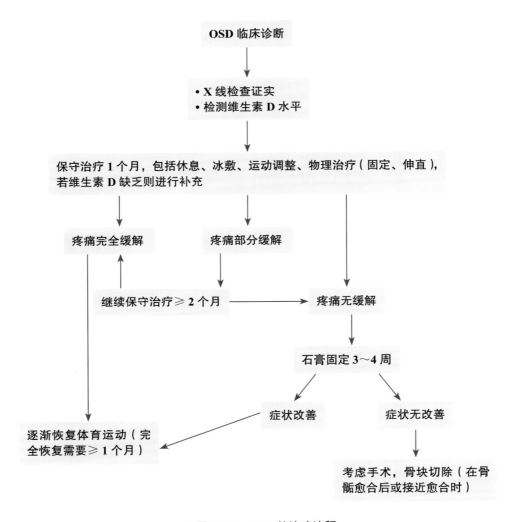

▲ 图 25-8　OSD 的治疗流程

参考文献

[1] Osgood RB. Lesions of the tibial tubercle occurring during adolescence. 1903. Clin Orthop Relat Res. 1993;(286):4–9.

[2] Schlatter C. Verletzungen des schnabelformigen Fortsatzes der oberen Tibiaepiphyse. Beitr Klin Chir. 1903;38:874–87.

[3] Watanabe H, Fujii M, Yoshimoto M, Abe H, Toda N, Higashiyama R, et al. Pathogenic factors associated with Osgood-Schlatter disease in adolescent male soccer players: a prospective cohort study. Orthop J Sports Med. 2018;6(8):2325967118792192.

[4] Smith JM, Varacallo M. Osgood Schlatter's disease (tibial tubercle apophysitis). Treasure Island: StatPearls Publishing; 2019.

[5] Ehrenborg G, Lagergren C. Roentgenologic changes in the Osgood–Schlatter lesion. Acta Chir Scand. 1961;121:315–27.

[6] Gholve PA, Scher DM, Khakharia S, Widmann RF, Green DW. Osgood Schlatter syndrome. Curr Opin Pediatr. 2007;19(1):44–50.

[7] Flowers MJ, Bhadreshwar DR. Tibial tuberosity excision for symptomatic Osgood-Schlatter disease. J Pediatr Orthop. 1995;15(3):292–7.

[8] Hirano A, Fukubayashi T, Ishii T, Ochiai N. Magnetic resonance imaging of Osgood-Schlatter disease: the course of the disease. Skeletal Radiol. 2002;31(6):334–42.

[9] Ladenhauf HN, Seitlinger G, Green DW. Osgood-Schlatter disease: a 2020 update of a common knee condition in children. Curr Opin Pediatr. 2020;32(1):107–12.

[10] Vaishya R, Azizi AT, Agarwal AK, Vijay V. Apophysitis of the Tibial tuberosity (Osgood-Schlatter disease): a review. Cureus. 2016;8(9):e780.

[11] Maher PJ, Ilgen JS. Osgood-Schlatter disease. BMJ Case Rep. 2013;2013

[12] Indiran V, Jagannathan D. Osgood-Schlatter disease. N Engl J Med. 2018;378(11):e15.

[13] Rathleff MS, Winiarski L, Krommes K, Graven-Nielsen T, Holmich P, Olesen JL, et al. Activity modification and knee strengthening for osgood-schlatter disease: a prospective cohort study. Orthop J Sports Med. 2020;8(4):2325967120911106.

[14] Smida M, Kandara H, Jlalia Z, Saied W. Pathophysiology of Osgood-Schlatter disease: does vitamin D have a role? Vitam Miner. 2018;7(2):1–6.

[15] Doetsch AM, Faber J, Lynnerup N, Watjen I, Bliddal H, Danneskiold-Samsoe B. The effect of calcium and vitamin D3 supplementation on the healing of the proximal humerus fracture: a randomized placebo-controlled study. Calcif Tissue Int. 2004;75(3):183–8.

[16] Duperron L, Haquin A, Berthiller J, Chotel F, Pialat JB, Luciani JF. Étude d'une cohorte de 30 patients immobilisés avec une résine cruro-malléolaire pour une maladie d'Osgood-Schlatter. Sci Sports. 2016;31(6):323–35.

[17] Frank JB, Jarit GJ, Bravman JT, Rosen JE. Lower extremity injuries in the skeletally immature athlete. J Am Acad Orthop Surg. 2007;15(6):356–66.

[18] Topol GA, Podesta LA, Reeves KD, Raya MF, Fullerton BD, Yeh HW. Hyperosmolar dextrose injection for recalcitrant Osgood-Schlatter disease. Pediatrics. 2011;128(5):e1121–8.

[19] Pihlajamaki HK, Visuri TI. Long-term outcome after surgical treatment of unresolved osgood-schlatter disease in young men: surgical technique. J Bone Joint Surg Am. 2010;92(Suppl 1 Pt 2):258–64.

[20] Pihlajamaki HK, Mattila VM, Parviainen M, Kiuru MJ, Visuri TI. Long-term outcome after surgical treatment of unresolved Osgood-Schlatter disease in young men. J Bone Joint Surg Am. 2009;91(10):2350–8.

[21] Lui TH. Endoscopic management of Osgood-Schlatter Disease. Arthrosc Tech. 2016;5(1):e121–5.

[22] Circi E, Atalay Y, Beyzadeoglu T. Treatment of Osgood-Schlatter disease: review of the literature. Musculoskelet Surg. 2017;101(3):195–200.

第 26 章 髌腱末端病

Patellar Tendinopathy in a 21-Year-Old Long Jumper

Timothy L. Miller　Michael Baria　Nicola Mafulli　Seth L. Sherman　Adam Money　著
邓　婷　李　杨　译

一、病例介绍

（一）病史

患者女性，22 岁，大学一级田径运动员，专攻跳远。在田径赛季期间，她在医疗队理疗师的建议下前来就诊。她主诉在过去的 2~3 年中，反复出现左侧膝前疼痛，运动后加重。她表述在 3 个月之前，疼痛只会在跑步、跳跃或其他体育活动中发生，但现在疼痛已经影响到了大多数日常生活，包括爬楼梯和跪。患者诉有时会出现锐痛，且偶尔伴有膝关节不稳定感。她否认膝关节曾有摔伤或直接创伤，只是在跳远训练和比赛中会反复落在沙坑里，她也否认曾发生过任何髌骨半脱位或脱位。她描述在膝前髌骨下方的位置存在压痛和肿胀，但没有积液或关节绞索、卡压等机械症状。患者在日常活动中没有跛行，但在激烈的训练后经常会出现跛行。她曾接受过口服和局部的抗炎药治疗，并接受过冰敷、理疗训练、拉伸、局部超声波、经皮电离子透入治疗、肌内效贴布，以及佩戴髌骨带，但效果均不佳。她希望能够继续她的大学运动生涯，并在明年能完成她的大四学业。

（二）体格检查

患者的体格检查显示站立时下肢力线大致正常，胫骨没有内旋，胫骨结节存在轻度向外侧偏移，以及轻微的高位髌骨。膝关节的被动活动范围从过伸 2° 到屈曲 141°。测量患者的 Q 角为 17°。在进行深蹲测试时，患者表示髌腱前方会出现疼痛。左膝的伸膝肌力为 5 级，与对侧相同，但与对侧相比，左侧的股内侧斜肌有轻度萎缩。患者在主动伸膝时没有出现伸膝迟滞，但在 0°~60° 进行抗阻伸膝时会出现疼痛。在主动或被动活动时没有出现摩擦音，也没有发现关节积液。在膝关节伸直时，髌腱近端出现轻度的软组织肿胀及压痛，而膝关节屈曲时会略有缓解，Bassett 征阳性。在可见的运动范围内，J 字征均为阴性，并且被动的外侧髌骨倾斜试验没有显示出外侧髌骨支持带的紧张度增加。患者的髌骨可向外侧滑动半圈，期间没有表现出髌骨脱位的恐惧感。患者的其他膝关节检查均正常，但进一步的评估显示有全身韧带松弛的迹象，包括双侧膝关节轻微过伸和双侧腕关节过屈［Beighton 评分为 4 分（满分 9 分）］。

（三）影像学检查

患者的影像学检查包括屈膝 45° 前后位（Rosenberg 位）、侧位和屈膝 30° 髌骨轴位（Merchant 位）X 线片。X 线片显示下肢力线和髌股关节都大致正常，存在轻度的高位髌骨

（Caton-Deschamps 指数为 1.21 ）。髌骨下极形态正常，髌腱近端显示不清（图 26-1 ）。由于患者已经做了膝关节的 MRI，因此没有再进行诊断性超声检查。MRI 提示存在严重的髌腱炎，在髌骨下极的位置，部分髌腱有重度的撕裂，同时髌下脂肪垫，还有水肿。撕裂的部分达到了髌腱外侧 1/2～2/3 的位置，髌腱的前后厚度也增大到 14mm。髌骨下极也存在着很明显的早期肌腱末端病变（图 26-2 ）。

二、第 1 位作者的点评与治疗建议

该患者有多种治疗方案可以选择，如长期的保守治疗，包括物理治疗、非甾体抗炎药（NSAID）、低强度脉冲超声、体外冲击波治疗和经皮使用硝酸甘油类药物；微创治疗，包括注射硬化剂、骨生物制剂（如富血小板血浆）、干细胞（基质）疗法、注射透明质酸、超声引导下经皮肌腱清创（图 26-3 ）或刮除术[1, 2]。最后，对于存在慢性顽固症状和部分髌腱撕裂的患者，无论是否需要行腱骨修复[3]，都可以考虑关节镜下清创（图 26-4 ）和开放清创手术（图 26-5 ）。

鉴于患者日益严重的症状、保守治疗未见好转，以及影像学表现出的损伤程度，推荐该患者进行的治疗应包括如下。

- 停止包括跳跃在内的体育活动。
- 继续进行物理治疗训练，包括股四头肌的离心力量训练。
- 对髌腱近端、髌骨下极和髌下脂肪垫进行开放清创手术。
- 对髌腱中央和外侧进行手术修复，使用带线锚钉将其固定于髌骨下极。

该治疗计划是基于运动员长期的症状、其恢复高水平跳跃运动的目标、保守治疗失败，以及 MRI 表现出的肌腱撕裂程度而提出的。

MRI 分级已被部分学者用来评价疗效和判断手术的可能性[4, 5]。Ogon 等前瞻性研究了 30 例接受关节镜下髌腱松解术治疗难治性髌腱末端病的患者[6]。该作者在术前评估了患者的 MRI 寻找肌腱增厚、髌下脂肪垫水肿、髌骨下极骨髓水肿和髌下滑囊炎的证据。研究结果表明，与没有脂肪垫水肿的运动员相比，术前髌下脂肪垫水肿的运动员在术后恢复运动所需的时间显著延长[7]。

Golman 及其同事在近期将他们的髌腱末端病 MRI 分类系统——Popkin-Golman MRI 分级系统（表 26-1 ）与 Blazina 髌腱炎临床分级系统（表 26-2 ）相结合。通过结合这两个系统，作者即可为患有髌腱末端病和部分髌腱撕裂的患者制订不同的治疗方案[7, 8]。他们的 MRI 分级系统评估了轴位 T_2 加权 MRI 上存在的髌腱横截面结构损伤的数量。该研究发现，当肌腱前后厚度＞8.8mm 时则提示有部分髌腱撕裂，若运动员的髌腱厚度＞11.5mm，或者髌腱撕裂程度＞50% 的髌腱厚度，则非手术治疗不太可能有效[7]。这位女大学生跳远运动员的 MRI 显示髌腱近端的前后厚度为 14mm，80% 的髌腱止点从髌骨下极撕脱（图 26-2 ）。

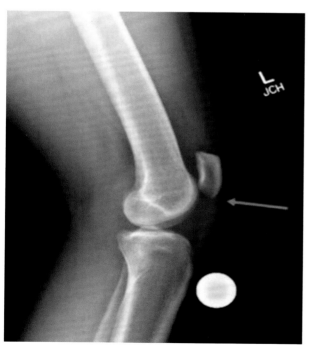

▲ 图 26-1 左膝侧位 X 线片提示高位髌骨、髌腱近端显示不清

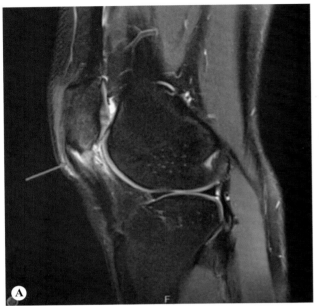

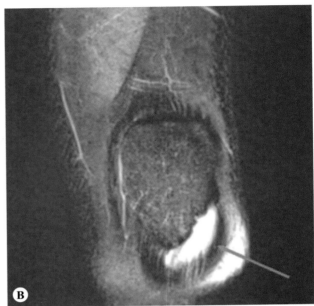

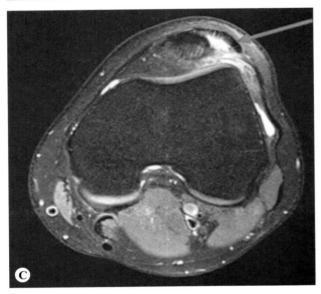

◀ 图 26-2　**MRI 显示髌腱起点的近端扩张和重度的部分撕裂，伴有髌下脂肪垫水肿和髌骨下极早期肌腱末端病变**
A. 矢状位 T$_2$ 加权 MRI；B. 冠状位 MRI；C. 轴位 MRI

当髌腱撕脱的程度较小时，开放和关节镜下清创均有较高的概率缓解髌腱末端病的症状[9, 10]。然而，考虑到该运动员部分撕裂的程度，以及单纯清创后再次撕脱的可能，对此患者更推荐进行开放清创手术和髌腱修复[7]。术中建议使用带线锚钉对髌腱进行修复固定，因为与经骨固定相比，其所需的切口更小，手术创伤也更小，并且能够避免损伤伸肌装置的其他部分（特别是股四头肌肌腱）。此外，越来越多的证据表明，与经骨技术相比，带线锚钉固定具有与之相同的把持

强度和抵抗修复部位分离的能力[11-13]。

三、第 2 位作者的点评与治疗建议

该患者的情况需要 2 个不同的治疗策略：①如何在赛季期间有效地恢复；②如何为长期的恢复提供更明确的治疗。赛季内的治疗应该是微创的，且要注意避免对髌腱和髌腱旁软组织产生

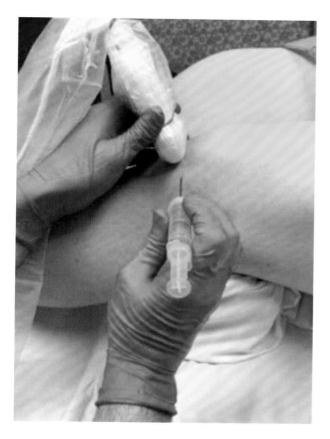

▲ 图 26-3　超声引导下经皮髌腱刮除术的准备

经许可转载，引自 Techniques in Orthopaedics, 2020[1]

直接的干扰。微创治疗减少了术后疼痛，也可以让她暂时恢复训练，并降低了诸如髌腱断裂等不良事件发生的风险。出于这个原因，经皮进行新生血管和新生神经组织增生的清除，是非常适合赛季期内的治疗方法。新生血管和痛觉神经纤维的向内生长是肌腱病的第一个组织病理学变化，对它们进行清除可以有效地减轻肌腱疼痛[14-16]。新生血管/神经的消融可以通过超声引导下高容量注射（high volume image guided injection，HVIGI）或肌腱刮除术来实现[14, 17]。进行 HVIGI 治疗时需要的液体量为 50ml，根据我们的经验，这可能会增加患者的不适感。出于这个原因，我们更倾向于使用肌腱刮除的方法。用 5～10ml 1% 利多卡因和肾上腺素进行局部麻醉后，使用 14 号针头将髌下脂肪垫从髌腱后表面分离，从而破坏新血管或神经的向内生长。患者在术后 24～48h 可能会有局部的酸痛，但在 1 周内就可以开始进行训练，在 2 周内症状便可得到缓解。我们的运动员在肌腱刮除术后的 2～4 周便完全回到了比赛中，没有出现任何不良事件。新生血管的消融也可以

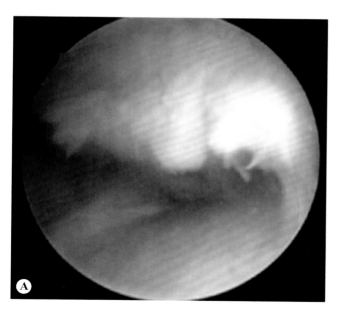

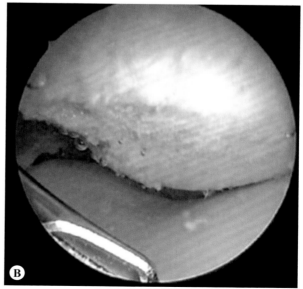

▲ 图 26-4　关节镜下的膝关节下外侧区域

A. 肌腱变性和髌骨下极的部分髌腱后部撕裂；B. 关节镜清创后髌骨下极和髌腱近端的关节镜视图

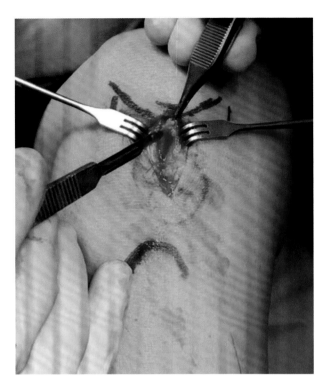

▲ 图 26-5　开放式髌腱清创术的术中照片。椭圆形切除部分髌腱近端中央的损伤髌腱组织

表 26-1　髌腱末端病和部分髌腱撕裂的 **Popkin-Golman MRI 分级系统** [7]

分　级	髌腱撕裂程度
1	无撕裂，髌腱前后厚度＜8mm
2	撕裂厚度＜25%
3	撕裂厚度＞25%，但＜50%
4	撕裂厚度＜50%

表 26-2　与髌腱炎相关的功能障碍 **Blazina 分级** [8]

分　级	功能限制
1	运动后疼痛
2	运动开始时疼痛，热身后消失，劳累后有时疼痛复发
3	休息时和运动时均有疼痛，无法参加体育活动
4	髌腱断裂

通过肌腱内注射硬化剂来实现，但对于正处于赛季中的运动员来说，直接肌腱注射并不是理想的治疗方案 [18]。在赛季中的运动员也应避免富血小板血浆（PRP）注射，因其会直接干扰到肌腱，产生明显的注射后疼痛，且预计 1～3 个月才能看到临床改善。在赛季中的另一个合理治疗选择是体外冲击波疗法（extracorporeal shockwave therapy，ESWT），其可以在不干扰肌腱结构的情况下减轻肌腱疼痛 [19]。在我们的临床实践中，肌腱刮除术和 ESWT 两种治疗方法都会用到，但我们认为刮除术具有两个明显的优势，与通常需要多次治疗的 ESWT 相比，它仅需要 1 次操作即可完成；此外，刮除术是由保险承保的，而 ESWT 通常是自费的。

在赛季结束时，我们可以为这位运动员提供 2 种更明确的治疗方案。如果她们不愿接受手术，我们建议进行 2 次富白细胞 PRP 的髌腱内注射治疗，每次间隔 2～4 周，然后在康复医师的指导下，进行为期 1 个月的康复训练并逐步恢复运动 [20]。如果运动员在 PRP 注射后 6～12 周没有改善，我们会建议她进行手术咨询。此外，许多患者在经历了与慢性髌腱末端病的长期斗争后，对于尝试更多的需要几个月的时间才能确定疗效的非手术治疗方案会变得很犹豫。如果患者表达出了这种犹豫心理，我们倾向于在休赛期立即对其进行手术治疗。

四、第 3 位作者的点评与治疗建议

该患者似乎出现了典型的髌腱末端病（patellar tendinopathy，PT）或称"跳跃者膝" [8]。通常，＞1/3 的因 PT 接受治疗的运动员在 6 个月内无法重返运动场 [21]。一个主要的问题是，这些患者是否应该继续进行运动。目前的证据表明，除非她放弃跳跃和其他引起疼痛的活动，否则任何数量和类型的保守治疗手段都无济于事。如果该患者

希望在本赛季继续训练和比赛，她应该进行高负荷的离心和向心训练，并在每次跳跃前都进行高负荷的等长训练。后者可产生显著的短期镇痛作用，使运动员能够继续比赛。

如果运动员希望尝试保守治疗，则应避免跑和跳的运动，进行连续 3 个月的相对休息。应该给她进行大负荷的离心力量练习，并考虑进行 ESWT 治疗。不过对于这种精英级别的运动员来说，还没有经过验证的 ESWT 方案。笔者建议每周进行 1~2 个疗程，持续 3~4 周，最多 10 个疗程的 ESWT。笔者通常建议以患者可耐受的最大强度，行冲击波治疗击打 2500 次。在任何情况下，患者都必须进行 3 个月的大负荷离心锻炼。至于一些再生药物，目前很有吸引力且很受欢迎，但媒体往往夸大了其临床结果。我们在髌下脂肪垫和髌腱之间，也就是新生血管形成最多的区域进行了 HVIGI，然后再让患者进行离心运动。

当规律的保守治疗 3~6 个月后疗效仍然不佳时，可以考虑手术治疗。手术治疗不是，也不应该被视作治疗的捷径。虽然我们已经阐述了内镜和微创技术，但我们通常进行开放式手术，切除腱鞘，如果髌骨下极也涉及病变则将其切除或钻孔，对肌腱进行多次纵向切开，并切除肌腱病变的区域。我们会向患者、家属、教练和管理者们强调，术后恢复期会很长。我们发现，无论是内镜还是开放手术，手术失败的最常见原因是没有意识到生物学上的康复期是无法加速的，患者平均需要 9 个月才能体会到手术的益处。未能意识到这一点会导致不良的结果和病情的复发。在手术中添加骨生物制剂不会带来任何好处，只会给人一种虚假的安全感。

五、第4位作者的点评与治疗建议

治疗必须从保守措施开始。在考虑手术之前，应完成详尽的非手术治疗过程。保守治疗对 90% 的运动员都能有效，让他们避免接受手术 [22]。我们推荐一种名为"地板核心"的康复方案，将重点放在灵活性、离心和等长力量训练，识别潜在的肌肉失衡（臀中肌）和（或）纠正已改变的生物力学。结合物理治疗，抗炎药可用于减少软组织肿胀或关节内积液。布洛芬、萘普生、塞来昔布等都是合理的选择。我们更倾向使用塞来昔布，因为每天一次使用起来比较方便，而且胃肠道反应较轻。抗感染药还可以选择双氯芬酸凝胶或类似的外用药，涂抹于髌腱局部。另外，还可以使用氯丁橡胶护膝，它可用于保持本体感觉并轻柔加压。一旦局部的压痛显著减轻，就可以改成佩戴髌骨带（Cho-Pat 带）。如果保守治疗对运动员有效果，他们应该接受类似 ACL 重建术后重返赛场程序的严格测试，并进行肌肉力量等张测试，以确保生物力学在重返赛场之前得到纠正。

如果康复训练和口服 / 外用消炎镇痛药物的尝试均不能缓解症状，我们下一步会考虑注射治疗。我们倾向于使用 PRP，因为已有研究表明了它可以有效治疗髌腱末端病 [23]。在我们自己诊所，高年资的医生也已观察到了这一治疗方法的功效。基于现有的最佳证据，我们选择使用富含白细胞的 PRP，因为它可能会加速髌腱末端病的恢复 [24]。PRP 注射是在超声引导下进行的。多次注射可能也是有益的，我们建议在注射 PRP 之前 2 周内停用任何消炎镇痛药物，但在注射之后马上恢复。在注射后 10~14 天，我们允许患者逐步恢复活动。重返运动是基于症状改善和功能进展的。在重新开始运动之前，运动员必须先达到直线运动、横向运动，然后是复杂运动的标准。

如果长时间的非手术治疗对运动员无效，就可以考虑进行手术干预了。我们倾向使用高位前外侧和前内侧入路的关节镜技术。我们将切除所有增生肥大的脂肪垫和滑膜炎。然后通过关节镜对髌腱近端后方进行清创，直至显露出健康的组织。在进行这一操作时，70°镜对于显露可能是非常有帮助的。如果髌骨下极和髌腱后方存在撞击，那么可以在透视的引导下，通过关节镜下的磨钻切除突出的部分。这也会在肌腱清创部位的附近形成一个渗血的健康骨床。使用磨钻是一种有效的骨切除方法，其减少了医源性损伤的可能性。在关节镜下，可以使用腰穿针沿着最明显的压痛部位对肌腱进行环扎。在手术结束，排干关节内的液体后，此时还是一个定位并注射富白细胞PRP的好机会。

术后，患者可以负重，我们也允许立即进行角度练习。在接下来的数周中，患者会佩戴一个膝关节铰链支具以保护髌腱，直到恢复股四头肌的功能。我们的方案中包括血流限制疗法，这可能会在愈合和保护期内减少肌肉萎缩、促进肌肉增加 [25]。患者的康复方案应逐步加强，并在恢复的每个阶段（如跑步、冲刺、横向移动）进行活动测试。我们通常在术后3个月内限制患者的剧烈活动，以避免发生灾难性的肌腱断裂。从清创术后的第5个月开始，患者可以在任意时间恢复比赛。然而，这个时间标准也必须首先考虑到功能进展的情况。

六、运动员髌腱末端病的要点

髌腱末端病是一种过度使用所致的损伤，会涉及髌腱近端、髌骨下极和髌下脂肪垫（框26-1和框26-2）[26, 27]。这种疾病的严重程度可以从轻度炎症和肌腱炎，到严重的肌腱退化，伴随部分甚至完全的髌腱断裂。这是跑步和跳跃运动员的一种常见疾病，有时会严重影响到他们的运动生涯。为这一疾病制订治疗方案时，应基于患者3个方面的表现，即患者症状的严重程度和持续时间，病情对运动活动的影响程度，以及影像学上表现出的结构损伤程度（框26-3）。这3点是为患有髌腱末端病的运动员决定恰当治疗策略的关键因素 [28, 29]。

对于任何程度的髌腱末端病的初始治疗，都应包括休息、停止引起症状的活动、对疼痛部位进行冰敷、应用非甾体抗炎药，以及促进柔韧性、增加血流量和增强伸肌装置离心力量的物理治疗。当规范保守治疗3个月都无法改善运动员的症状时，应进行X线片、超声和（或）MRI检查，以评估髌腱、髌骨下极和髌下脂肪垫损伤的严重程度。如果髌腱出现小的轻度的撕脱，可以使用局部经皮技术，包括注射骨生物制剂或细胞疗法。但如果出现更广泛的髌腱断裂，或者发现骨和（或）脂肪垫的水肿，则应考虑进行关节镜下或开放性的清创修复手术治疗 [30]。

框 26-1
髌腱末端病会出现在3个解剖部位，必须对它们进行评估和治疗，以彻底解决患者症状的来源 [26, 27]
- 髌腱近端
- 髌骨下极
- 髌下脂肪垫

框 26-2
- 髌腱的前后（A-P）厚度如果＞7mm则被认为是不正常的 [6]
- 髌腱前后厚度＞8.8mm提示部分髌腱撕裂 [7]。
- 运动员髌腱厚度＞11.5mm则很难通过非手术治疗得到改善 [7]

框 26-3
- 为这一疾病制订治疗方案时，应基于患者3个方面的表现 [28]
  - 症状的严重程度
  - 对体育活动的影响程度
  - MRI上结构的损伤程度
- 一般不需要手术治疗，除非保守治疗失败，受累范围超过髌腱厚度的50%或存在严重的髌腱撕裂 [30]

七、相关资源及网址

[1] Walrod BJ. Evaluation and treatment of soft tissue overuse injuries. Endurance sports medicine: a clinical guide. 2016. pp. 93–111.

[2] https://www.webmd.com/fitness-exercise/jumpers_knee#1.

参考文献

[1] Baria MR, Plunkett E, Miller MM, Borchers J, Miller TL, Magnussen RA. Ultrasound-guided percutaneous tendon scraping: a novel technique for treating patellar tendinopathy. Techn Orthop. 9000; Epub ahead of print.

[2] Baria MR, Vasileff WK, Miller M, Borchers J, Miller TL, Magnussen RA, et al. Percutaneous ultrasonic tenotomy effectively debrides tendons of the extensor mechanism of the knee: a technical note. Knee. 2020;27(3):649-55.

[3] Figueroa D, Figueroa F, Calvo R. Patellar tendinopathy: diagnosis and treatment. J Am Acad Orthop Surg. 2016;24(12):e184-92.

[4] Coupal TM, Munk PL, Ouellette HA, Al-Shikarchy H, Mallinson PI, Choudur H. Popping the cap: the constellation of MRI findings in patellofemoral syndrome. Br J Radiol. 2018; 91(1089): 20170770.

[5] Hutchison MK, Houck J, Cuddeford T, Dorociak R, Brumitt J. Prevalence of patellar tendinopathy and patellar tendon abnormality in male collegiate basketball players: a cross-sectional study. J Athl Train. 2019;54(9):953-8.

[6] Ogon P, Izadpanah K, Eberbach H, Lang G, Sudkamp NP, Maier D. Prognostic value of MRI in arthroscopic treatment of chronic patellar tendinopathy: a prospective cohort study. BMC Musculoskelet Disord. 2017;18(1):146.

[7] Golman M, Wright ML, Wong TT, Lynch TS, Ahmad CS, Thomopoulos S, et al. Rethinking patellar tendinopathy and partial patellar tendon tears: a novel classification system. Am J Sports Med. 2020;48(2):359-69.

[8] Blazina ME, Kerlan RK, Jobe FW, Carter VS, Carlson GJ. Jumper's knee. Orthop Clin North Am. 1973;4(3):665-78.

[9] Kaeding CC, Pedroza AD, Powers BC. Surgical treatment of chronic patellar tendinosis: a systematic review. Clin Orthop Relat Res. 2007;455:102-6.

[10] Coleman BD, Khan KM, Kiss ZS, Bartlett J, Young DA, Wark JD. Open and arthroscopic patellar tenotomy for chronic patellar tendinopathy. A retrospective outcome study. Victorian Institute of Sport Tendon Study Group. Am J Sports Med. 2000;28(2):183-90.

[11] Lanzi JT Jr, Felix J, Tucker CJ, Cameron KL, Rogers J, Owens BD, et al. Comparison of the suture anchor and transosseous techniques for patellar tendon repair: a biomechanical study. Am J Sports Med. 2016;44(8):2076-80.

[12] Capiola D, Re L. Repair of patellar tendon rupture with suture anchors. Arthroscopy. 2007;23(8):906. e1-4.

[13] O'Dowd JA, Lehoang DM, Butler RR, Dewitt DO, Mirzayan R. Operative treatment of acute patellar tendon ruptures. Am J Sports Med. 2020;48(11):2686-91.

[14] Alfredson H. Ultrasound and Doppler-guided mini-surgery to treat midportion Achilles tendinosis: results of a large material and a randomised study comparing two scraping techniques. Br J Sports Med. 2011;45(5):407-10.

[15] Kaeding C, Best TM. Tendinosis: pathophysiology and nonoperative treatment. Sports Health. 2009;1(4):284-92.

[16] Hall MM, Rajasekaran S. Ultrasound-guided scraping for chronic patellar tendinopathy: a case presentation. PM R. 2016;8(6):593-6.

[17] Morton S, Chan O, King J, Perry D, Crisp T, Maffulli N, et al. High volume image-guided injections for patellar tendinopathy: a combined retrospective and prospective case series. Muscles Ligaments Tendons J. 2014;4(2):214-9.

[18] Sunding K, Willberg L, Werner S, Alfredson H, Forssblad M, Fahlström M. Sclerosing injections and ultrasound-guided arthroscopic shaving for patellar tendinopathy: good clinical results and decreased tendon thickness after surgery-a medium-term follow-up study. Knee Surg Sports Traumatol Arthrosc. 2015;23(8):2259-68.

[19] Vetrano M, Castorina A, Vulpiani MC, Baldini R, Pavan A, Ferretti A. Platelet-rich plasma versus focused shock waves in the treatment of Jumper's knee in athletes. Am J Sports Med. 2013;41(4):795-803.

[20] Andriolo L, Altamura SA, Reale D, Candrian C, Zaffagnini S, Filardo G. Nonsurgical treatments of patellar tendinopathy: multiple injections of platelet-rich plasma are a suitable option: a systematic review and meta-analysis. Am J Sports Med. 2019;47(4):1001-18.

[21] Cook JL, Khan KM, Harcourt PR, Grant M, Young DA, Bonar SF. A cross sectional study of 100 athletes with Jumper's knee managed conservatively and surgically. The Victorian Institute of Sport Tendon Study Group. Br J Sports Med. 1997;31(4): 332-6.

[22] Ogon P, Maier D, Jaeger A, Suedkamp NP. Arthroscopic patellar release for the treatment of chronic patellar tendinopathy. Arthroscopy. 2006;22(4):462.e1-5.

[23] Jeong DU, Lee CR, Lee JH, Pak J, Kang LW, Jeong BC, et

al. Clinical applications of platelet-rich plasma in patellar tendinopathy. Biomed Res Int. 2014;2014:249498.

[24] Dragoo JL, Wasterlain AS, Braun HJ, Nead KT. Platelet-rich plasma as a treatment for patellar tendinopathy: a double-blind, randomized controlled trial. Am J Sports Med. 2014;42(3):610-8.

[25] DePhillipo NN, Kennedy MI, Aman ZS, Bernhardson AS, O'Brien LT, LaPrade RF. The role of blood flow restriction therapy following knee surgery: expert opinion. Arthroscopy. 2018;34(8):2506-10.

[26] Lorbach O, Diamantopoulos A, Kammerer KP, Paessler HH. The influence of the lower patellar pole in the pathogenesis of chronic patellar tendinopathy. Knee Surg Sports Traumatol Arthrosc. 2008;16(4):348-52.

[27] Rees J, Houghton J, Srikanthan A, West A. The location of pathology in patellar tendinopathy. Br J Sports Med. 2013;47(9):e2-e.

[28] Khan KM, Maffulli N, Coleman BD, Cook JL, Taunton JE. Patellar tendinopathy: some aspects of basic science and clinical management. Br J Sports Med. 1998;32(4):346-55.

[29] Maffulli N, Cook JL, Khan KM. Re: Recalcitrant patellar tendinosis in elite athletes: surgical treatment in conjunction with aggressive postoperative rehabilitation. Am J Sports Med. 2006;34(8):1364; author reply -5.

[30] Gemignani M, Busoni F, Tonerini M, Scaglione M. The patellar tendinopathy in athletes: a sonographic grading correlated to prognosis and therapy. Emerg Radiol. 2008;15(6):399-404.

第27章　中青年胫骨结节骨软骨炎
Patellar Tendinitis at Osgood-Schlatter's Lesion of a 32 Year Old

Orlando D. Sabbag　Miho J. Tanaka　Adam Money　Seth L. Sherman　著

曹向昱　赵旻暐　译

一、病例介绍

患者男性，32 岁，肾内科医生，他拥有着积极的生活方式。他的胫骨结节骨软骨炎（OSD）的病史始于青少年，后来当他十几岁的时候，病症开始逐渐好转，但过去的 10 年里病情却逐渐加重。他自诉其胫骨结节处的骨质突出并且可以感觉到持续的疼痛，在做下跪动作、跑步和一些日常活动时会有困难，疼痛程度评分为 0～6 分。他认为自己膝关节的健康程度只有正常者的 60%。他已经尝试了许多种治疗方法，如长期地限制活动量、功能锻炼、药物治疗和佩戴膝关节支具。

在体格检查中，患者有双侧内翻和无痛步态。双腿和单腿下蹲时对称性良好，但在极度屈膝时会出现髌骨远端肌腱止点的疼痛。坐位查体时可以发现胫骨结节处有骨质突出和局部压痛，髌骨近端肌腱和脂肪垫处无压痛，Q 角正常，无 J 字征。仰卧位查体时局部皮下无积液，膝关节活动度正常，对髌骨脱位无恐惧感、髌骨倾斜度正常、韧带稳定。术前的 X 线片（图 27-1）显示其胫骨结节处骨质增生、碎裂且突出。

由于大部分的保守治疗方法无效，所以手术治疗是必要的。在手术室中，患者采用浅全麻的方法，取仰卧位，使用未充气的止血带。在胫骨结节突出处的中线处做纵切口。分离副腱和髌骨远端肌腱，暴露出碎裂的胫骨结节，小心地切除邻近的异常炎症组织。用手锉将胫骨后部近端肌腱附着处打磨光滑后对该部位进行彻底地冲洗，并进行止血。经过透视下显示完全切除了胫骨结节的碎骨（图 27-2）。取膝关节屈曲位，对髌腱采用间断 Vicryl 缝合方法进行缝合。用可吸收缝线分别缝合腱旁组织。

患者可以佩戴铰链式膝关节支具（锁定在伸膝位置）进行适量负重，并立即在合适的膝关节活动度范围内进行膝关节活动，股四头肌可以控制支具的解锁和锁定。术后 3 个月内应采用渐进式的功能康复锻炼，并避免高强度的运动，以确保远端肌腱较好的骨长入。几个月后，患者的日常生活可以逐渐地回归正常，能够进行休闲运动的同时并不会感到疼痛。VAS 评分为 0～2 分（满分 10 分），在最后一次的随访中，他认为他的膝盖已经 95% 恢复正常了。他没有因疼痛或肿胀而服用任何药物，必要时会使用护膝进行正常的活动。

二、背景

胫骨结节骨软骨炎是骨骼发育不成熟的青

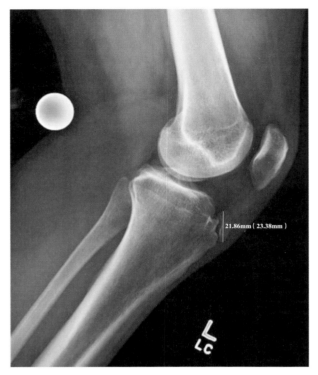

▲ 图 27-1 骨骼发育成熟的膝关节难治性胫骨结节骨软骨炎的胫骨结节

少年运动员膝前痛的最常见原因之一，估计患病率为 10%（男孩为 11%，女孩为 8%）[1]。它通常影响 8—13 岁的女孩，以及 10—15 岁的男孩，这与他们骨骼的快速生长发育阶段的时间相符 [2]。快速生长发育会导致胫骨结节被隆起处的髌腱过度牵拉，导致肌腱和骨膜连接处负荷过重 [3]。另外，股直肌短缩也被认为是一个危险因素。

三、评估

OSD 患者通常会抱怨胫骨结节处的隐匿性疼痛和胫骨结节附着的髌腱有肿胀感，症状通常与活动有关。例如，跑步、跳跃和爬楼梯，膝盖伸直会加剧疼痛。虽然症状通常不是对称的，但是 20%～30% 的患者会出现双侧症状 [4]。在查体中可以发现患者的胫骨结节处有骨性突起，并伴有胫骨结节处的压痛。

患侧膝关节的 X 线片显示远端肌腱增厚，髌腱止点处皮下有骨性突起，以及胫骨结节前的软组织肿胀。在慢性病例中，可以观察到胫骨结节骨质增生或胫骨结节突起并伴有碎裂。虽然该疾病的诊断不需进一步的影像检查，但超声和 MRI 有助于临床进程的分期和预后的评估。MRI 也有助于鉴别诊断，排除其他疾病，如髌骨肌腱炎、肿瘤和感染。

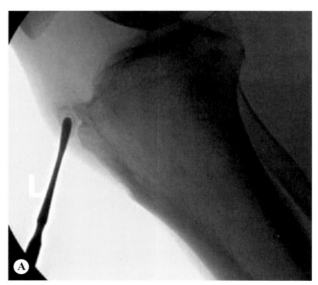
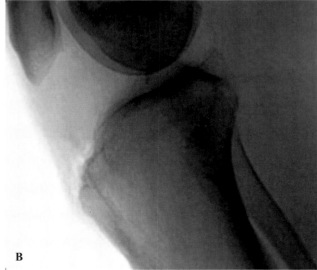

▲ 图 27-2　A. 开放性胫骨结节切除术术前；B. 开放性胫骨结节切除术术后

四、非手术治疗

随着胫骨结节骨骺的闭合，OSD 通常会随着骨骼的成熟而消失。缓解症状的方式包括口服非甾体抗炎药、冷冻疗法、髌下脂肪垫填充术，以及短期的支具固定。建议患者参加非对抗性运动（如自行车和游泳）同时进行一段时间的物理治疗，治疗的重点是对腘绳肌和股四头肌的拉伸和加强肌肉力量，从而有助于术后的康复。一些作者提倡对于有顽固性症状的患者可以局部注射镇痛药，如葡聚糖和利多卡因 [5]。由于存在导致髌腱萎缩和断裂的可能 [6]，使用类固醇类药物注射封闭治疗的方法现在基本上已被弃用。

五、手术治疗

尽管 OSD 的自然病史中症状会逐渐缓解，但高达 10% 的患者可能会在成年后继续出现不适症状 [7-10]。在一项研究中，对有 OSD 病史的大学生运动员与健康人群的活动受限程度作比较，结果发现在 OSD 病史人群中，运动和日常活动的活动受限程度更高 [11]。此外，一些研究报告称，在没有活动限制的患者中，40% 的患者仍然会感到做下蹲运动时会有不适 [12]。对于出现无力症状且保守治疗无效的患者，以及骨骼发育成熟后出现持续症状的患者，都需要进行手术治疗。术式选择包括开放式、关节镜下切除松动的骨碎片和胫骨结节清创术。松质骨块切除术和胫骨结节突出切除术最初是通过开放式手术进行的 [10, 13-16]。该手术取髌骨下中线做纵切口以显露胫骨结节，找到髌腱，对其内侧和外侧进行松解，然后小心地抬高肌腱，以保护其远端止点。彻底清创肌腱下的所有炎性骨软骨组织。有时，为了切除肌腱内增生的骨组织，可能需要在肌腱远端进行纵向劈裂。可以使用骨刀或锯切除胫骨结节隆起。

近年来，有人提出了微创关节镜清创技术 [17,18]。这种方法避免了直接在髌腱上切开可能会出现的并发症，这种方法也允许外科医生可以同时处理关节内出现的病变。这种术式通过取标准的髌旁下内侧和髌下外侧入路进行。必要时，可以稍微提高这些入路的水平，以改善前间隙的镜下视野。使用电动刨刀和射频（RF）消融装置进行前间隙松解，小心地保留半月板前角和髁间韧带。取膝盖伸直位，在便于观察的情况下，沿着胫骨前斜坡向下，对所有骨质病变进行清创处理，用咬切钳移除并取出松散的骨碎片，在关节镜下，刨锉刀可以用来剥离更大的骨碎片。

作为关节镜清创术的替代方法，骨切除术可以通过软组织通道进入法氏囊腔 [19]，可以通过低位前外侧（L-AL）和前内侧（L-AM）手术入路来实现。这项技术的优点是保留了髌下脂肪垫，在传统的关节镜清创式中可能会破坏髌下脂肪垫。为了创建低位前外侧（L-AL）手术入路，切开髌腱外侧边缘和 Gerdy 结节之间的软组织，并使用直蚊式夹创建进入法氏囊腔的软组织通道。插入带有钝套管针的关节镜鞘筒，然后将套管针更换为关节镜。前内侧（L-AM）手术入路可以通过透射照明技术实现，也可以通过腰椎穿刺针实现直接可视化实现。膝盖伸直后，使用刨刀切除法氏囊组织，建立术区操作空间。使用关节镜刨刀、射频消融器、咬切钳等的组合，可以完成骨碎片的切除和骨病变的切除。

六、术后康复

在开放式或关节镜手术后，必要时患者可以借助助行器逐渐实现恢复完全负重。除了胫骨结节上髌腱附着差的情况外，患者可以立即恢复不受限制的被动活动。术后不需要固定，但在股四头肌无力或为促进髌腱愈合的情况下，可以考虑使用铰链式膝关节支具，在完全伸直位固定。若无特殊情况，应立即开始进行股四头肌的强化功能锻炼。患者不需要专门的物理治疗训练，对于那些无法在该计划中取得进展的患者，建议根据具体情况进行治疗。对于大多数患者，预计在 6

周时可以恢复无限制地活动，对于那些需要肌腱 – 骨愈合的患者，预计可以在 12 周时可以恢复无限制活动。

七、预后

OSD 的开放性手术方式治疗效果满意，在各种短期和中期随访研究中，80% 以上的患者取得了良好至极好的效果 [10, 13-16, 20, 21]。Pihlamajaki 等对 178 例入伍的新兵进行的一项长期随访研究中发现，87% 的患者的日常生活活动没有受到限制，75% 的患者能够在 10 年的中位随访期内恢复到术前的体育活动水平 [22]。在这项研究中，持续症状＞4 年、影响参加军事训练或服役，以及有 OSD 影像学证据的患者接受了开放性清创术治疗。尽管术后取得了良好的预后活动功能，但队列中 62% 的患者有下跪活动的不适感，32% 的患者有下蹲活动的不适感，16% 的患者活动时有中度至重度疼痛。与之前研究中报道的 OSD 保守治疗方法相比，该病例中术后下跪活动时压痛的发生率更高 [12]。此外，1/3 的患者在最后的随访中在影像学检查后发现有新的胫骨结节骨质增生。然而，这些胫骨结节骨的存在与术后症状无关。其再手术率很低，只有 1% 的患者因持续症状需要额外的手术。

膝盖持续疼痛与开放手术造成的手术瘢痕有关。为了避免这个问题，已经提出了切口替代的概念，包括胫骨粗隆近端 1cm 处的垂直前外侧切口和横切口 [20, 22]。虽然研究发现替代性开放手术是安全和成功的，但是尚不清楚它们是否能有效避免切口周围瘢痕形成和压痛。

有人提出用关节镜清创技术来解决开放手术的一些局限性，并且术后可以拥有更好的美容外观 [17, 18, 23]。Circi 和 Beyzadeoglu 的一项研究中报告了 11 例骨骼发育成熟的运动员在关节镜下清理未解决的 OSD 后平均 66 个月的功能结果和疼痛缓解情况。所有患者都能恢复到术前相同的功能水平。研究结果发现没有术后并发症或再次手术的情况。关节镜技术的另一个优点是允许外科医生同时处理关节内病变，如与 OSD 相关的关节内胫骨结节 [24]。尽管这些研究结果让我们看到了希望，但是仍需要进行更大规模的长期研究和比较结果研究，以评估关节镜技术相对于开放性外科清创术的优势。

最近，直接纤维囊镜技术作为传统关节镜的替代方法，以解决彻底清创同时避免损伤关键关节内结构的这项技术挑战。在传统关节镜入路所需的前间隙松解期间，半月板前角和髁间韧带可能受损。此外，切除髌下脂肪垫可能导致瘢痕和术后不适。Eun 等的一项研究报道了 18 例新兵在平均 45 个月的随访期内接受了纤维囊镜下骨切除术治疗，手术预后效果令人满意 [19]。然而，21% 的患者无法返回工作岗位，21% 的患者术后持续存在跪下活动困难。1/3 的患者出现了持续性胫骨结节骨质突出，但是没有需要进行再次手术的患者。纤维囊镜入路术式的一个局限性是其有限的镜下操作空间和术区可视化受限，这可能导致无法完全去除突出的胫骨结节粗隆，本研究也证明了这一点。虽然这项技术经过研究后发现是安全且有效的，但目前还缺少关于其术后长期随访结果的研究数据，以及相对于其他技术的优势。

八、并发症

据报道，外科清创术后的总体并发症发生率高达 5%[22]。报告的并发症包括感染、血肿和深静脉血栓（deep vein thrombosis，DVT）。一些作者还报道了采用中线切口的开放性清创术患者，其中 10% 的患者在术后 3 个月会出现持续性的瘢痕压痛 [16]。对于骨骼发育还不成熟的患者，应注意避免损伤突出的胫骨结节，这可能会导致其过早闭合。

对于骨骼发育不成熟的患者，不建议采用胫骨结节内固定、植骨或隆突钻孔，因为考虑到胫骨近端前方骨质过早融合，最终可能会导致膝反屈[25, 26]。此外，对比研究发现，与标准的开放式或关节镜清创术相比，这类术式的效果较差[13, 16]。

结论

OSD 是青少年运动员膝前痛的常见原因。大多数患者经过保守治疗后效果良好，在骨骺生长闭合后症状得到缓解。对于保守治疗失败、症状持续或成年后复发的患者，可以考虑手术切除。关节镜和滑囊镜清创术被认为是开放式清创术的安全有效的替代方法，以最大限度地减少术后瘢痕和跪姿时膝盖切口周围压痛的发生风险。未来的研究需要进一步完善手术治疗的适应证和手术技术，并进一步明确良好预后的相关因素。

参考文献

[1] Lucena GLD, Gomes CDS, Guerra RO. Prevalence and associated factors of Osgood-Schlatter syndrome in a population-based sample of Brazilian adolescents. Am J Sports Med. 2010;39(2):415-20. https://doi. org/10.1177/0363546510383835.

[2] Gholve PA, Scher DM, Khakharia S, Widmann RF, Green DW. Osgood Schlatter syndrome. Curr Opin Pediatr. 2007;19(1):44-50. https://doi.org/10.1097/mop.0b013e328013dbea.

[3] Demirag B, Ozturk C, Yazici Z, Sarisozen B. The pathophysiology of Osgood-Schlatter disease: a magnetic resonance investigation. J Pediatr Orthop B. 2004;13:379-82.

[4] Indiran V, Jagannathan D. Osgood-Schlatter disease. N Engl J Med. 2018;378(11) https://doi.org/10.1056/nejmicm1711831.

[5] Topol GA, Podesta LA, Reeves KD, Raya MF, Fullerton BD, Yeh HW. Hyperosmolar dextrose injection for recalcitrant Osgood-Schlatter disease. Pediatrics. 2011;128(5):e1121-8.

[6] Rostron PK, Calver RF. Subcutaneous atrophy following methylprednisolone injection in Osgood-Schlatter epiphysitis. J Bone Joint Surg Am. 1979;61(4):627-8.

[7] Woolfrey BF, Chandler EF. Manifestations of Osgood-Schlatter's disease in late teen age and early adulthood. J Bone Joint Surg Am. 1960;42-A:327-32.

[8] Høgh J, L.B.T.s.o.O.-S.s.d.i.a.I.O.

[9] Kujala UM, Kvist M, Heinonen O. Osgood-Schlatter's disease in adolescent athletes. Retrospective study of incidence and duration. Am J Sports Med. 1985;13(4):236-41.

[10] Mital MA, Matza RA, Cohen J. The so-called unresolved Osgood-Schlatter lesion: a concept based on fifteen surgically treated lesions. J Bone Joint Surg Am. 1980;62(5):732-9.

[11] Ross MD, V.D.D.l.o.c.-a.m.w.a.h.o.O.-S.d.J.S.C.R.-.

[12] Krause BL, Williams JP, Catterall A. Natural history of Osgood-Schlatter disease. J Pediatr Orthop. 1990;10:65-8.

[13] Binazzi R, Felli L, Vaccari V, Borelli P. Surgical treatment of unresolved Osgood-Schlatter lesion. Clin Orthop Relat Res. 1993;289:202-4.

[14] Cser I, Lenart G. Surgical management of complaints due to independent bone fragments in Osgood-Schlatter disease (apophysitis of the tuberosity of the tibia). Acta Chir Hung. 1986;27(3):169-75.

[15] Weiss JM, Jordan SS, Andersen JS, Lee BM, Kocher M. Surgical treatment of unresolved Osgood-Schlatter disease: ossicle resection with tibial tubercleplasty. J Pediatr Orthop. 2007;27(7):844-7.

[16] Flowers MJ, Bhadreshwar DR. Tibial tuberosity excision for symptomatic Osgood-Schlatter disease. J Pediatr Orthop. 1995;15(3):292-7.

[17] Beyzadeoglu T, Inan M, Bekler H, Altintas F. Arthroscopic excision of an ununited ossicle due to Osgood-Schlatter disease. Arthrosc J Arthrosc Relat Surg. 2008;24(9):1081-3.

[18] DeBerardino TM, Branstetter J, Owens BD. Arthroscopic treatment of unresolved Osgood-Schlatter lesions. Arthrosc J Arthrosc Relat Surg. 2007;23(10):1127.e1121-3.

[19] Eun SS, Lee SA, Kumar R, Sul EJ, Lee SH, Ahn JH, Chang MJ. Direct bursoscopic ossicle resection in young and active patients with unresolved Osgood-Schlatter disease. Arthrosc J Arthrosc Relat Surg. 2015;31(3):416-21.

[20] El-Husseini TF, Abdelgawad AA. Results of surgical treatment of unresolved Osgood-Schlatter disease in adults. J Knee Surg. 2010;23(2):103-7.

[21] Orava S, Malinen L, Karpakka J, Kvist M, Leppilahti J, Rantanen J, Kujala UM. Results of surgical treatment of unresolved Osgood-Schlatter lesion. Ann Chir Gynaecol. 2000;89:298-302.

[22] Pihlajamaki HK, Visuri TI. Long-term outcome after surgical treatment of unresolved Osgood-Schlatter disease in young men. J Bone Joint Surg Am. 2009;91(10):2350-8.

[23] Circi E, Beyzadeoglu T. Results of arthroscopic treatment in unresolved Osgood-Schlatter disease in athletes. Int Orthop. 2016;41(2):351-6. https://doi. org/10.1007/s00264-016-3374-1.

[24] Choi W, Jung K. Intra-articular large ossicle associated to Osgood-Schlatter disease. Cureus. 2018;10(7):e3008. https://doi.org/10.7759/cureus.3008.

[25] Jeffreys TE. Genu recurvatum after Osgood-Schlatter's disease; report of a case. J Bone Joint Surg Br. 1965;47:298-9.

[26] Lynch MC, Walsh HP. Tibia recurvatum as a complication of Osgood-Schlatter's disease: a report of two cases. J Pediatr Orthop. 1991;11(4):543-4.

第六篇 髌股关节疾病的进展和治疗前景

Advances and the Future Treatment of Patellofemoral Disorders

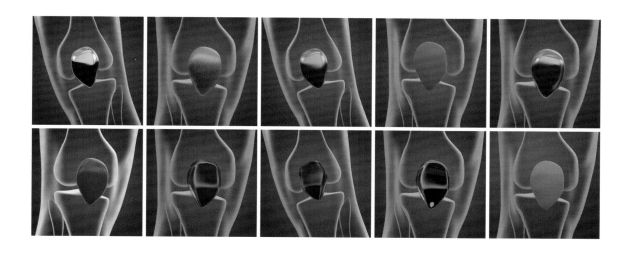

第 28 章 髌股关节疾病的研究进展
Advances in Patellofemoral Disorders

Justin T. Smith　　Betina B. Hinckel　　Miho J. Tanaka　　Elizabeth A. Arendt　　Renato Andrade

João Espregueira-Mendes　著

张国为　赵旻暐　译

随着众多研究取得进展，髌股关节（PFJ）疾病的诊断和治疗得到改良。这些进展包括成像和计算模型的技术进步、植入设备，以及骨科生物制品领域的发展。动态 /3D 计算机体层摄影（CT）的发展，以及波尔图髌骨测试仪（PPTD）的使用，有可能成为改良髌股关节疾病诊断的强化工具。同样，对髌股关节的有限元分析的调查也鼓励人们更多的了解解剖变异对髌股关节的影响。最后，内部支撑（internal embracing）的进步已经成为一种潜在有用的增强手段，用于治疗髌骨不稳定。

一、松弛度的量化评估

体格检查在确诊髌股关节疾病起着关键的作用，然而这受到不同检查者间定性和差异的限制 [1-3]。目前，标准的成像方式未能纳入对损伤的动态评估 [4]。虽然过去也有研究者尝试仪器定量评估 [5-12]，但其结果和测量方法表现出很大的异质性 [13]。

为了满足这一需求，波尔图髌骨测试仪（PPTD）的出现为量化髌骨位置和位移提供了一个标准化的工具 [14]（图 28-1 和图 28-2）。该设备的优点是在 MRI 或 CT 检查同时结合应力测试系统。Leal 等已经证明，人为体格检查相比，PPTD 具有良好的可靠性、准确性、精确性和低变异性 [14, 15]。此外，它可以更好地了解各种髌股关节疾病的病理生理学。

对形态等效的特发性单侧急性膝前痛（AKP）患者的研究显示，用 PPTD 将其疼痛的膝关节增加侧向力后，髌骨侧向位移增加 [15]。客观髌骨不稳定（OPI；有或没有解剖学危险因素的髌骨脱位事件的患者）和潜在髌骨不稳定（PPI；有危险因素但没有髌骨脱位事件的患者）的患者们显示相同的曲线模式（接近最终位移的陡峭增加），但 PPI 患者比 OPI 患者显示更高的刚度，如果他们的内侧软组织稳定结构（soft tissue stabilizers）功能比 OPI 组更好，可以预测到其内侧约束结构（medial restraints）可能已经受伤。对于最大侧向位移，PPI 患者的数值更接近于髌骨股骨疼痛患者（PFP；无解剖学危险因素的髌股关节疼痛患者）的数值，因为两者都可能有完整的内侧软组织稳定结构器，所以可以比 OPI 患者承受更大的力作用。这些结果表明，力 - 位移曲线模式是由解剖学和危险因素的存在所决定的，而位移量则与内侧髌骨约束结构器的完整性有关 [16]。

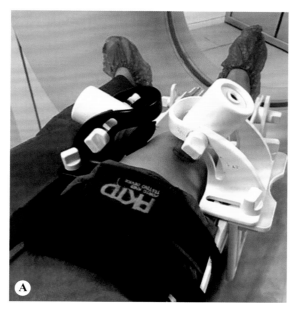 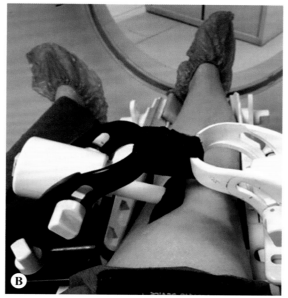

▲ 图 28-1　波尔图髌骨测试仪（PPTD）的设置

A. 初始设置，没有任何压力，以获得静止时的髌骨位置；B. 用内侧推杆进行 30° 的侧向平移压力

利用这个装置需要进行更多的研究，但结合客观的髌股关节松弛度和僵硬度的数据可用于更好地定义不稳定情况下的手术指征，并评估髌骨稳定技术的手术结果。这个装置也为寻找单侧膝前痛的源头提供了新的角度，当然这仍是一种调查模式。

二、动态计算机体层摄影（CT）

动态 CT 的使用提升了我们对膝关节运动范围内髌骨移动轨迹的各个病理解剖变异进行量化的能力。这些图像可以直接用于评估，也可以根据获得的图像重建一个 3D 计算模型（图 28-3）。

Tanaka 等发现，在测量胫骨结节 – 股骨滑车值（TT-TG 值）评估髌骨不稳定时，成像时的膝关节屈曲角度是一个关键因素。TT-TG 值的平均距离通常被用以指示截骨，在有症状、不稳定的关节中，其变异的平均距离为 5.7mm，屈曲则在 5°～30°，这样的关系并非线性。髌骨外移和倾斜的测量反映了这种关系，表明 TT-TG 值影响了整个膝关节运动范围内的髌骨移动轨迹[17]。

对于评估髌骨异常侧向移位的轨迹，已发现较高等级的 J 字征（＞2 个象限，或者当整个髌骨侧向滑车沟时）可以预测有症状的髌骨不稳定，而较轻的侧向外移（＜2 个象限）则没有[18]。

这表明，髌骨外移（外侧移位 / 外侧脱位）的程度与症状有关。这在体检时可能对于评估可以起到作用，如 J 字征。动态 CT 可以改善髌骨移动轨迹评估，因为在目测评估 J 字征时，观察者内部和之间的可靠性是不充分的（$k < 0.60$），而目测和动态 CT 的一致性在 53%～68%[19]。

使用动态 CT 也可以更好地了解 J 字征的原因。在低屈曲角时，滑车沟发育不良［用滑车沟外侧倾斜度（lateral trochlear inclination，LTI）表示］和股四头肌外侧矢量［用胫骨结节到后交叉韧带（tibial tuberosity to posterior cruciate ligament，TT-PCL）距离表示］都与双侧偏移指数相关，这是髌骨外移的标志。

然而，只有滑车沟倾斜被证明与外侧倾斜相关，这是轨迹异常的另一个迹象。在高屈曲角下，双侧偏移指数和侧向倾斜只与侧向 TT-PCL 距离相关[20]。这样的发现有助于我们更好地理解和评价目前异常轨迹定义的有效性，对更多的无

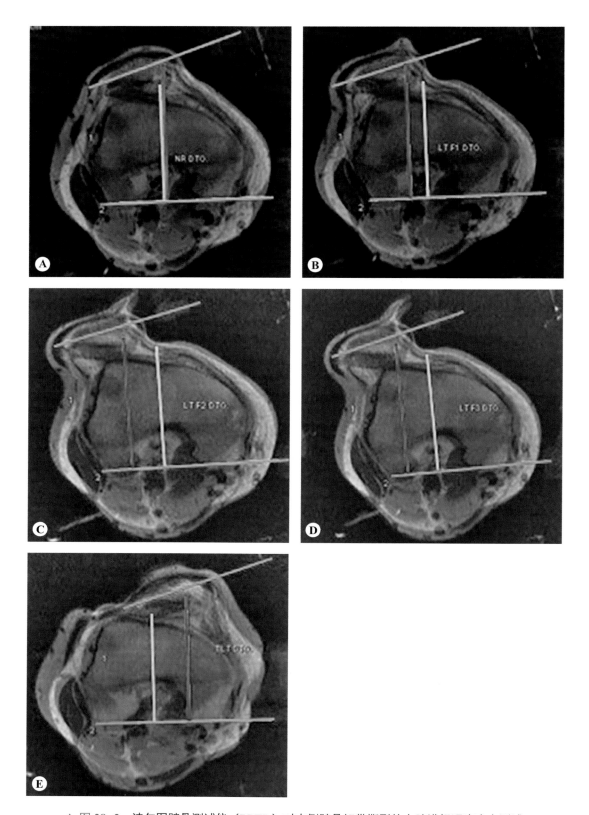

▲ 图 28-2　波尔图髌骨测试仪（PPTD）对内侧髌骨韧带撕裂的右膝进行顺序应力测试

A. 休息位置（−1mm，18°）；B. 0.2bar 的侧向转换，髌骨移动 10mm 和 −1°（9mm，17°）；C. 0.4bar 的侧向转换，髌骨移动 15mm 和 −2°（14mm，16°）；D. 0.6bar，髌骨移动 15mm 和 −1°（14mm，17°）；E. 侧向倾斜至疼痛阈值，髌骨向内侧移动 18mm，倾斜度增加 1°（−19mm，19°）。从 A（休息）到 B（0.2bar）到 C（0.4bar）有低僵硬度，从 C 到 D（0.6bar）有高僵硬度

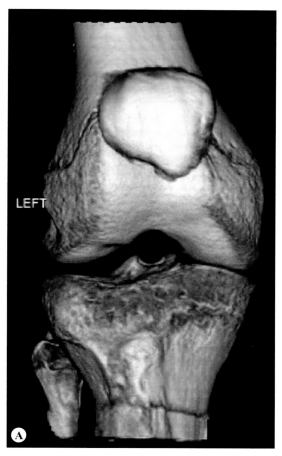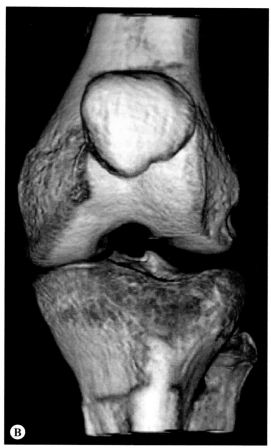

▲ 图 28-3 双侧膝关节动态 CT 成像的 3D 重建展示了在膝关节屈伸序列中获得的一幅图像。对整个运动范围的观察可以对髌骨移动轨迹进行定性评估，而在相应的二维轴向或矢状面切割中进行的测量可以对髌骨位置和形态进行定量测量

症状患者人群进行动态 CT 研究，可以更好地区分异常轨迹和动态 CT 成像方式的正常追踪评价。

动态 CT 也可以在术后应用，以评估和评价各种髌股关节不稳定矫正技术（孤立的 MPFL 重建 [21] 与 MPFL 重建与胫骨结节切除 [22]）的解剖参数的改变，以确定潜在的解剖学异常是否得到了正确处理。

Gobbi 等的研究表明，在接受孤立 MPFL 重建的患者中，缺乏对髌骨跟踪参数的纠正 [21]。虽然这是一个有趣的发现，但在临床上，没有一个患者复发脱位。此外，Elias 等报道，MPFL 重建与胫骨结节重新排列可减少低屈曲角下的髌骨侧移和倾斜 [22]，这表明进一步调查每种手术在不同屈曲角下的作用将继续提高我们对轨迹

异常及其在髌骨不稳定、髌骨疼痛和髌骨负荷 / 软骨病中（潜在）作用的认识。

三、有限元分析

最近应用有限元分析的调查旨在解决髌股关节疾病和治疗的因素。利用有限元建模（fnite element modeling，FEM）[23-25]，研究人员已经能够评估各种疾病环境下髌股关节的运动学行为，并使用患者特定的模型模拟形态学变化。

由于髌股关节运动学的复杂性，包括静态软组织、静态骨质、动态和对准相关的因素，这些因素对稳定性都有贡献，应用 FEM 可以更好地理解各个因素，以及这些因素之间的相互作

用和它们在髋股关节力学中的作用。对关节几何学[26, 27]、髌腱方向[28]、股骨/胫骨的旋转排列[27, 29]、股内斜肌（VMO）功能[30]的研究，增加了我们对髋股关节反作用力、接触力学和运动学（包括髌骨移动轨迹）的理解。

Fitzpatrick 等使用一个几何统计模型，证明了髋股关节的关节面形状对髋股关节接触变化的影响最大，较大的髋股关节尺寸会增加接触和降低接触压力。其次是髌骨高度（5mm 的髌骨高度会导致中屈时接触压力增加 25%），然后是蹄铁形态的贡献（更多的一致性会使接触压力峰值降低）[26]。Elias 等通过对胫骨外旋的计算分析，证明了髌腱侧向外移会导致髋股关节接触压力的增加[28]。Besier 等的类似计算分析显示，股骨外旋增加 15° 会导致髋股关节收缩压力增加 10%（将压力从外侧的髌骨面转移到内侧的面）。

在这项研究中，髌骨软骨被证明对股骨旋转的这些变化更敏感，髌骨软骨中的剪切应力比股骨软骨中的增加更多[29]。Elias 等随后进行了计算分析，研究髋股关节接触力随 VMO 功能的变化，发现随着 VMO 力的减少，髌骨外侧的接触力也有类似的增加[30]。Rezvanifar 等评估了膝关节发育不良（由外侧膝关节倾斜度表示）、髌骨 Alta（由 Caton-Deschamps 指数表示；CD）和外侧结节位置（由 TT-PCL 表示）对膝关节下蹲时轨迹（由双侧偏移指数和外侧髌骨倾斜度表示）的影响。

作者对 LTI、CD 和 TT-PCL 进行了修改，以代表轻度到重度的异常情况，证明了浅的滑车沟会增加髌骨外侧的轨迹。他们还发现，胫骨结节外移与滑车沟发育不良同时发生，会增加髌骨外侧轨迹异常和髌骨不稳定的风险。在这项研究中，由于高位髌骨提供了有限的关节约束结构，当高位髌骨与股骨滑车发育不良同时发生，对髌骨移动轨迹的影响相对较小[27]。

患者特定的模型可以用来进行模拟的 TTO[22, 31] 和 MPFL 重建[32-34]，并分析其对髋股关节运动学、接触压力和反作用力的影响。这种技术的应用也提高了我们对胫骨结节外移对 MPFL 移植功能的影响和随后的跟踪模式的理解[35, 36]。通过这种方法，模拟 1.25cm 和 2.5cm 的前移 TTO 已被证明能有效地减少髋股接触力，特别是在较小的膝关节屈曲角下。总的结果是髋股关节接触力随着屈膝而大幅增加，但随着胫骨结节的前移，0° 时减少 78%，90° 时减少 12%。因此，最大压应力在完全伸展时大幅减少；但是，在屈曲 90° 时增加。发现结节升高对胫骨运动学、交叉韧带力、胫骨与股骨接触力和伸肌杠杆臂有很大影响。由于 TTO 前移增加了胫骨的后平移，后交叉韧带和胫骨接触力在较大的屈曲角度下大大增加，而前交叉韧带和胫骨接触力在接近完全伸展的角度下减少。总的来说，变化的程度取决于前凸的大小、关节屈曲角和负荷。

类似的模型研究通过加强股骨隧道的解剖位置，推进了我们对 MPFL 重建的理解，因为小的偏差已被证明会导致髋股关节接触压力增加[32-34]。在 Oka 等进行的一项研究中，他们试图根据 MPFL 重建的 3 个标准来确定最佳的股骨插入部位，移植物在膝关节屈曲 0°～60° 时应保持等长，在完全伸展时应绷紧，而在膝关节屈曲 >60° 时应松弛。他们表明，使用模拟模型，"最佳插入点"与解剖插入点相似，即正好在内收肌结节的远端[32]。Sanchis 等比较了解剖学、非解剖学/生理学和非解剖学/非生理学 MPFL 重建的参数模型，进一步加强了这种确定股骨插入部位的模型。

在解剖学/生理学重建中，髋股关节的接触压力从 0°～30° 增加，但随着 MPFL 重建的松弛，膝关节 60°～120° 的接触压力会减少。如果插入部位向前移（非解剖学的），那么在 0°～30° 时没有张力，但在 60°～120° 时张力和髋股关节接触会增加，这将是非生理学的行为[33]。这与以前基于 FEM 的研究结果相似，显示移植的张力/约束结构随着股骨插入部位的前移而增加；然而，这些结果是在静态的 30° 膝关节屈曲下进行的[34]。解剖重建是最重要的，因为它可以对整个 ROM

中移植的张力和由此产生的髌股关节接触压力产生巨大的影响。目标是完成一个重建，使得在膝关节屈曲的第一个 30° 期间保持功能，直到滑车沟抓住髌骨，然后随着两个连接点向对方汇聚而松弛。

总的来说，这些有限元模型在揭示影响我们诊断和治疗髌股关节不稳定的能力的重要因素方面有很大的潜力，并根据个人的病理结构来调整治疗。随着技术的进步和这些模型的验证，我们将继续深入了解每个髌股关节疾病过程和它们各自的理想治疗方法。

四、缝合移植物增强 MPFL 稳定性的手术

髌骨股骨头不稳定的主要手术治疗以髌骨股骨头重建为主。髌骨股骨头不稳定的主要手术治疗包括髌骨股骨头重建。最常见的是利用肌腱自体移植 / 异体移植来重建 MPFL。获取腘绳肌肌腱自体移植可能会导致关节力学和步态的有害变化 [37, 38]。同样地，由于异体移植的成本和可用性，外科医生的选择可能受到限制。与 MPFL 重建相比，MPFL 修复的效果较差 [39]。因此，最近对缝合移植物增强 MPFL 修复进行了探索，以确定它是否可以作为基于移植的重建的同等治疗选择 [40]。Mehl 等进行了一项生物力学研究，比较了缝合移植物加固的 MPFL 修复和用同种异体移植的 MPFL 重建在 10 个新鲜冷冻尸体膝盖上的表现。研究显示，在 2N 的预紧力下，缝合移植

物加固的修复显示出同等的髌股关节接触压力和膝关节的运动学。虽然已知孤立的 MPFL 修复的失败率较高，但尚不清楚缝合移植物增强是否可以否定这种风险 [40]。Skamoto 等最近进行的一项尸体研究表明，将缝合移植物 MPFL 重建的膝关节固定在 60°～90° 的屈曲角度时，与原生膝关节的最大髌股关节接触压力相当。研究发现，缝合移植物在较低的屈曲度上的固定会导致髌股关节最大接触压力的不正常增加 [41]。目前，还没有临床研究来进行这种新技术的开发。此外，与前交叉韧带重建时使用的概念相似 [42]；缝合移植物增强可与 MPFL 重建一起使用，以增加失败时的负荷并减少术后早期结构的延伸。虽然需要进一步的研究来更好地了解这种技术的作用，但这是初步的证据，即用缝合移植物增强的 MPFL 修复可能是未来重建技术的一个选择，其好处是不需要软组织移植。

结论

总而言之，这些髌股关节疾病研究领域的不断发展所带来的应用，将为提高我们的准确诊断和治疗髌股关节疾病的能力带来了巨大的潜力。从动态 /3D CT 到 PPTD 测试，可以对患者的髌股关节症状的原因进行个性化诊断和定量评估。然后，FEM 分析可以应用于理解这些诊断，确定病理解剖学的个体差异和患者个体化治疗可能带来的变化。最后，我们正在进入一个生物治疗和可植入材料的新时代，这无疑将对未来髌股关节不稳定的外科技术产生重大影响。

参考文献

[1] Yamada Y, Toritsuka Y, Horibe S, et al. Patellar instability can be classified into four types based on patellar movement with knee flexion: a three-dimensional computer model analysis. J ISAKOS Jt Disord Orthop Sport Med. 2018;3:328-35. https://doi. org/10.1136/jisakos-2018-000220.

[2] Smith TO, Clark A, Neda S, et al. The intra- and inter-observer reliability of the physical examination methods used to assess patients with patellofemoral joint instability. Knee. 2012;19:404-10. https://doi. org/10.1016/j.knee.2011.06.002.

[3] Smith TO, Davies L, Donell ST. The reliability and validity of assessing medio-lateral patellar position: a systematic review. Man Ther. 2009;14:355-62. https://doi.org/10.1016/j.math.

2008.08.001.

[4] Tompkins MA, Rohr SR, Agel J, Arendt EA. Anatomic patellar instability risk factors in primary lateral patellar dislocations do not predict injury patterns: an MRI-based study. Knee Surg Sports Traumatol Arthrosc. 2018;26:677-84. https://doi.org/10.1007/s00167-017-4464-3.

[5] Egusa N, Mori R, Uchio Y. Measurement characteristics of a force-displacement curve for chronic patellar instability. Clin J Sport Med. 2010;20:458-63. https://doi.org/10.1097/JSM.0b013e3181fb5350.

[6] Fithian DC, Mishra DK, Balen PF, et al. Instrumented measurement of patellar mobility. Am J Sports Med. 1995;23:607-15. https://doi.org/10.1177/036354659502300516.

[7] Joshi RP, Heatley FW. Measurement of coronal plane patellar mobility in normal subjects. Knee Surg Sports Traumatol Arthrosc. 2000;8:40-5. https://doi.org/10.1007/s001670050009.

[8] Kujala UM, Kvist M, Osterman K, et al. Factors predisposing Army conscripts to knee exertion injuries incurred in a physical training program. Clin Orthop Relat Res. 1986:203-212.

[9] Ota S, Nakashima T, Morisaka A, et al. Comparison of patellar mobility in female adults with and without patellofemoral pain. J Orthop Sports Phys Ther. 2008;38:396-402. https://doi.org/10.2519/jospt.2008.2585.

[10] Reider B, Marshall JL, Warren RF. Clinical characteristics of patellar disorders in young athletes. Am J Sports Med. 1981;9:270-4. https://doi.org/10.1177/036354658100900419.

[11] Wong Y, Ng GYF. The relationships between the geometrical features of the patellofemoral joint and patellar mobility in able-bodied subjects. Am J Phys Med Rehabil. 2008;87:134-8. https://doi.org/10.1097/PHM.0b013e31815b62b9.

[12] Teitge RA, Faerber WW, Des Madryl P, Matelic TM. Stress radiographs of the patellofemoral joint. J Bone Joint Surg Am. 1996;78:193-203. https://doi.org/10.2106/00004623-199602000-00005.

[13] Leal A, Andrade R, Flores P, et al. High heterogeneity in in vivo instrumented-assisted patellofemoral joint stress testing: a systematic review. Knee Surg Sport Traumatol Arthrosc. 2019;27:745-57. https://doi.org/10.1007/s00167-018-5043-y.

[14] Leal A, Andrade R, Hinckel BB, et al. A new device for patellofemoral instrumented stress-testing provides good reliability and validity. Knee Surg Sports Traumatol Arthrosc. 2020;28(2):389-97. https://doi.org/10.1007/s00167-019-05601-4.

[15] Leal A, Andrade R, Flores P, et al. Unilateral anterior knee pain is associated with increased patellar lateral position after stressed lateral translation. Knee Surg Sport Traumatol Arthrosc. 2020;28(2):454-62. https://doi.org/10.1007/s00167-019-05652-7.

[16] Leal A, Andrade R, Hinckel B, et al. Patients with different patellofemoral disorders display a distinct ligament stiffness pattern under instrumented stress testing. J ISAKOS Jt Disord Orthop Sport Med. 2020;5:74-9. https://doi.org/10.1136/jisakos-2019-000409.

[17] Tanaka MJ, Elias JJ, Williams AA, et al. Correlation between changes in tibial tuberosity-trochlear groove distance and patellar position during active knee extension on dynamic kinematic computed tomographic imaging. Arthroscopy.

2015;31:1748-55.https://doi.org/10.1016/j.arthro.2015.03.015.

[18] Tanaka MJ, Elias JJ, Williams AA, et al. Characterization of patellar maltracking using dynamic kinematic CT imaging in patients with patellar instability. Knee Surg Sports Traumatol Arthrosc. 2016;24:3634-41. https://doi.org/10.1007/s00167-016-4216-9.

[19] Best MJ, Tanaka MJ, Demehri S, Cosgarea AJ. Accuracy and reliability of the visual assessment of patellar tracking. Am J Sports Med. 2020;48(2):370-5. https://doi.org/10.1177/0363546519895246.

[20] Elias JJ, Soehnlen NT, Guseila LM, Cosgarea AJ. Dynamic tracking influenced by anatomy in patellar instability. Knee. 2016;23:450-5. https://doi.org/10.1016/j.knee.2016.01.021.

[21] Gobbi RG, Demange MK, de Ávila LFR, et al. Patellar tracking after isolated medial patellofemoral ligament reconstruction: dynamic evaluation using computed tomography. Knee Surg Sport Traumatol Arthrosc. 2017;25:3197-205. https://doi.org/10.1007/s00167-016-4284-x.

[22] Elias JJ, Carrino JA, Saranathan A, et al. Variations in kinematics and function following patellar stabilization including tibial tuberosity realignment. Knee Surg Sport Traumatol Arthrosc. 2014;22:2350-6. https://doi.org/10.1007/s00167-014-2905-9.

[23] Fernandez JW, Hunter PJ. An anatomically based patient-specific finite element model of patella articulation: towards a diagnostic tool. Biomech Model Mechanobiol. 2005;4:20-38. https://doi.org/10.1007/s10237-005-0072-0.

[24] Baldwin MA, Clary C, Maletsky LP, Rullkoetter PJ. Verification of predicted specimen-specific natural and implanted patellofemoral kinematics during simulated deep knee bend. J Biomech. 2009;42:2341-8. https://doi.org/10.1016/j.jbiomech.2009.06.028.

[25] Hinckel BB, Demange MK, Gobbi RG, et al. The effect of mechanical varus on anterior cruciate ligament and lateral collateral ligament stress: finite element analyses. Orthopedics. 2016;39:e729-36.https://doi.org/10.3928/01477447-20160421-02.

[26] Fitzpatrick CK, Baldwin MA, Laz PJ, et al. Development of a statistical shape model of the patellofemoral joint for investigating relationships between shape and function. J Biomech. 2011;44:2446-52.https://doi.org/10.1016/j.jbiomech.2011.06.025.

[27] Rezvanifar SC, Flesher BL, Jones KC, Elias JJ. Lateral patellar maltracking due to trochlear dysplasia: a computational study. Knee. 2019;26:1234-42. https://doi.org/10.1016/j.knee.2019.11.006.

[28] Elias JJ, Saranathan A. Discrete element analysis for characterizing the patellofemoral pressure distribution: model evaluation. J Biomech Eng. 2013;135:1-6. https://doi.org/10.1115/1.4024287.

[29] Besier TF, Gold GE, Delp SL, et al. The influence of femoral internal and external rotation on cartilage stresses within the patellofemoral joint. J Orthop Res. 2008;26:1627-35. https://doi.org/10.1002/jor.20663.

[30] Elias JJ, Kilambi S, Cosgarea AJ. Computationalassessment of the influence of vastus medialis obliquus function on patellofemoral pressures: model evaluation. J Biomech. 2010;43:612-7. https://doi.org/10.1016/j.jbiomech.2009.10.039.

[31] Shirazi-Adl A, Mesfar W. Effect of tibial tubercle elevation on biomechanics of the entire knee joint under muscle loads. Clin Biomech. 2007;22:344-51. https://doi.org/10.1016/j.clinbiomech.2006.11.003.

[32] Oka S, Matsushita T, Kubo S, et al. Simulation of the optimal femoral insertion site in medial patellofemoral ligament reconstruction. Knee Surg Sport Traumatol Arthrosc. 2014;22:2364-71. https://doi.org/10.1007/s00167-014-3192-1.

[33] Sanchis-Alfonso V, Alastruey-López D, Ginovart G, et al. Parametric finite element model of medial patellofemoral ligament reconstruction model development and clinical validation. J Exp Orthop. 2019;6:32. https://doi.org/10.1186/s40634-019-0200-x.

[34] DeVries Watson NA, Duchman KR, Bollier MJ, Grosland NM. A finite element analysis of medial patellofemoral ligament reconstruction. Iowa Orthop J. 2015;35:13-9.

[35] Tanaka MJ, Cosgarea AJ, Forman JM, Elias JJ. Factors influencing graft function following MPFL reconstruction: a dynamic simulation study. J Knee Surg. 2021;34(11):1162-9. https://doi.org/10.1055/s-0040-1702185.

[36] Elias JJ, Tanaka MJ, Jones KC, Cosgarea AJ. Tibial tuberosity anteriomedialization vs. medial patellofemoral ligament reconstruction for treatment of patellar instability related to malalignment: computational simulation. Clin Biomech (Bristol, Avon). 2020;74:111-7. https://doi.org/10.1016/j.clinbiomech.2020.01.019.

[37] Hardy A, Casabianca L, Andrieu K, et al. Complications following harvesting of patellar tendon or hamstring tendon grafts for anterior cruciate ligament reconstruction: systematic review of literature. Orthop Traumatol Surg Res. 2017;103:S245-8. https://doi.org/10.1016/j.otsr.2017.09.002.

[38] Webster KE, Wittwer JE, O'Brien J, Feller JA. Gait patterns after anterior cruciate ligament reconstruction are related to graft type. Am J Sports Med. 2005;33:247-54. https://doi.org/10.1177/0363546504266483.

[39] Puzzitiello RN, Waterman B, Agarwalla A, et al. Primary medial patellofemoral ligament repair versus reconstruction: rates and risk factors for instability recurrence in a young, active patient population. Arthroscopy. 2019;35:2909-15. https://doi.org/10.1016/j.arthro.2019.05.007.

[40] Mehl J, Otto A, Comer B, et al. Repair of the medial patellofemoral ligament with suture tape augmentation leads to similar primary contact pressures and joint kinematics like reconstruction with a tendon graft: a biomechanical comparison. Knee Surg Sport Traumatol Arthrosc. 2020;28:478-88. https://doi.org/10.1007/s00167-019-05668-z.

[41] Sakamoto Y, Sasaki S, Kimura Y, et al. Patellofemoral contact pressure for medial patellofemoral ligament reconstruction using suture tape varies with the knee flexion angle: a biomechanical evaluation. Arthroscopy. 2020;36:1390-5. https://doi.org/10.1016/j.arthro.2019.12.027.

[42] Smith PA, Bradley JP, Konicek J, et al. Independent suture tape internal brace reinforcement of bone-patellar tendon-bone allografts: biomechanical assessment in a full-ACL reconstruction laboratory model. J Knee Surg. 2019. https://doi.org/10.1055/s-0039-1692649.

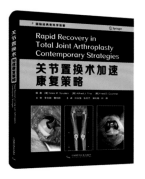

主译　孙永强　张志杰
　　　吴松梅　叶　晔

定价　228.00 元

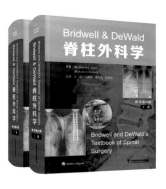

主译　王　征　仉建国
　　　李危石　毛克亚

定价　1198.00 元

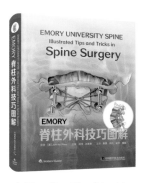

主译　黄　霖　何　达
　　　赵　宇　秦　毅

定价　398.00 元

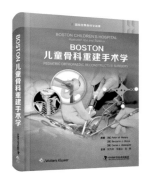

主译　刘万林　韦宜山
　　　白　锐

定价　358.00 元

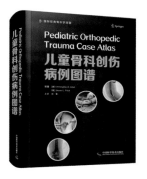

主译　孙　军

定价　498.00 元

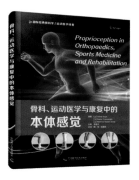

主译　陶　军　阮建伟

定价　128.00 元

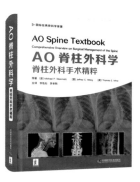

主译　李危石　罗卓荆

定价　498.00 元

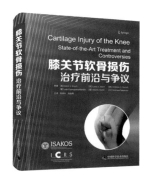

主译　陈疾忤　庞金辉

定价　198.00 元

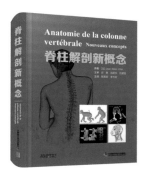

主译　陈其昕　李方财

定价　328.00 元

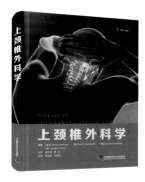

主译　高延征　马向阳

定价　368.00 元

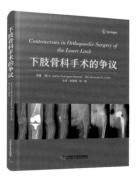

主译　张国强　倪　明

定价　158.00 元

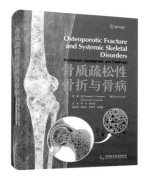

主译　林　华　徐友佳

定价　358.00 元